SIMONE WEUTHEN | MARC WEUTHEN

KETO POWER

*Das geniale 4-Wochen-
Abnehmprogramm mit
Low Carb und Kurzzeitfasten*

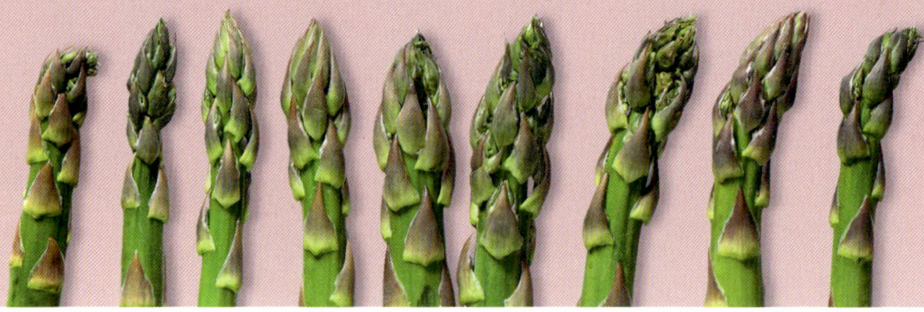

INHALTSVERZEICHNIS

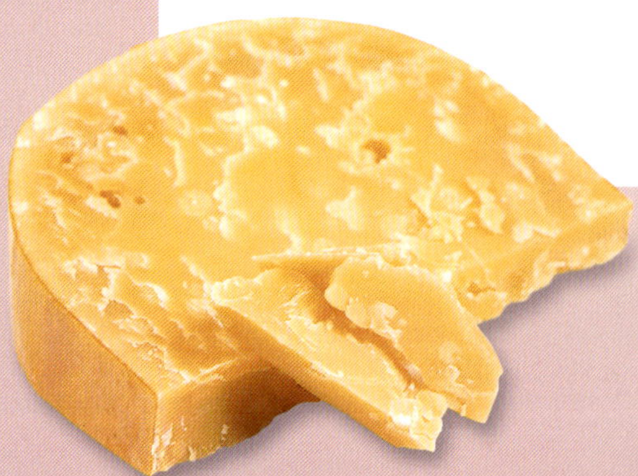

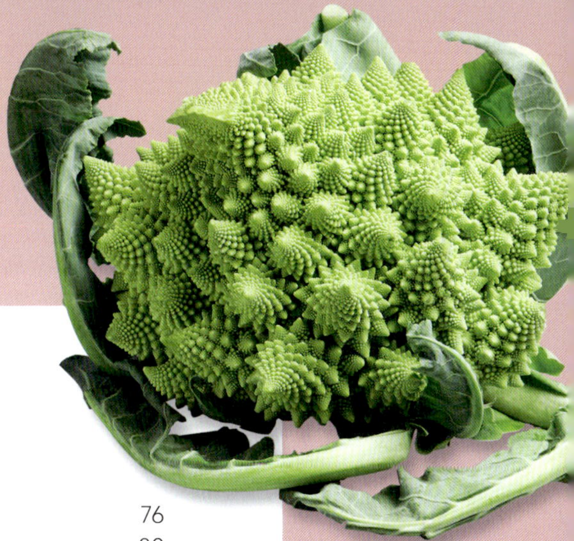

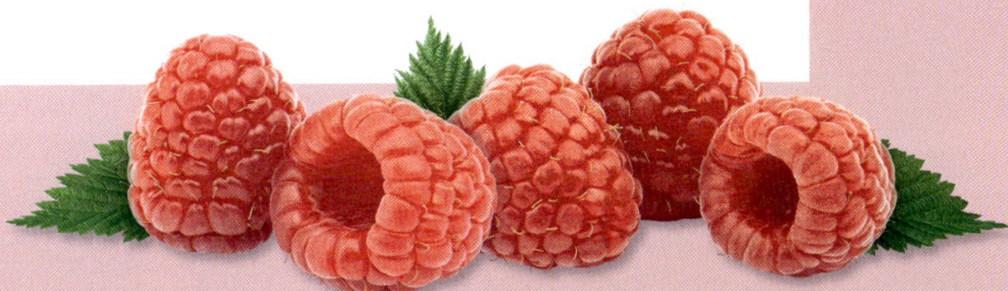

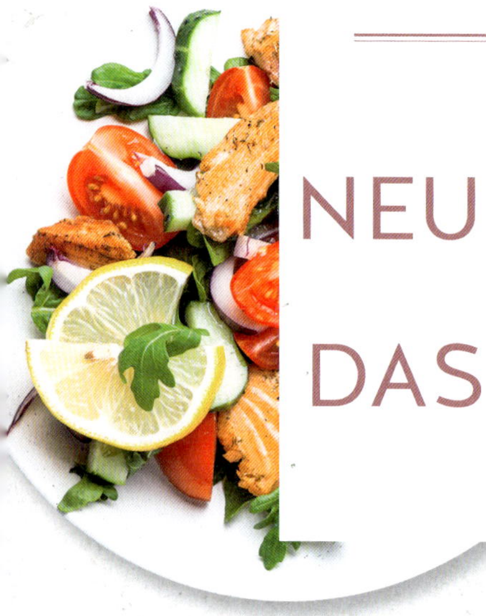

NEUE LEICHTIGKEIT – DAS KETO-GEFÜHL

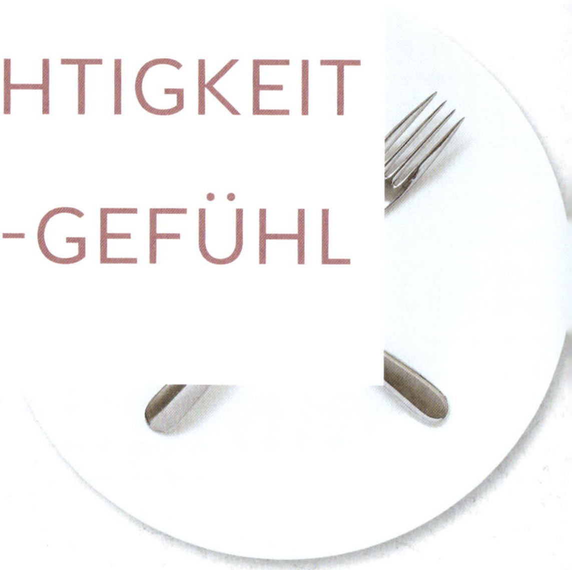

Wer wünscht es sich nicht – ein gesundes, fröhliches, schlankes und langes Leben. Wie die Wissenschaft heute weiß, ist die Formel dafür im Grunde ganz einfach. Neben dem Verzicht auf das Rauchen und regelmäßiger Bewegung beeinflusst kaum etwas unser Wohlbefinden mehr als eine ausgewogene Ernährung und ein gesundes Körpergewicht. Umso alarmierender ist es, dass wir immer dicker werden und der Anteil der Übergewichtigen in den vergangenen zwei Jahrzehnten in den industrialisierten Ländern rasant angestiegen ist. Die Organisation für wirtschaftliche Zusammenarbeit und Entwicklung (OECD) warnt in diesem Zusammenhang, dass in Deutschland heute bereits beinahe jeder Vierte fettleibig ist.

SCHLARAFFENLAND MIT KLEINEN FEHLERN

Die Situation erscheint geradezu paradox. Wir essen heute mehr und mehr fett- und kalorienreduzierte Lebensmittel und sind dennoch übergewichtiger als je zuvor. Sind wir womöglich auf dem Holzweg? Die Antwort liegt auf der Hand und wird durch etliche Studien bestätigt: Fettreduzierte Diäten funktionieren nicht. Es ist nicht das Fett, das uns dick werden lässt. Es sind vielmehr der Zucker und die einfachen Kohlenhydrate, die den Fettaufbau bedingen und überdies durch ihre Wirkung auf den Insulinspiegel dazu führen, dass wir oft mehr essen, als wir sollten. Gleichzeitig ist die heutige Überflussgesellschaft von einer ständigen Nahrungsverfügbarkeit geprägt. Essen steht uns quasi immer und überall in unendlicher Menge zur Verfügung – ob wir schnell im Backshop das Sandwich mitnehmen, an der Tankstelle den Schokoriegel oder an der Baumarktkasse die Gummibärchen. Die von den Mahlzeiten entkoppelte Snackmentalität hält nicht nur unseren Blutzuckerspiegel hoch, sondern verhindert auch ein gesundes Gefühl für Hunger und Sättigung.

RAUS AUS DER GEFÄHRLICHEN GEWICHTSFALLE!

Der Ausweg aus dieser Misere ist eine zucker- und kohlenhydratreduzierte Kost in Kombination mit regelmäßigen Essenspausen – diese geben dem Stoffwechsel eine Auszeit, in der er zur Ruhe kommen kann.

Die gewinnbringende Kombination dieser beiden Elemente führt zu einer ausgewogenen, bewussten und gesunden Ernährung. Gleichzeitig führt sie auch zu einem gesunden Körpergewicht. Weil wir selbst überzeugte und aktive Anhänger dieser Kombination sind, haben wir dem Kind natürlich auch einen Namen gegeben – wir haben die Kombination aus ketogener Ernährung und Intervallfasten Keto-Power getauft.

Keto-Power ist ein hocheffektives, langfristig angelegtes Ernährungskonzept, das uns seit Jahren begleitet. Sowohl die ketogene Ernährung als auch das Intervallfasten laufen im Grunde auf denselben Stoffwechselzustand hinaus. Während die ketogene Ernährung streng genommen eine Form des Fastens ist – nämlich das Kohlenhydratfasten –, ist das Intervallfasten eine Form der ketogenen Ernährung, da es darauf hinausläuft, dass der Körper in den Fettstoffwechsel schaltet.

Sobald der Körper diesen Schalter umlegt, wird die Umstellung der Gewohnheiten immer leichter. Deshalb eignet sich dieses Ernährungskonzept hervorragend für eine langfristig beibehaltene gesunde Lebensweise, mit der wir nichts vermissen. Wie werden überschüssige Pfunde dauerhaft los und tauschen sie sozusagen ein für mehr Energie und Gesundheit, Genuss und Lebensfreude.

UNSER WEG ZU KETO-POWER

Wir selbst blicken auf eine langjährige Erfahrung mit beiden Ernährungskonzepten zurück. Angefangen hat alles im Jahr 2008, als wir unsere Leidenschaft für gesunde, kohlenhydratarme Ernährung entdeckt haben. Zu dieser Zeit steckte das Thema Low Carb noch in den Kinderschuhen im deutschsprachigen Raum.

Schnell entschieden wir uns, unsere Erfahrungen weiterzugeben, und stellten unsere eigene Website www.lowcarb-ernaehrung.info auf die Beine, die in betriebsamen Zeiten bis zu 2 Millionen Seitenaufrufe pro Monat zählt. Hier geben wir regelmäßig neue kohlenhydratarme Rezepte und Wissenswertes aus dem Low-Carb- und Intervallfasten-Alltag an unsere Leserschaft weiter. Durch unseren langjährigen Austausch mit Abnehmwilligen und aus unseren eigenen, noch länger zurückgehenden Erfahrungen mit der Kombination aus kohlenhydratreduzierter Ernährung und intermittierendem Fasten wissen wir, wovon wir reden.

FÜR JEDEN GEEIGNET

Wir sind begeistert von Keto-Power, weil uns diese Lebensweise nicht nur ganz entscheidend beim Abnehmen geholfen hat, sondern auch dabei – und das ist ja bekanntlich der viel schwierigere Part –, unser Gewicht seit vielen Jahren problemlos zu halten. Gleichzeitig fühlen wir uns durch Keto-Power vitaler, gesünder und leistungsfähiger als je zuvor.

Wir sind der festen Überzeugung, dass jeder die gesundheitlichen Vorteile von Keto-Power kennenlernen und für sich nutzen sollte. Die Reduktion von Gewicht und Körperfett stellt dabei im Grunde nur eine – wenn auch für viele eine sehr gern gesehene – Begleiterscheinung dar. Die Hauptsache sind aus unserer Sicht die gesundheitlichen Effekte, die durch dieses Ernährungskonzept angestoßen werden.

In diesem Buch zeigen wir Ihnen, wie Sie Keto-Power ganz einfach in Ihren Alltag integrieren. Wir begleiten Sie Schritt für Schritt mit praxisnahen Tipps, einem ausgefeilten Ernährungsplan sowie vielen leckeren Rezepten auf Ihrer Reise zu einem dauerhaft gesunden, vitalen und schlanken Körper. Finden auch Sie mit Keto-Power zu einer neuen Leichtigkeit! Werfen Sie Ballast ab und erleben Sie das wunderbare Gefühl von körperlichem und seelischem Wohlbefinden.

Wir wünschen Ihnen viel Spaß bei der Lektüre, beim Ausprobieren und Dranbleiben!

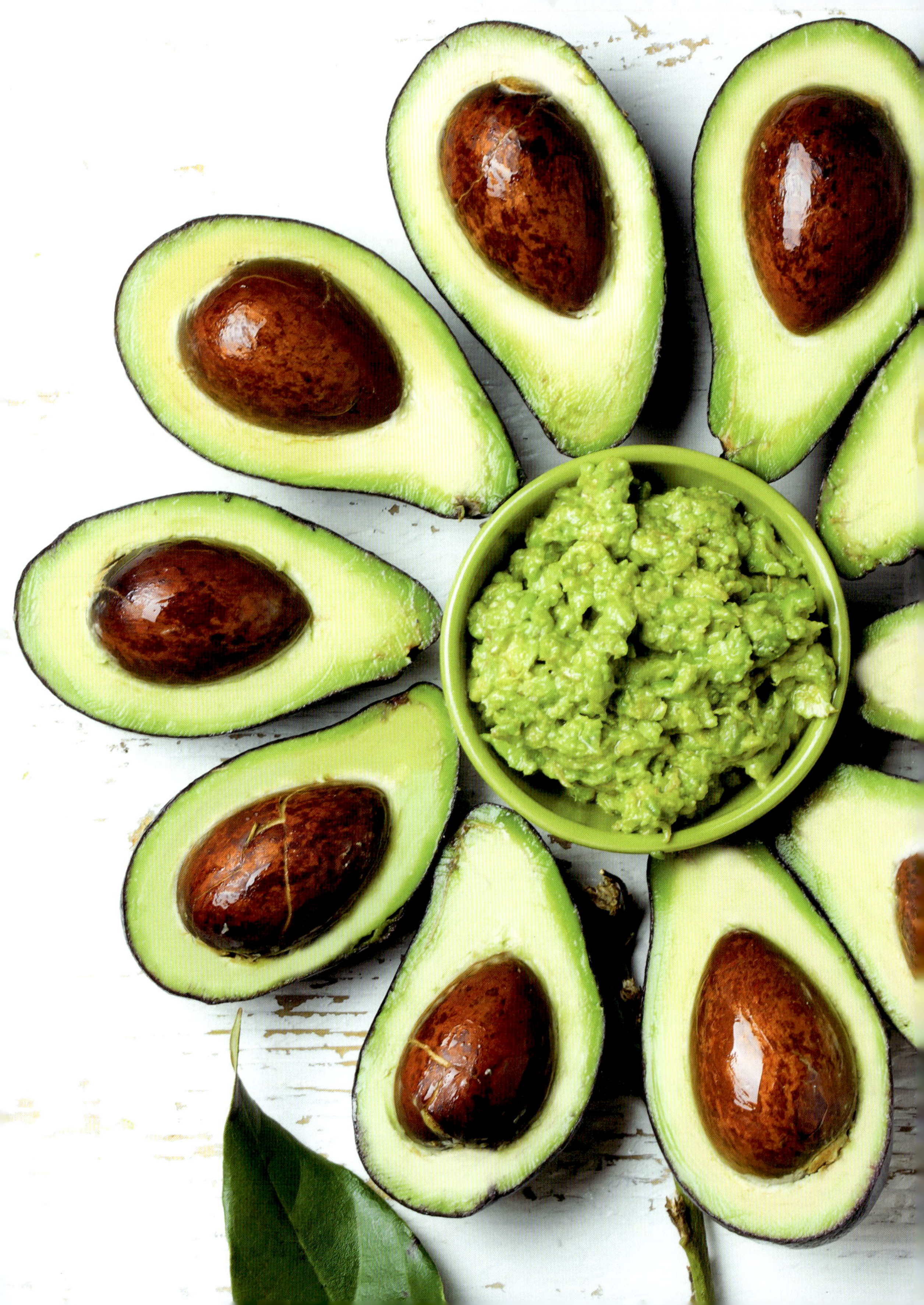

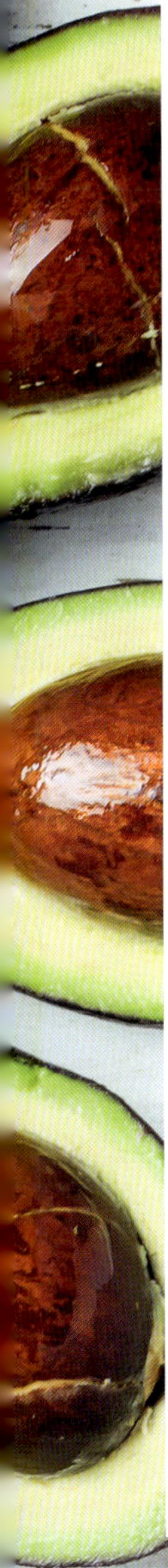

RUNDE SACHE – DAS BASISWISSEN

Der Schlüssel für den Erfolg von Keto-Power ist der Stoffwechselzustand der Ketose. Die Lebensweise, mit der Sie dort hinkommen, heißt ketogen. In diesem Kapitel erfahren Sie, was es damit auf sich hat und wie die ketogene Ernährung und das Kurzzeitfasten zusammenspielen, damit Ihr Stoffwechsel auf die Energieversorgung aus Körperfett umschaltet. So nehmen Sie viel leichter und nachhaltiger ab, bleiben fit und gesund.

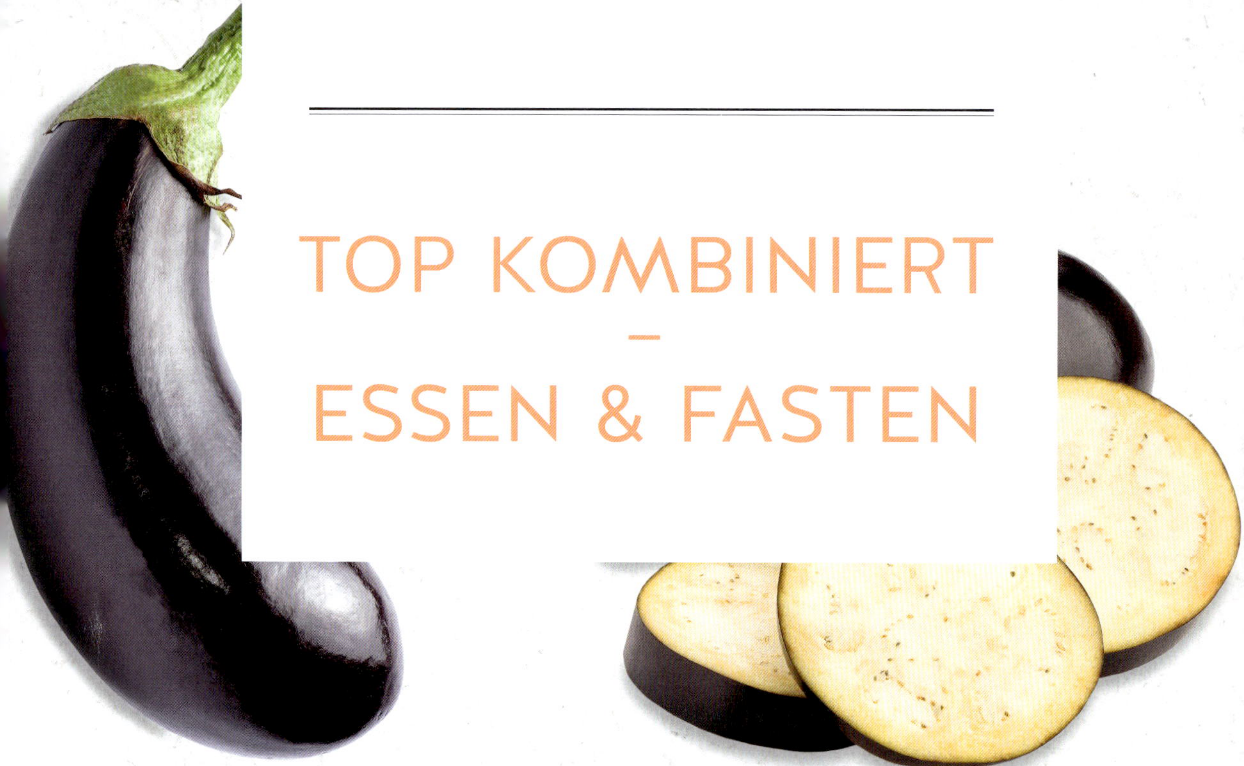

TOP KOMBINIERT – ESSEN & FASTEN

Keto-Power vereint Intervallfasten mit ketogener Ernährung. Die Kombination der Ernährungskonzepte ist äußerst gewinnbringend. Während sich unser Stoffwechsel in der Ketose umstellt und die Pfunde purzeln lässt, sorgt das Intervallfasten dafür, dass der Jo-Jo-Effekt keine Chance hat und wir unser Gewicht auch langfristig halten können.

Wie genial die Kombination der beiden Konzepte ist, belegt eine Überblicksstudie der renommierten Universität Padua. Sie kommt zu dem Schluss, dass eine kohlenhydratreduzierte Ernährung zwar oft mit kurzfristigen Erfolgen verbunden ist, dass diese sich allerdings auf lange Sicht häufig nicht halten lassen.[1]

Genau hier setzt das Intervallfasten an. Der Rhythmus aus Essen und Fasten ist nicht nur eine alltagstaugliche Möglichkeit, gesund und nachhaltig abzunehmen, sondern bringt auch viele weitere gesundheitliche Vorteile mit sich (siehe ab Seite 26).

ENDLICH ANGEKOMMEN!

Mit diesem Buch richten wir uns ganz besonders an alle, die schon viel probiert haben und nun endlich dauerhaft Erfolg haben möchten. Auch unsere eigene Reise zum Wunschgewicht verlief natürlich nicht immer reibungslos. Wir mussten genau wie alle anderen die üblichen Rückschläge einstecken. Im Laufe der Jahre war es uns beiden gelungen, mit Low Carb schnell und effektiv Gewicht zu verlieren. Dank einer kohlenhydratreduzierten Ernährung und einem moderaten Sportprogramm war es sogar mühelos möglich, nach einer Zwillingsschwangerschaft wieder 27 Kilogramm loszuwerden. Sobald allerdings im Alltag die eiserne Disziplin nachließ und wir allmählich wieder in alte Ernährungsmuster zurückfielen, schlug der Jo-Jo-Effekt mit all seiner Kraft zu.

Ständiger Verzicht kann auf Dauer nicht funktionieren

Ein Ernährungskonzept, das von Einschränkungen und Entbehrungen geprägt ist, lässt sich mit der entsprechenden Motivation und Willenskraft über kurze Distanzen noch gut in den Alltag integrieren. Wenn es allerdings darum geht, langfristig auf Lieblingsspeisen und Alltagsgewohnheiten zu verzichten, tun sich viele schwer, denn schließlich will kaum einer von uns ein Leben in Askese führen.

Wir fragten uns, wie wir die Erfolge der kohlenhydratreduzierten Ernährung auch langfristig für uns nutzen könnten, und entwickelten ein Ernährungskonzept, das ein Garant für einen gesunden, schlanken und vitalen Körper ist. Besonders wichtig war uns dabei, dass das Essen wieder den Stellenwert bekommt, den es verdient. Denn Essen ist etwas Wunderbares!

Durch den langjährigen Austausch mit Menschen, die schlanker werden möchten, wissen wir, dass viele beim Essen ein schlechtes Gewissen haben. Der unbeschwerte, entspannte Genuss und die ungetrübte Freude am Essen sind dabei auf der Strecke geblieben. Zu groß ist die Furcht vor lästigen Kilos und dem nächsten Gang zur Waage.

UNBESCHWERTER GENUSS

Bei Keto-Power möchten wir Sie gerne zu einem genussvollen Umgang mit kulinarischen Köstlichkeiten ermutigen. Entdecken Sie die Liebe zum Selbstkochen wieder und nehmen Sie sich Zeit für den Einkauf von frischen, leckeren, hochwertigen Lebensmitteln. Schöpfen Sie aus dem großen, vielfältigen Angebot. Bereiten Sie Ihr Essen allein oder mit Freunden und Familie zu, ganz wie es Ihnen beliebt. Genießen Sie Ihre Mahlzeiten bewusst in entspannter Atmosphäre an einem schön gedeckten Tisch und machen Sie sich frei von der Vorstellung, dass Essen und Trinken zwar angenehm, aber irgendwie verboten sind. Es ist höchste Zeit, dass uns Ernährung wieder Freude macht und dass wir ein neues Bewusstsein dafür entwickeln.

Das bedeutet freilich nicht, dass wir nun alle Bedachtsamkeit über Bord werfen, denn in diesem Fall würde sich die Lust am Essen schnellstens auf den Hüften niederschlagen. Auch fürs Essen gilt schließlich die berühmte Feststellung des Renaissancearztes Paracelsus, dass allein die Dosis das Gift macht.

- Die Kombi aus gesundem Low-Carb-Essen und Kurzzeitfasten schärft unsere Wahrnehmung dafür, was und wie viel wir brauchen. Sie gibt uns die Freude am Essen und den Genuss ohne schlechtes Gewissen zurück.
- Sie nimmt uns andererseits die Angst vor dem Nichtessen, weil es ja stets auf einen überschaubaren Zeitraum festgelegt ist.

Der Rhythmus macht den Unterschied

Abseits der vorherrschenden To-go-Mentalität bringt der bewusste Genuss – der im Alltag oft genug zu kurz kommt – also ganz entscheidende Vorteile mit sich. Wenn wir unseren Mahlzeiten einen festen Rahmen im Tagesablauf geben und uns die Zeit nehmen, in Ruhe zu genießen, schmeckt es nicht nur besser. Es wird dann erwiesenermaßen auch leichter für uns, aufzuhören, wenn wir satt sind. Gleichzeitig haben wir durch den bewussten Genuss und die Pausen zwischen den Mahlzeiten auch im weiteren Tagesverlauf weniger Gelüste oder Heißhungerattacken.

Widmen wir dem Essen hingegen nicht unsere volle Aufmerksamkeit und essen wir ständig irgendetwas nebenbei, nehmen wir in der Regel deutlich mehr Kalorien als nötig zu uns. Sowohl die ketogene Ernährung als auch das Intervallfasten sorgen – jedes auf seine Art – für ein angenehmes Sättigungsgefühl und für innere Zufriedenheit. Zusammengenommen ergeben sich Synergieeffekte, durch die wir eine neue, ungeahnte Leichtigkeit und ein Gefühl der inneren Unabhängigkeit erfahren. Das macht es uns möglich, unsere Ziele zu erreichen und den Erfolg zu bewahren.

Einfach und wirksam

Bei Keto-Power möchten wir Ihnen ein neues Ernährungsbewusstsein vermitteln. Unser Ernährungskonzept räumt nicht nur mit einigen gängigen Ernährungsmythen auf, sondern lässt uns auch langjährige Ernährungsgewohnheiten überdenken und kritisch hinterfragen. Dabei purzeln die Pfunde fast automatisch. Probieren Sie Keto-Power einfach mal aus! Sie werden überrascht sein, wie leicht es ist.

5 GRÜNDE FÜR KETO-POWER

1) **Sie gewinnen den Kampf gegen die Kilos.** Immer mehr Menschen leiden an Übergewicht und Fettleibigkeit. Nehmen Sie Ihr Glück selbst in die Hand und sagen Sie den Kilos den Kampf an! Die Keto-Küche ist eine Genussküche. Genießen Sie nach Herzenslust und essen Sie sich satt an aromatischen Gerichten aus Gemüse, Salat, frischen Kräutern, Fleisch, Fisch, Meeresfrüchten, Milchprodukten und hochwertigem Öl. Dazwischen genießen Sie unbeschwert kurze Fastenzeiten und freuen sich über ein besseres Gefühl für Hunger und Sättigung. Pausen gehören schließlich zur Musik!

2) **Sie werden fit mit dem richtigen Fett.** Die pauschale Annahme, dass Fett dick macht, ist ein großer Ernährungsmythos der vergangenen Jahrzehnte. Etliche Studien belegen inzwischen, dass Fett gesund und wichtig ist, solange wir das richtige nehmen. Gesunde Fette, wie sie in fettreichen Fischen, Avocado, Kokosnuss, Olive, Mandel und Walnuss vorhanden sind, sorgen für lang anhaltende Sättigung und gleichen Blutzuckerschwankungen aus. Zudem sind Fette unverzichtbar für Hormonhaushalt, Stoffwechsel und Energieversorgung. Das gleichzeitige Reduzieren einfacher Kohlenhydrate mit leeren Kalorien, also wenig Vitaminen,

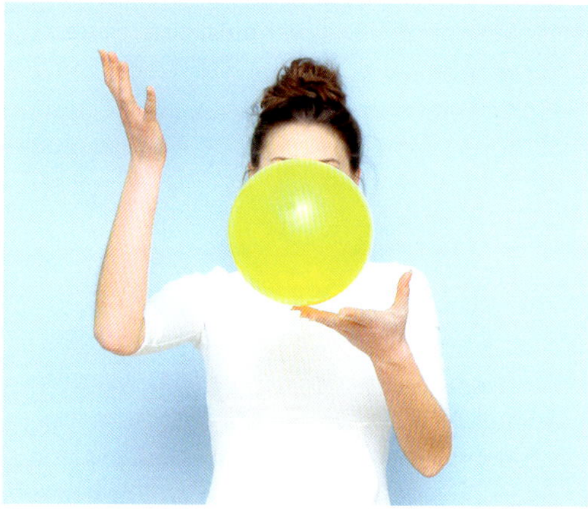

Easy living: So luftig-leicht ist Keto!

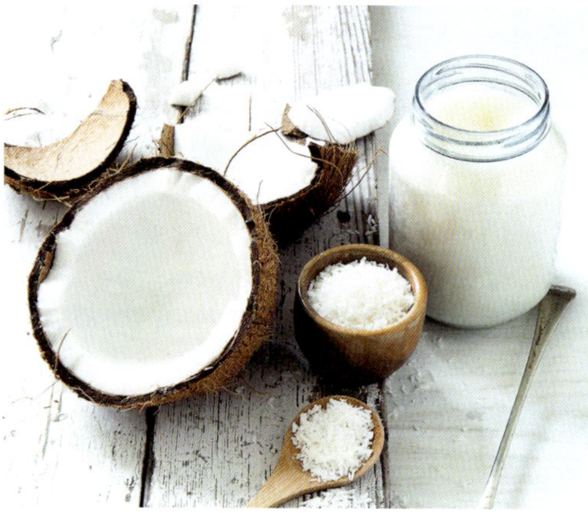

Fettnäpfchen können auch etwas Gutes haben.

Mineralstoffen und bioaktiven Substanzen, verhindert starke Blutzuckerschwankungen und Heißhungerattacken und beugt Krankheiten wie Typ-2-Diabetes vor.

3) **Sie entkommen der Diät-Endlosschleife.** Allen Diäten ist gemein, dass sie durchaus kurzfristig Erfolge auf der Waage bringen. Über kurz oder lang geht das Gewicht aber wieder nach oben. Das ist auch nicht verwunderlich, denn schließlich möchte keiner langfristig von Kohlsuppe, Sauerkraut oder Ananas leben. Ständige Einschränkungen beim Essen, mühsames Kalorien- oder Punktezählen, der permanente Verzicht auf lieb gewonnene Ernährungsgewohnheiten stellen für die meisten Menschen viel zu große Entbehrungen dar. Deshalb sind die wenigsten Diäten auf Dauer von Erfolg gekrönt. Zum Glück ist Keto-Power keine Diät, sondern eine Lebensweise. Sie erfordert für kurze Zeit etwas Willenskraft. Langfristig fühlt sie sich jedoch nicht wie ein Verzicht an, eher im Gegenteil: Sie dürfen essen, trinken und genießen – solange Sie Ihrem Körper regelmäßig kurze Fastenphasen gönnen.

4) **Sie können sich wieder auf Ihr Gefühl verlassen.** Snacks und Fastfood haben unser natürliches Hungerempfinden aus dem Takt gebracht. Mit Keto-Power finden Sie zurück zu einem natürlichen Ernährungsbewusstsein. Gerade durch den vorübergehenden Verzicht in den kurzen Fastenzeiten erhält das Essen einen ganz neuen Stellenwert. Essen ist pure Lebensfreude. Es ist etwas Wunderbares, Genussvolles, das einen entspannten, unbelasteten Umgang ohne schlechtes Gewissen verdient hat. Lernen Sie, die Signale Ihres Körpers wieder richtig zu deuten und ihnen zu vertrauen.

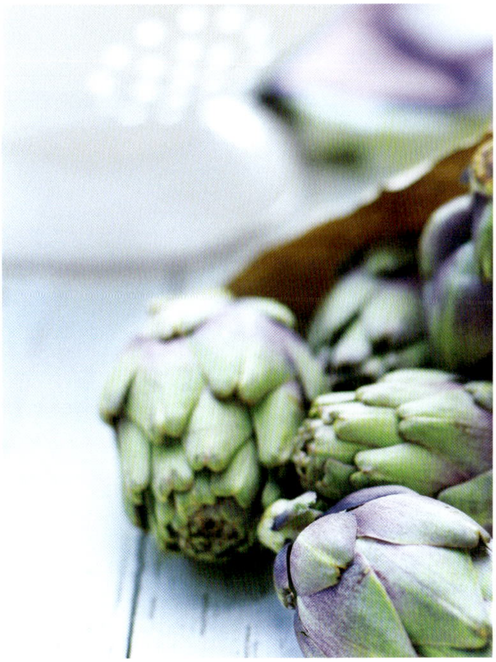

Macht Laune: gesunder Küchenzauber mit frischen Ideen.

5) **Sie betreiben Gesundheitsvorsorge »hoch zwei«.** Mit Keto-Power zünden Sie den Turbo für die Fettverbrennung. Doch das geniale Ernährungskonzept kann noch mehr: Die Kombination aus ketogener Ernährung und Kurzzeitfasten bringt Sie auch in den Genuss vieler gesundheitlicher Vorteile – und das »hoch zwei«, da sich diese Effekte nicht einfach nur addieren, sondern sich gegenseitig verstärken. Das betrifft zum einen Ihr alltägliches Wohlbefinden und zum anderen auch die Vorbeugung von ernsteren Erkrankungen. Keto-Power kann sogar die Behandlung von eventuell bereits bestehenden Erkrankungen unterstützen. Die wissenschaftlichen Erkenntnisse sind hier erst am Anfang. Worum es im Einzelnen geht, erfahren Sie auf den nächsten Seiten.

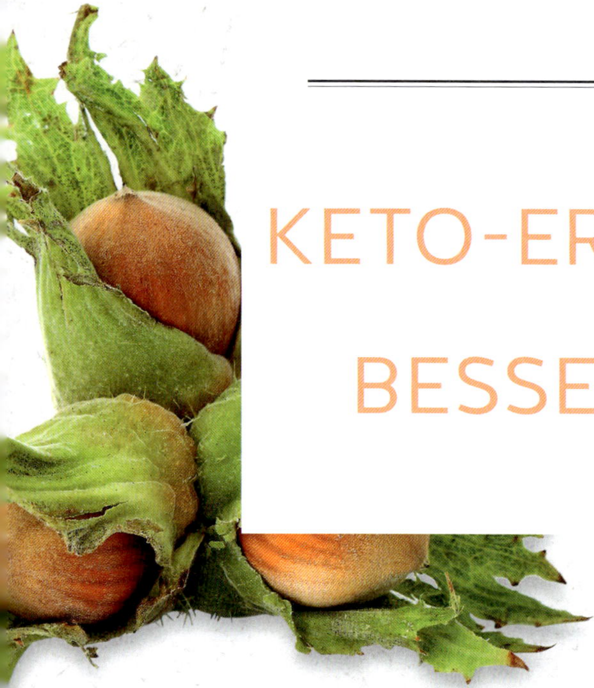

KETO-ERNÄHRUNG – BESSER ESSEN

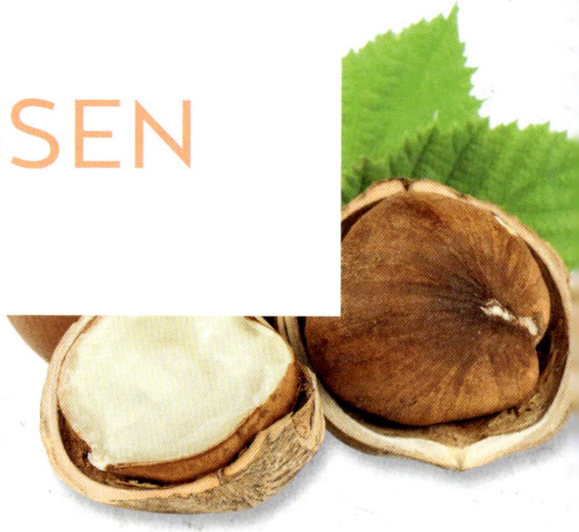

Die ketogene Ernährung ist eine spezielle Form von Low Carb. Kohlenhydrate werden auf ein Minimum reduziert und durch viele gesunde Fette und ein moderates Maß an Proteinen ersetzt. Nudeln, Brot, Reis, Kartoffeln und Co. werden weitgehend von fett- und proteinreichen Lebensmitteln wie hochwertigen Ölen, Nüssen, Fisch und Eiern sowie saisonfrischem Gemüse und Salat abgelöst. Sie können sich ein Leben ohne Nudeln, Brot und Reis nicht vorstellen? Das müssen Sie auch nicht! Nach einer Weile des Verzichts geben Sie Kohlenhydraten wieder Raum im Speiseplan.

> *»DER WEG ZUR GESUNDHEIT FÜHRT DURCH DIE KÜCHE, NICHT DURCH DIE APOTHEKE.«*
>
> SEBASTIAN KNEIPP

SO FUNKTIONIERT DIE LOW-CARB-HIGH-FAT-ERNÄHRUNG

Es ist im Grunde ganz einfach: Unser Körper gewinnt seine Energie normalerweise aus den durch die Nahrung zugeführten Kohlenhydraten. Sie bestehen aus Einfachzuckern wie Traubenzucker und Fruchtzucker, aus Zweifachzuckern wie Milchzucker, aus Mehrfachzuckern und Vielfachzuckern. Aus Kohlenhydraten gewinnt der Körper seinen primären Brennstoff, den Einfachzucker Glukose. Dieser dient als Brennstoff für Gehirn, Muskeln und Nerven. Einfache Kohlenhydrate, wie sie in Produkten mit Trauben- oder Fruchtzucker enthalten sind, lassen den Blutzuckerspiegel schnell und stark ansteigen, weil sie im Körper nicht zuerst in ihre Einzelteile zerlegt werden müssen, sondern sofort verfügbar sind. Als Reaktion schüttet die Bauchspeicheldrüse verstärkt Insulin aus, denn erst dieses Hormon ermöglicht die Aufnahme des Zuckers zur Verbrennung in den Körperzellen. In der Folge fällt der Blutzuckerspiegel wieder steil ab und wir fühlen uns wieder hungrig – obwohl wir uns eigentlich ausreichend Energie zugeführt haben. Kohlenhydrate sättigen also recht schnell, allerdings verpufft das Sättigungsgefühl innerhalb kurzer Zeit. Da die Bauchspeicheldrüse nicht zur Ruhe kommt und der Insulinspiegel Achterbahn fährt, entsteht ein Teufelskreis aus unwiderstehlichem Heißhunger und dem Futtern von Kohlenhydraten.

Anders verläuft es bei der ketogenen Ernährung. Werden Kohlenhydrate vom Speiseplan gestrichen und durch gesunde Fette ersetzt, muss sich der Körper eine alternative Energiequelle suchen. Erst wenn alle Kohlenhydratspeicher aufgebraucht sind und dem Körper keine Kohlenhydrate mehr zugeführt werden, schaltet er zur Energiegewinnung in die Ketose. In diesem Stoffwechselzustand zapft er seine Fettreserven an. Um aber aus dem Fett Energie gewinnen zu können, muss der Körper es zunächst in eine für ihn verwertbare Form bringen: die Ketonkörper, winzige Nährstoffe, die als alternative Energiequelle Gehirn und Muskeln versorgen.

Die Umstellung ist nach 24 bis 72 Stunden abgeschlossen, je nachdem, wie voll Ihre Kohlenhydratspeicher waren.

Die Vorzüge der Ketose

Im Stoffwechselzustand der Ketose profitieren Sie von drei entscheidenden Vorteilen:

- Der Körper greift auf die eigenen Fettdepots zurück und zapft sie für die Energiegewinnung an. Einfacher und schneller können Sie nicht abnehmen.
- Die ketogene Ernährung sorgt für ein lang anhaltendes Sättigungsgefühl. Denn die langen Kohlenwasserstoffketten, aus denen Fettmoleküle hauptsächlich bestehen, kann der Körper nicht so schnell in eine verwertbare Form bringen wie Kohlenhydrate – echtes »Slowfood« eben! Daher erleben Sie ein nie gekanntes, wohliges Sättigungsgefühl.
- Durch die ketogene Ernährung bleibt der Blutzuckerspiegel auf einem konstant niedrigen Niveau. Er beendet seine rasante Berg- und Talfahrt und schaltet um auf Bummelzug. Da Sie gleichmäßig mit Energie versorgt sind, bleiben Sie von Heißhungerattacken verschont.

Wie wirksam Keto-Power ist, zeigen auch die zahlreichen Rückmeldungen und persönlichen Erfahrungsberichte, die uns von den Lesern unserer Website erreichen.

Fett macht eben nicht fett

In den vielen Jahrzehnten, in denen uns vorgegaukelt wurde, dass fettreiche Lebensmittel für unsere Fettpölsterchen verantwortlich sind, hat sich ein ganzer Industriezweig entwickelt, um uns mit Light- und Diätprodukten zu versorgen. Da fällt es vielen von uns schwer umzudenken.

Die ketogene Ernährung bricht mit dem Low-Fat-Paradigma und betrachtet gesunde Fette als das, was sie eigentlich sind: eine wertvolle und verlässliche Energiequelle, die uns gleichmäßig mit Energie versorgt, ohne den Blutzuckerspiegel in die Höhe zu treiben. Stark verarbeitete sowie zucker- und kohlenhydratreiche Lebensmittel hingegen gehören nicht zur ketogenen Ernährung, da sie es sind, die uns dick machen, und da sie uns ernährungsphysiologisch keinen Mehrwert bringen.

RAMONA: »ENDLICH FREI VON DER ESSSUCHT!«

Nach 8 Wochen ketogener Ernährung ist die wichtigste Erkenntnis für mich: Durch diese Ernährungsweise konnte ich endlich über meine regelrechte Sucht nach Zucker und Kohlenhydraten Herr werden! Früher drehte sich alles ums Essen und es fiel mir schwer, dem Verlangen nach Schokolade und ständigen Snacks standzuhalten. Sobald ich nur leichten Appetit verspürte, konnte ich an nichts anderes mehr denken. Beim Umstieg in die ketogene Ernährung war ich entschlossen, alles zu geben. Und siehe da, schon nach ein paar Tagen war der Heißhunger weg. Einfach weg! Mit der ketogenen Ernährung fühle ich mich viel entspannter und freier, bin zufrieden und unabhängig.

EIN ANGESAGTES URZEIT-ÜBERLEBENSPRINZIP

Die Ketose sicherte zu Urzeiten unser Überleben, da der Körper mit ihrer Hilfe die Fettdepots in Zeiten der Nahrungsknappheit nutzen konnte. Evolutionsbiologisch betrachtet ist die Ketose demnach ein vollkommen natürlicher Zustand, den wir allerdings in der heutigen Überflussgesellschaft mit ihrem gewaltigen Überangebot an Zucker und Kohlenhydraten verlernt haben. Dabei führt unsere heutige Ernährung über kurz oder lang in eine Sackgasse. Die zucker- und kohlenhydratreiche Kost liefert weit mehr Energie als die unserer Vorfahren, unser Stoffwechsel funktioniert jedoch noch immer genauso wie damals. Verändert hat sich dagegen unser Bewegungsverhalten: Wir rennen nicht mehr stundenlang Tieren hinterher oder vor ihnen davon, wandern nicht mehr tagelang durch die Landschaft auf der Suche nach Beeren, Nüssen und essbaren Wurzeln. Nein, viele von uns verbringen den Großteil des Tages am Schreibtisch und auf dem Sofa. Dieses bewegungsarme Leben in Kombination mit der ständigen Verfügbarkeit von Nahrung und nie da gewesener Mengen an Kohlenhydraten macht uns immer dicker.

Der Stoffwechselzustand der Ketose, der früher selbstverständlich war, rückt damit in weite Ferne von unserem Alltag. Wir können ihn aber auch heute wieder erreichen: über zeitweiligen Verzicht auf Nahrung und die ketogene Ernährung. Wie erstrebenswert das ist, zeigen die vielen gesundheitlichen Vorteile.

Doppelter Erfolg

Eine Studie der University of Cincinnati ergab, dass diejenigen Versuchsteilnehmer, die einer ketogenen Ernährung folgten, innerhalb von sechs Monaten mehr als doppelt so viel Gewicht in Form von Körperfett verlieren konnten wie die Teilnehmer in einer Vergleichsgruppe, die sich nach dem kalorienreduzierten Low-Fat-Prinzip ernährten.[2]

RÜDIGER: »EIN SUPER KÖRPERGEFÜHL!«

Ich ernähre mich nun seit einem Vierteljahr ketogen und nehme jeden Tag bis zu 25 Gramm Kohlenhydrate zu mir. Ich muss sagen, ich fühle mich damit super. Ich bin 1,94 Meter groß und habe innerhalb von den drei Monaten 7 Kilo verloren, sodass ich nun bereits mein Wohlfühlgewicht von 92 Kilo erreicht habe. Jetzt geht es ans Halten dieses Gewichts und da bin ich sehr zuversichtlich.

Folgeerkrankungen des Übergewichts entgegenwirken

Übergewicht ist nicht nur ein ästhetisches Problem, es beeinträchtigt auch das Wohlbefinden und macht krank. Es gilt als eines der größten Gesundheitsprobleme unserer Zeit, denn mit zunehmendem Gewicht erhöht sich massiv das Risiko für Begleiterscheinungen oder Folgen wie Herz-Kreislauf-Erkrankungen, Bluthochdruck, Gicht, Gelenkverschleiß oder nächtliche Atemstörungen. Auch begünstigt die Fettleibigkeit die Entstehung bestimmter Krebsarten, etwa Brustkrebs.

Einen besonderen Stellenwert bekommt die ketogene Ernährung im Hinblick auf Typ-2-Diabetes und seinen Vorläufer, die Insulinresistenz (die zunehmende Unempfindlichkeit der Körperzellen für Insulin). Aufgrund von zu viel Kohlenhydraten in der Ernährung und zu wenig Bewegung sind diese Probleme heute auch schon unter jungen Menschen auf dem Vormarsch, mit all ihren möglichen Gefahren.

Eine Studie der Duke University in North Carolina an adipösen Typ-2-Diabetikern zeigte in diesem Zusammenhang, dass sich die geringe Zuckerzufuhr positiv auf die Insulinsensitivität auswirkt und somit den Blutzuckerspiegel auf natürliche Weise reguliert. In der Folge konnten 95,2 Prozent der Studienteilnehmer – aufgrund des mit der ketogenen Ernährung einhergehenden Verzichts auf viele Kohlenhydrate – ihre Diabetesmedikation reduzieren oder sie sogar absetzen.[3]

Schutz für das Gehirn

Offenbar kann die ketogene Ernährung noch weitaus mehr. Bei der Bekämpfung von Epilepsien im Kindesalter etwa wird sie schon seit Langem erfolgreich eingesetzt.

Wissenschaftlern des Instituts für Experimentelle und Klinische Pharmakologie und Toxikologie der Universität zu Lübeck und des Universitätsklinikums Schleswig-Holstein zufolge können die bei der Ketose gebildeten Ketonkörper das Hirngewebe schützen und es bei neurologischen Erkrankungen wie einem Schlaganfall, Hirnblutungen oder Morbus Alzheimer vor dem Untergang bewahren. Dabei kommt es im Gehirn zu einer Überreaktion der Entzündungszellen Monozyten und Makrophagen, in deren Folge Nervenzellen im Gehirn absterben. Ernährt man sich ketogen, binden sich die gebildeten Ketonkörper an den Rezeptor HCA2, der auf den Entzündungszellen sitzt, und instruieren diesen, das Gehirn zu schützen, statt es anzugreifen. Beschädigte Hirnzellen lassen sich auf diese Weise zwar nicht regenerieren, jedoch werden geschwächte Zellen wieder gestärkt und geschützt.[4]

Bemerkenswert sind im Zusammenhang mit diesen und weiteren neurologischen Erkrankungen auch die Erkenntnisse über den Nutzen des Intervallfastens (siehe ab Seite 33).

Anti-Krebs-Wirkung

Neben ihrer neuroprotektiven Wirkung sprechen einige Studien dafür, dass sich die ketogene Diät auch als ernährungstherapeutischer Ansatz im Rahmen einer konventionellen Krebstherapie eignet. Das bedeutet natürlich nicht, dass sie Krebs heilt oder konventionelle Therapien wie eine Strahlen- oder Chemotherapie überflüssig macht. Jedoch kann die ketogene Ernährung die vom Onkologen verordnete Therapie sinnvoll unterstützen.

Viele Krebszellen gewinnen einen Großteil ihrer Energie aus der Vergärung von Zucker. Für ihre schnelle und unkontrollierte Vermehrung sind sie von einer hohen Glukoseversorgung abhängig. Hält man den Blutzuckerspiegel durch eine ketogene Ernährung auf niedrigem Niveau, enthält man den Krebszellen ihren wichtigsten Energielieferanten vor.

Ketonkörper blockieren offenbar zudem die Zuckerversorgung in den Krebszellen und hemmen so die Zellteilung. Da die Krebszellen die bei der ketogenen Ernährung zugeführten Fette kaum verwerten können, wird somit das Fortschreiten einiger Krebsarten gehemmt.

Sprechen Sie mit Ihrem Arzt!

Falls die ketogene Ernährung für Sie als ernährungstherapeutischer Ansatz bei Diabetes Typ 2, einer neurologischen Erkrankung oder einer Krebserkrankung infrage kommt, halten Sie mit Ihrem Arzt Rücksprache. Die Erfolge der Keto-Ernährung sind wissenschaftlich anerkannt und ein guter Arzt freut sich über Ihre Bereitschaft zur Mitwirkung.

LOTHAR: »SEIT ZWEI JAHREN RUHE VOR DEM KREBS«

Ich ernähre mich nun seit drei Jahren ketogen und habe gute Erfahrungen gemacht. Ich kann meinen Krebs damit nicht heilen, aber mit »Mangelernährung« (der Krebs kann mit Ketonen nichts anfangen) kann ich ihn ganz schön ärgern. Zusammen mit der ärztlichen Behandlung und einem optimal trainierten Immunsystem durch gesunde Ernährung, genug Schlaf und regelmäßige Bewegung hält das die Erkrankung seit zwei Jahren in Schach.

FETT VERBRENNEN, ENERGIE GEWINNEN

Die Ketose ist ein faszinierender Zustand. Wir verbrennen Fett und sind zugleich äußerst leistungsfähig. Indem wir es unserem Körper ermöglichen, in den natürlichen Stoffwechselzustand der Ketose zu gehen, lernt er, die benötigte Energie nicht über Kohlenhydrate in Form von Glukose zu beziehen, sondern über Ketonkörper. Diese werden aufgrund ihrer Energieeffizienz auch gern als Supertreibstoff für den Körper bezeichnet.

Leistungsfähiger mit »Hybridantrieb«

Wie der US-amerikanische Neurologe David Perlmutter herausgefunden hat, liefern Ketonkörper 25 Prozent mehr Energie als Glukose. Es ist daher nicht verwunderlich, dass der Stoffwechsel effizienter reagiert, wenn Sie Ihrem Körper regelmäßig erlauben, in die Ketose zu gehen und flexibel zwischen Fett- und Kohlenhydratverbrennung hin und her zu schalten. Der Vorteil dieser sogenannten metabolischen Flexibilität ist unter anderem eine bessere Energieverfügbarkeit und mehr körperliche Leistungsfähigkeit. Der Körper gleicht in diesem Sinne einem Hybridauto, da er seinen Energiebedarf über zwei Arten von Kraftstoffen decken kann. Wie schade, dass wir es ihm heutzutage kaum mehr erlauben, beide gleichermaßen zu nutzen.

Indem wir dem Körper durch die Ketose die Möglichkeit geben, den Treibstoff zu wechseln, werden wir deutlich leistungsfähiger. Der Körper zieht seine Energie dann aus den Fettdepots, die bei Weitem nicht so schnell erschöpft sind wie die Glykogenspeicher, das sind die Kohlenhydratdepots unseres Körpers, in denen die Glukose in ihrer Speicherform vorrätig ist. Aus diesem Grund wird die ketogene Diät auch von Ausdauersportlern genutzt, die sich grundsätzlich ketogen ernähren, während des Wettkampfs aber vorübergehend zu einer kohlenhydratreichen Ernährung zurückkehren. Letztere liefert schnelle Energie. Sind alle gespeicherten Kohlenhydrate dann während der Sporteinheit aufgebraucht, schaltet der Körper in den Fettstoffwechsel und bedient sich aus seinen Fettreserven. Selbst lange Belastungen wie zum Beispiel ein Marathonlauf können auf diese Weise gut gemeistert werden.

ISABEL: »ICH FÜHL MICH KETO!«

Jahrzehntelang habe ich mich einem ständigen Diätunsinn hingegeben und habe so ziemlich alles probiert, was es auf dem Markt gibt, von FDH über Lightprodukte bis hin zu kostenpflichtigen, durchorganisierten Abnehmgruppen. Geholfen hat nichts und der Jo-Jo-Effekt war so sicher wie das Amen in der Kirche.
Durch die ketogene Diät lernte ich vor 14 Monaten eine fettreiche und kohlenhydratarme Ernährung kennen, mit der ich schnell (und bis heute nachhaltig) abgenommen habe. Die Ketose erreichte ich bereits nach wenigen Tagen – ein gigantischer Zustand, den ich schon seit Jahren nicht mehr kannte, mit so viel Energie und positiven Gedanken. Ich fühlte mich, als könnte ich Bäume ausreißen. Schnell machten sich auch die ersten Erfolge auf der Waage bemerkbar und ich fühlte mich einfach »voll Keto«! Abnehmen ist aber nicht alles: Meine Blutwerte sind super und mein Arzt ist megazufrieden mit der Entwicklung.
Ich bin einfach nur froh und dankbar, endlich eine Ernährung gefunden zu haben, mit der ich mein Wunschgewicht erreicht habe und mühelos auf Dauer halten kann. Nun faste ich im Intervall, um mein Gewicht zu halten. Ich könnte Purzelbäume vor Glück und Energie schlagen, denn endlich fühle ich mich nach vielen Jahren des Diätwahnsinns wieder topfit und rundum wohl in meiner Haut.

CHRISTIANE: »FETTE VORTEILE!«

»Kohlenhydratige« Ernährung hat mich oft ins Fresskoma geführt: Nach Kohlenhydratexzessen hätte ich mich am liebsten sofort ins Bett gelegt. Das »böse« Fett dagegen macht mich zum Glück überhaupt nicht müde. Im Gegenteil: In der Ketose fühle ich mich wohl, bin fit und satt und fühle mich selbstbewusst. Ich bin klarer im Kopf, kann mich besser konzentrieren und meinen Arbeitstag effizienter nutzen als je zuvor.

Geistig fit und im Gleichgewicht

Viele Menschen bemerken in der Ketose, dass sie sich besser konzentrieren können, ihr Blick für das Wesentliche geschärft wird und ihre Gedanken an Klarheit gewinnen. Das Gehirn wird bei der ketogenen Ernährung mit einem konstanten Strom an energiereichen Ketonkörpern versorgt und seine Leistung wird nicht durch größere Schwankungen des Blutzuckerspiegels beeinträchtigt. Zugleich passiert etwas Wunderbares: Die Ketonkörper regen die vermehrte Bildung des Glückshormons Serotonin an. Das Hungergefühl nimmt ab, stattdessen breitet sich ein Hochgefühl in Körper, Geist und Seele aus. Wir sind also nicht nur leistungsfähiger, sondern auch glücklicher.

STRAFFES GEWEBE UND SCHÖNE HAUT

Sozusagen als »Topping auf der Avocado« kommen noch zwei Keto-Vorteile hinzu, die keineswegs nur oberflächliche Aspekte haben.

Endlich wieder schlanke Füße!

Vor allem wenn wir viel stehen oder sitzen müssen, schwellen oft die Unterschenkel und Füße an, besonders im Sommer. Das sieht nicht nur unschön aus, sondern kann auch spannen, schmerzen und die Venen belasten. Mit der ketogenen Ernährung können Sie auch Wassereinlagerungen loswerden und eine ganz neue Leichtigkeit gewinnen. Woran das liegt? Das Bauchspeicheldrüsenhormon Insulin hat die Eigenschaft, Wasser zu binden. Da der Insulinspiegel bei der ketogenen Ernährung auf einem konstant niedrigen Niveau bleibt, kann der Körper vermehrt Wasser ausscheiden.

Ebenmäßige, reine Haut

Die Ernährung hat einen entscheidenden Einfluss auf unser Hautbild. Laut der New York University sind es vor allem Milch und einfache Kohlenhydrate, die sich negativ auf die Gesundheit unserer Haut auswirken.[5] Der Grund: Immer, wenn wir Nahrungsmittel zu uns nehmen, die den Insulinspiegel in die Höhe schnellen lassen, werden Androgene ausgeschüttet – das sind männliche Sexualhormone, die unter anderem die Talgproduktion in der Haut anregen. Dadurch entstehen Pickel und Hautunreinheiten. Im Umkehrschluss bedeutet es, dass wir unser Hautbild deutlich verbessern können, indem wir den Anteil an Kohlenhydraten und Milchprodukten an der täglichen Ernährung auf ein Minimum reduzieren.

AUF EINEN BLICK: VORTEILE DER KETO-ERNÄHRUNG

- Reduktion von Gewicht und Körperfett
- Schluss mit Heißhungerattacken
- Positive Wirkung bei Epilepsie im Kindesalter, Typ-2-Diabetes ebenso wie bei neurologischen Erkrankungen
- Mehr körperliche und mentale Leistungsfähigkeit
- Positive Wirkung gegen Krebs
- Weniger Wassereinlagerungen
- Verbessertes Hautbild

DIE WICHTIGSTEN ZUTATEN DER KETO-KÜCHE

Sie kennen nun die beachtlichen gesundheitlichen Vorteile der Ketose. Jetzt erfahren Sie, wie die ketogene Ernährung funktioniert und was so alles dazugehört.

Die ketogene Ernährung ist einfach wunderbar. Mit einer Vielfalt an gesundem, vitalstoffreichem Gemüse, ausgewählten Obstsorten, hochwertigen Fetten in Form von erstklassigen pflanzlichen Ölen sowie Nüssen, Eiern, Fleisch und Fisch ebenso wie leckerem Käse lassen sich ausgewogene, genussvolle Gerichte und Snacks komponieren. Sie versorgen uns mit allem, was wir für ein gesundes und zufriedenes Leben brauchen. Das Allerschönste daran: Die ketogene Ernährung fühlt sich nicht wie eine Diät an. Fett ist bekanntlich ein guter Geschmacksträger und da leckere fettreiche Lebensmittel bei der Keto-Ernährung im Mittelpunkt stehen, ist der Genuss hier Trumpf.

Die tägliche Kalorienmenge setzt sich bei der Keto-Power-Kost zu 60 Prozent aus Fett, zu 35 Prozent aus Protein (Eiweiß) und zu 5 Prozent aus Kohlenhydraten zusammen. Das bedeutet natürlich nicht, dass wir unsere Speisen in Öl ertränken. Zum einen enthält ein Gramm Fett 9 Kilokalorien, also mehr als doppelt so viel wie Kohlenhydrate und Proteine (jeweils 4 Kilokalorien pro Gramm). Deshalb brauchen wir eine kleinere Menge für die gleiche Kalorienanzahl. In unseren Rezepten verwenden wir zum anderen von Natur aus fettreiche Lebensmittel: Avocados, Kokosöl, Nüsse, Eier, Oliven, Fisch … Sie enthalten nicht nur hochwertiges Fett, sie stecken auch darüber hinaus voller gesunder Nährstoffe und sie bereichern unsere Speisen durch ihren wunderbaren Geschmack.

»ESSEN IST EIN BEDÜRFNIS, GENIESSEN EINE KUNST.«
FRANÇOIS DE LA ROCHEFOUCAULD

TIPP: KETO GOES VEGGIE

Auch für Vegetarier bietet Keto eine reiche Auswahl. Sie können jedes Rezept im 4-Wochen-Plan austauschen gegen ein vegetarisches derselben Woche und Tageszeit. Bei Eigenkreationen (etwa Keto-Bowls, Seite 74) ziehen Sie eine Nährwerttabelle zurate, um auf passende Nährwerte zu kommen. Statt Hackfleisch eignet sich Sojageschnetzeltes, Speck kann durch Nüsse ersetzt werden. Mehr Tipps und Rezepte finden Sie auf unserer Website (siehe Seite 184).

Hoch soll sie leben: Mittelmeerküche

Einmal abgesehen davon, dass kohlenhydratreiche Beilagen wie Nudeln, Kartoffeln oder Reis bei der ketogenen Ernährung eine untergeordnete Rolle spielen, erinnert die Lebensmittelauswahl an die mediterrane Kost. Denken Sie zum Beispiel nur mal an die nach frischen Kräutern duftenden Fischgerichte mit Tomatensoße, reichlich Olivenöl und leckeren Extras wie Pinienkernen, Walnüssen und würzigem Käse. Die Küche der Mittelmeerregion ist nicht nur ausgesprochen aromatisch, sie überzeugt auch mit ihren gesundheitsfördernden Wirkungen. Nicht umsonst empfiehlt die Deutsche Herzstiftung die mediterrane Küche zur Vorbeugung von Herz-Kreislauf-Erkrankungen.[6] In der Gewissheit, dass Genuss und Gesundheit zusammengehören, genießen Sie in der Keto-Küche mediterrane Köstlichkeiten wie Carpaccio mit Parmesansplittern, bunte Antipasti mit Mozzarella und Oliven, saftiges Fischfilet aus dem Ofen, Parmaschinken und Salsiccia. Essen Sie sich satt an Hähnchen-Saltimbocca mit frischem Gemüse, aromatischen Kräutern und Basilikumpesto und erleben Sie das pure Aroma von Sonne, Salz und Meer.

Erfahren Sie nun mehr über die Stars und Highlights der Keto-Küche!

Das Fundament: naturbelassene Fette und Pflanzenöle

Aromatische Öle bringen nicht nur Abwechslung in den Salat und auf die Antipasti, sie unterstreichen auch die Aromen in vielen weiteren Küchenkompositionen. Denken Sie an Kokosöl oder dunkles Sesamöl, die asiatischen Gerichten das unverkennbare Aroma geben, oder mediterranes Olivenöl – die Seele der italienischen und griechischen Küche. Solche Öle sind die Hauptenergielieferanten des ketogenen Speiseplans.

Hochwertige Fette und Öle sind die Hüter und Vermittler von Geschmacks- und Aromastoffen. Gleichzeitig sind sie ein unverzichtbarer Bestandteil der ketogenen Ernährung, da sie unserem Körper in der Ketose als Brennstoff dienen. Dabei verringern gesunde Fette und Öle nicht nur Schwankungen im Blutzuckerspiegel, sie sorgen auch für ein natürliches Sättigungsgefühl. Gleichzeitig versorgen sie uns mit essenziellen Fettsäuren und sind für die Aufnahme der fettlöslichen Vitamine A, D, E und K erforderlich. Nicht umsonst gibt es zum Beispiel den Ratschlag, Karotten immer mit ein bisschen Fett zu genießen, um an das unter anderem für die Sehkraft wertvolle Vitamin A zu kommen.

Die Qualität der Fette und Öle ist bei der Keto-Ernährung von zentraler Bedeutung. Zum Verfeinern von Salaten und anderen kalten Speisen eignen sich kalt gepresste, native Öle wie Olivenöl oder Leinöl. Durch die schonende Herstellung bleibt bei diesen Ölen ein Großteil der Geschmacksstoffe, Vitamine und der gesunden, mehrfach ungesättigten Fettsäuren erhalten, was sie für die ketogene Ernährung so wertvoll werden lässt. Zum Braten und Kochen hingegen empfehlen sich besonders Kokosöl, Weidebutter oder Schmalz.

Dabei ist es gerade das Kokosöl, das in der ketogenen Ernährung eine große Rolle spielt. Während Kokosöl früher wegen seines hohen Gehalts an gesättigten Fettsäuren beinahe verteufelt wurde, wissen wir heute, dass es viele mittelkettige Triglyzeride (MCT-Fett) enthält. Diese Fettsäuren sind nicht nur gesund, sie werden auch besonders schnell und effektiv in der Leber in Energie umgewandelt und zeigen eine stimulierende Wirkung für die Produktion der energiereichen Ketonkörper. Zugleich zeichnet sich Kokosöl durch eine gute Hitzebeständigkeit aus, sodass es gut zum Kochen und Braten verwendet werden kann. Aber auch im Kaffee schmeckt Kokosöl fantastisch (siehe Seite 61).

Meiden Sie günstige pflanzliche Öle wie Sonnenblumenöl, Distel-, Maiskeim-, Raps- oder Sojaöl, da diese Öle einen hohen Anteil an entzündungsfördernden Omega-6-Fettsäuren aufweisen. Das Gleiche gilt für minderwertige Fette, wie sie in Margarine enthalten sind.

FETTE UND ÖLE

OH JA!	BITTE NICHT
- Hochwertige Öle wie Kokosöl, Olivenöl, Leinöl, Kürbiskernöl, Mandelöl, Sesamöl, Walnussöl - Weidebutter und reines Butterschmalz/Ghee (»geklärte Butter«)	- Industriell verarbeitete Pflanzenöle wie Sonnenblumenöl und Rapsöl - Industriell verarbeitete Pflanzenfette wie Margarine und Frittierfett

Beim Kauf von Ölen zählt geprüfte Qualität, die zum Beispiel an einem Biosiegel oder einer Herkunftsbezeichnung erkennbar ist. Auch die Art der Lagerung hat Einfluss auf die Qualität und Haltbarkeit der Öle. Mit der Ausnahme von Olivenöl sollten native, kalt gepresste Öle kühl und dunkel aufbewahrt werden.

Tun Sie es den Italienern gleich und geben Sie einer Flasche oder Karaffe hochwertigem Öl einen festen Platz auf Ihrer Tafel. Träufeln Sie das Öl als Geschmacksgeber über gegrilltes Gemüse, über Fisch und Fleisch. Auch rohes Gemüse kann das Feinschmeckerherz durch die Zugabe eines aromatischen Öls höherschlagen lassen.

Neptuns gesunder Schatz: Fisch und Meeresfrüchte

Es gibt Fischgerichte, die erinnern uns sofort an den Urlaub am Meer, an Sonne und Salz auf der Haut, den würzigen Duft von Pinienwäldern und Rosmarinsträuchern, an einfach und lecker zubereitete Meeresfrüchte und Fisch frisch aus dem Meer … Mit der ketogenen Küche holen Sie sich das Urlaubsgefühl nach Hause.

Die meisten Fische und Meeresfrüchte eignen sich uneingeschränkt für die Keto-Küche. Bevorzugen Sie fettreiche Meeresfische wie Lachs, Hering, Sardine oder Makrele, aber auch Karpfen und Zander dürfen auf den Tisch.

Ob gebraten, gegrillt, gedünstet oder sehr frisch roh verzehrt – Fisch ist äußerst gesund. Er liefert dem Körper wichtige Nährstoffe wie hochwertiges Eiweiß, wertvolle Vitamine und Mineralstoffe sowie gesunde, lebensnotwendige Fettsäuren. Besonders die Omega-3-Fettsäuren tragen zur Gesundheit von Herz und Kreislauf bei und wirken sich äußerst positiv auf die Blutfettwerte aus, überdies schützen sie das Gehirn und halten es leistungsfähig.

Fisch und Meeresfrüchte sollten grundsätzlich möglichst frisch und unverarbeitet eingekauft werden. Falls Sie nicht gerade in Küstennähe wohnen und Zugang zu fangfrischem Fisch haben, sollten Sie auf Tiefkühlfisch ausweichen. Dieser wird direkt nach dem Fang schockgefroren und ist daher oft frischer als das Angebot der Fischtheke.

Industriell verarbeitete Produkte wie Fischstäbchen, frittierte Tintenfischringe, »Schlemmerfilet« oder Fischfilet in Soße enthalten versteckte Kohlenhydrate und künstliche Zusatzstoffe. Sie passen nicht zu Keto-Power.

Da viele Meeresfrüchte und Fischbestände als überfischt gelten, sollten Sie einen Blick in den Fischratgeber des World Wide Fund for Nature (WWF) werfen (siehe Anhang, Seite 184). Gleichzeitig ermöglichen die Angaben auf der Packung über Fanggebiet und Fangmethode die Wahl hochwertiger Produkte.

FISCH UND MEERESFRÜCHTE

OH JA!	BITTE NICHT
- Unverarbeitete, naturbelassene frische Produkte, möglichst aus nachhaltiger Fischerei - Ebensolche Tiefkühlware - Fischfilets in reinem Olivenöl - Räucherlachs	- Paniertes wie Fischstäbchen, frittierte Tintenfischringe - Fertiggerichte wie »Schlemmerfilets« oder Fischfilets in Soße - Fischkonserven mit vielen Zutaten - Fertige Salate mit Fisch

Fleisch: »Pur« ist besser

Fleischgerichte wie Saltimbocca alla Romana, Involtini al Pomodoro oder Lammfilet mit Tsatsiki sind eine Liebeserklärung an die mediterrane Küche. In der ketogenen Küche können Sie diese Köstlichkeiten genussvoll selbst zubereiten und die »Fleischeslust« mit allen Sinnen genießen. Die deftigen, würzigen Fleischgerichte, flankiert von farbenfrohem gedünstetem Gemüse oder einem knackigen Salat, bieten im Rahmen der ketogenen Ernährung reichlich Gelegenheit zum Kombinieren, Schlemmen und auch zum Bewirten von Gästen und gemeinsamen Genießen.

Fleisch ist im Wesentlichen frei von Kohlenhydraten. Die einzige Ausnahme sind Innereien wie Leber, die es auf einen Kohlenhydratgehalt von 4 Gramm pro 100 Gramm bringt.

Genau wie Fisch dient uns auch Fleisch als wichtige Proteinquelle. Neben hochwertigem Eiweiß versorgt es uns mit Eisen und B-Vitaminen, die für ein gesundes Zellwachstum sorgen. Zudem sättigt Fleisch sehr gut und beugt damit Heißhungerattacken vor.

Saftig, üppig und naturbelassen sollte es sein: Bei der ketogenen Ernährung ist der mageren Putenbrust zum Beispiel ein saftiges Kotelett oder ein Rib-Eye-Steak vorzuziehen.

Industriell verarbeitete Fleisch- und Wurstwaren enthalten häufig Zucker, Konservierungsstoffe und unnötige Zusatzstoffe. Auch paniertes oder vorgewürztes Fleisch gehört selbstverständlich nicht in die Keto-Küche. Kaufen Sie am besten Fleisch in Bioqualität aus artgerechter Tierhaltung. Dieses Fleisch enthält wertvolle Omega-3-Fettsäuren und ist insgesamt nicht nur nährstoffreicher als das Fleisch von Masttieren, es ist auch frei von Antibiotikarückständen. Gerade bei Fleisch spricht vieles für Klasse statt Masse.

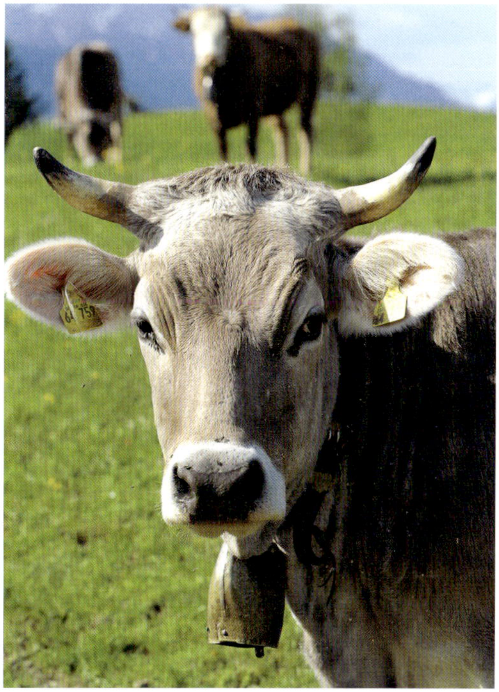

Das Glück steht auf der Weide.

FLEISCH

OH JA!	BITTE NICHT
- Frisches, unverarbeitetes Fleisch, möglichst in Bioqualität - Wurst und Schinken ohne industrielle Zusatzstoffe	- Industriell verarbeitete Fleisch- und Wurstwaren - Mariniertes Fleisch - Fertiggerichte, Paniertes

Bunte Vielfalt rund ums Jahr: Gemüse und Pilze

Jeder Monat des Jahres bereichert unseren Speiseplan mit seinen eigenen, jetzt erntereifen Köstlichkeiten und lässt uns eine gesunde, farbenfrohe Vielfalt im Wechsel der Jahreszeiten entdecken. Welche Gemüsesorten im Einzelnen bei Keto-Power geeignet oder weniger geeignet sind, können Sie der Tabelle ab Seite 48 entnehmen, auf dieser Seite unten finden Sie schon mal eine kleine Übersicht.

Wieder dient die Mittelmeerküche als Vorbild: Holen Sie sich mit aromatischem und vitalstoffreichem Gemüse den Süden in die Küche. Saisonfrische, kohlenhydratarme Gemüsesorten wie Auberginen, Tomaten, Zucchini, Brokkoli, Blumenkohl und Blattgemüse bringen nicht nur jede Menge Abwechslung auf den Tisch, sie sind auch ein elementar wichtiger Bestandteil der ketogenen Ernährung. Denn sie machen satt, ohne dick zu machen, und versorgen uns mit einer Fülle an wertvollen Nährstoffen. Allen voran zu nennen sind die sekundären Pflanzenstoffe – das sind Tausende verschiedener Farb-, Duft- und Schutzstoffe, die nicht nur die Pflanze gesund erhalten und sie in ihrer gesunden Entwicklung fördern, sondern auch uns Menschen. Um in den Genuss vieler dieser pflanzlichen Zauberstoffe zu kommen, gilt als Faustregel: Die Auswahl sollte möglichst bunt sein.

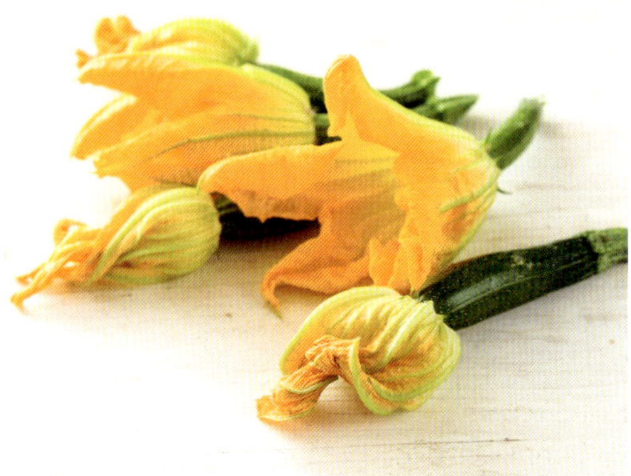

Zucchiniblüte sucht Füllung für gemeinsamen Grillsommer!

Ebenfalls wichtig sind natürlich die enthaltenen Vitamine, Mineralstoffe und Ballaststoffe. Letztere pflegen nicht nur den Darm und halten die Verdauung in Schwung, sondern haben noch zahlreiche weitere positive Wirkungen für die Gesundheit. Tun Sie sich daher etwas Gutes und genießen Sie zu jeder Mahlzeit eine große Portion Gemüse.

Auch Pilze sind gute Nährstoff- und Proteinlieferanten. Mit wenigen Ausnahmen eignen sie sich aufgrund ihres geringen Kohlenhydratgehalts gut für die ketogene Ernährung.

Während die meisten Gemüsesorten uneingeschränkt zu empfehlen sind, gibt es einige, die aufgrund ihres hohen Kohlenhydratgehalts in den ersten Wochen tabu sind. Dazu

GEMÜSE UND PILZE

DIE TOP-SORTEN	KOMMEN SPÄTER DAZU
- Aubergine, Tomate, Zucchini, Gurke - Blattsalat/-gemüse, Spargel, Artischocke - Brokkoli, Blumenkohl - Kohlenhydratarme Pilzsorten wie Champignons, Steinpilze oder Pfifferlinge	- Kartoffel, Möhre, Pastinake, Rote Bete, Kürbis, Schwarzwurzel - Gemüsemais - Bohnen, Erbsen, Linsen, Kichererbsen - Kohlenhydratreichere Pilzsorten wie Shiitakepilze oder Samtfußrübling

gehören Wurzel- und Knollengemüse wie Kartoffeln, Pastinaken und Rote Beten, ebenso Hülsenfrüchte wie Bohnen, Erbsen und Linsen.

Idealerweise verwenden Sie frisches, regional angebautes Saisongemüse, da dieses den höchsten Gehalt an Vitaminen und bioaktiven Pflanzenwirkstoffen mitbringt. Ein ganzjähriger Saisonkalender zeigt, welches Gemüse zu welcher Jahreszeit Saison hat und daher besonders frisch in den Handel kommt. Am besten ist es aber, Sie schauen, was es auf dem Bauernmarkt aktuell und frisch geerntet gibt. Reif geerntetes Saisongemüse, das keine lange Lagerung hinter sich hat, schmeckt wesentlich aromatischer und schont durch kurze Transportwege auch die Umwelt.

Vielerorts gibt es sogenannte Bauern- oder Abokisten. Individuell zusammengestellt, enthalten sie saisonales Gemüse und heimische Bauernprodukte. Die Kiste ist schnell vor Ort oder über das Internet bestellt, bietet meist hervorragende Qualität, die an Frische nicht zu überbieten ist, und wird bequem zu Ihnen nach Hause geliefert.

Eine gesunde und praktische Alternative zu frischer Ware ist unverarbeitetes Tiefkühlgemüse. Es schmeckt fast so gut wie frisch vom Feld und enthält reichlich Nährstoffe. Wurde das Gemüse erntefrisch verarbeitet, sind der Geschmack und der Vitamingehalt oft besser als der von länger gelagerter »frischer« Ware.

Aroma pur: Kräuter und Gewürze

Nicht umsonst werden Kräuter und Gewürze in der fernöstlichen Volksheilkunde zur Linderung von Beschwerden und Krankheiten eingesetzt. Neben ihren vielen gesundheitlichen Wirkungen bringen aromatische, frische Kräuter und Gewürze Abwechslung auf den Speiseplan, sie trainieren unsere Geschmacksnerven und werten Speisen auch optisch auf.

Was wäre ein Tomaten-Mozzarella-Salat ohne frisches Basilikum, ein Quark zum Dippen ohne aromatische Gartenkräuter?

In der Küche können Kräuter frisch, getrocknet oder gefroren zum Einsatz kommen. Bevorzugen Sie frische Kräuter. Basilikum, Schnittlauch, Borretsch, Dill, Liebstöckel, Thymian, Rosmarin, Oregano, Majoran, Ysop … gedeihen prima in Tontöpfen auf dem Balkon oder schmücken die Fensterbank.

Die Geschmacksnerven vieler Menschen sind heute aufgrund der allgegenwärtigen Geschmacksverstärker, Aromen und anderer künstlicher Zusatzstoffe abgestumpft. Diese Stoffe sind nicht nur vollkommen nutzlos für unseren Körper, es ist bislang auch unklar, welche Wirkung sie langfristig auf ihn haben. Indem wir selbst kochen und uns auf die Vielfalt frischer Kräuter und Gewürze verlassen, werden die Geschmacksknospen wieder empfänglicher für natürliche Aromen – das hilft auch gegen die Sucht nach Chips und Co.

KRÄUTER UND GEWÜRZE

OH JA!	BITTE NICHT
- Frische Kräuter wie Basilikum, Schnittlauch, Rosmarin, Salbei, Minze, Petersilie - Getrocknete Kräuter - Gewürze und Mischungen ohne Zusätze	- Zuckerhaltige Gewürzmischungen - Flüssigwürze - Fertigsoßen - Misopaste

OBST

DIE TOP-SORTEN	SPÄTER UND SPARSAM
- Avocado - Zuckerarme Früchte wie Himbeeren, Johannisbeeren, Erdbeeren, Brombeeren, Heidelbeeren, Zitrone, Limette	- Zuckerreiche Früchte wie Mango, Ananas, Birne, Apfel, Nektarine, Banane, Litschi, Kirschen, Weintrauben - Trockenobst - Gezuckerte Aufstriche und Konserven

Obst: mit Bedacht wählen

Obst ist zwar reich an Vitaminen, gesunden Pflanzenstoffen und Ballaststoffen, allerdings zumeist auch an Fruchtzucker. Betrachten Sie es daher als gesunde Süßigkeit, die maximal einmal am Tag auf den Tisch kommt. Bevorzugen Sie gerade zu Beginn von Keto-Power moderate Mengen kohlenhydratarmer Früchte wie Himbeeren, Johannisbeeren, Erdbeeren, Brombeeren oder Heidelbeeren.

Ganz besonders fruktosearm und daher uneingeschränkt zu empfehlen ist die Avocado, der erkärte Liebling der ketogenen Küche. Es handelt es sich botanisch um eine Beere, die aufgrund ihrer Form ursprünglich Avocadobirne genannt wurde. Die Avocado ist nicht nur besonders fruktosearm, sie liefert dem Körper auch viele Vitamine, sekundäre Pflanzenstoffe und gesunde ungesättigte Fettsäuren. Letztere sorgen für ein lang anhaltendes Sättigungsgefühl und beschleunigen nachweislich den Fettabbau im Körper.

Zuckerreiche Obstsorten wie Weintrauben, Mango, Ananas oder Banane ebenso wie Trockenfrüchte oder gezuckerte Produkte sollten die Ausnahme sein.

Käse und Milcherzeugnisse

Diese Lebensmittelgruppe bietet eine reiche Auswahl für Ihre köstliche Keto-Küche und für leckere, sättigende Snacks.

Hier können Sie zugreifen:

- Appenzeller, Camembert, Gorgonzola, Parmesan, Mozzarella, Brie … Gereifter Käse in seiner riesigen Vielfalt ist ein Segen für die ketogene Ernährung. Nach einer langen Reifezeit ist Käse meist komplett laktose- und damit kohlenhydratfrei.
- Auch Milcherzeugnisse wie Sahne, Butter, Frischkäse und griechischer Joghurt sind erlaubt. Da ein hoher Fettgehalt einen geringen Gehalt an Laktose (Milchzucker) bedingt, gilt: Je fettreicher, desto besser.
- Ebenfalls empfehlenswert sind Kokosmilch, Mandelmilch oder Sojamilch, natürlich in der ungesüßten Variante.

Darauf können Sie verzichten:

- Schmelzkäse und Lightprodukte stecken voller künstlicher Zusatzstoffe. Bei »Light« ist zu bedenken, dass Fett ein Geschmacksträger ist. Wird daran gespart, enthalten die Produkte häufig eine Extraportion Zucker und andere Ersatzstoffe. Gleichzeitig sind Lightvarianten häufig so unbefriedigend, dass wir nach kurzer Zeit wieder vor dem Kühlschrank stehen. Gönnen Sie sich lieber die Vollfettvariante.
- Unverarbeitete Milch spielt aufgrund ihres Gehalts an Laktose eine untergeordnete Rolle. Besser ist es, auf die oben genannten pflanzlichen Alternativen zurückzugreifen (siehe auch Seite 91).

KÄSE, MILCHERZEUGNISSE, EIER

OH JA!	BITTE NICHT
- Milcherzeugnisse in der Vollfettvariante wie Käse, Sahne, Butter und griechischer Joghurt - Kokosmilch, Mandelmilch, Sojamilch - Eier aus Bio- und Freilandhaltung	- Gezuckerte Milchprodukte - Schmelzkäse - Lightprodukte - Kuhmilch - Eier aus nicht artgerechter Haltung

Eier: wahre Alleskönner

Gekocht, pochiert, als Omelette, Rührei oder Spiegelei – Eier aus Bio- und Freilandhaltung sind Superstars der ketogenen Küche. Sie versorgen uns mit Proteinen, Mineralstoffen, Vitaminen und ungesättigten Fettsäuren. Studien belegen, dass das Ei zu den gesündesten Lebensmitteln gehört und beim Abnehmen hilft. Da Eier sich vielseitig einsetzen lassen und im Nu zu einer leckeren Mahlzeit verarbeitet sind, sollten sie stets vorrätig sein.

Während Eier früher als Cholesterinbomben verschrien waren, weiß man heute, dass sie den Cholesterinspiegel gesunder Menschen kaum beeinflussen. Laut dem Bundeszentrum für Ernährung kann keine Obergrenze für den Verzehr festgelegt werden.[7]

Nüsse und Samen: top Knusperspaß

Ob als Topping auf Suppen und Salaten, in Form eines leckeren ketogenen Müslis oder pur – Nüsse und Samen peppen Mahlzeiten geschmacklich und optisch auf und sorgen für das gewisse Etwas. Lange Zeit aufgrund ihres hohen Fettgehalts verpönt, weiß man heute, dass sie hervorragende Omega-3-Lieferanten sind und durch ihre antioxidativen Kapazitäten Herz und Gefäße schützen. Neben wertvollen Fettsäuren versorgen sie uns mit Vitaminen, Mineralstoffen und Ballaststoffen. Es gibt aber deutliche Unterschiede in Bezug auf den Kohlenhydratgehalt. Während eine Handvoll Paranüsse, Haselnüsse und Mandeln bedenkenlos verzehrt werden kann, sollten Sie Cashewnüsse und Maroni eher weglassen.

NÜSSE UND SAMEN

OH JA!	BITTE NICHT
- Walnuss, Haselnuss, Pinienkerne, Kokosnuss, Macadamia, Mandel, Pistazie - Kürbiskerne, Leinsamen, Mohn, Sesam, Sonnenblumenkerne, Chia-Samen, Hanfnüsse, Erdmandeln	- Cashew, Maroni (höchstens ausnahmsweise) - Kandierte Nüsse und andere zuckerhaltige Nusszubereitungen

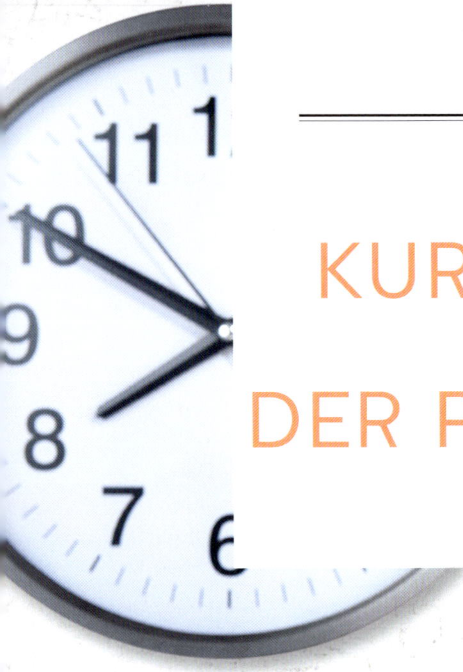

KURZZEITFASTEN – DER PAUSENEFFEKT

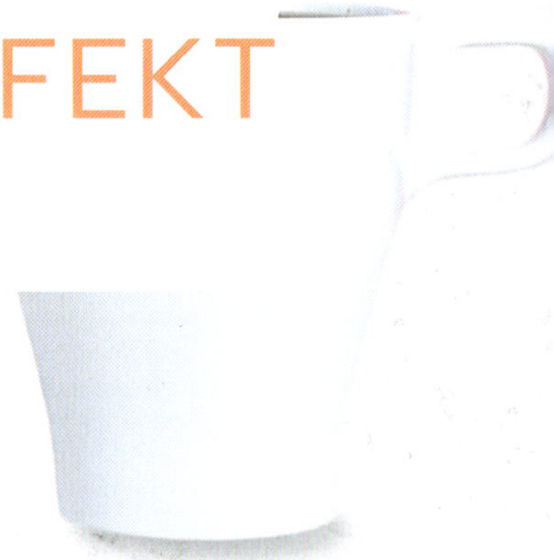

Fasten, also der zeitweilige bewusste Verzicht auf Nahrung, ist keine Erfindung der Neuzeit. Fasten ist so alt wie die Menschheit selbst. In zahlreichen Religionen der Welt ist es auch ein fester Bestandteil der Glaubenspraxis. So dient die Enthaltsamkeit vom Essen sowohl im Islam, im Christentum und im Judentum als auch im Buddhismus bereits seit Jahrtausenden der Besinnung und inneren Reinigung.

»FASTEN IST DAS BESTE HEILMITTEL.«
PARACELSUS

Natürlich ist Fasten nicht nur ein »Waschgang« für Geist und Seele, es pflegt und erfrischt auch unseren Körper bis in jede einzelne Zelle. Daher ist es nicht verwunderlich, dass sich auch Ärzte wie Otto Buchinger, Franz Xaver Mayr oder der allerdings umstrittene Heilpraktiker Rudolf Breuß mit dem Fasten beschäftigten und unterschiedliche Fastenmethoden und Fastenschulen entstehen ließen.

Alle Fastenformen haben die Gesundheitsvorsorge zum Ziel und sind auch ein therapeutischer Ansatz bei bestimmten Erkrankungen.

NEUSTART OHNE HÄRTETEST

Wir haben uns diverse Male am Heilfasten versucht, bei dem man für mehrere Tage komplett auf feste Nahrung verzichtet, bevor wir schließlich auf das Intervallfasten gestoßen sind. Um ganz ehrlich zu sein, verlangte uns das Heilfasten einiges ab. Es wurde für uns nicht selten zur Härteprobe und ließ den Arbeitsalltag schnell zur Qual werden. Doch diese Qualen muss man nicht auf sich nehmen.

Während man in der Vergangenheit davon ausgegangen ist, dass man mehrere Tage auf Nahrung verzichten muss, um von den gesundheitlichen Vorteilen des Fastens zu profitieren, räumt die Forschung der letzten Jahre mit diesem Mythos auf. Schon der stunden- oder tageweise Verzicht auf Nahrung im Rahmen des Intervallfastens kann die Zellreinigung aktivieren und uns auf diese Weise helfen, länger jung und gesund zu bleiben. Gleichzeitig lernt der Körper durch zyklisch abwechselnde Essens- und Fastenphasen wieder, von seinen Reserven, sprich Fettpolstern zu leben, sodass wir gesund abnehmen und das Gewicht problemlos halten können. Damit stellt das Intervallfasten eine geniale und vollkommen alltagstaugliche Alternative zum Heilfasten dar.

Während sich in den vergangenen Jahren das Heilfasten großer Beliebtheit erfreute, wird nun das Intervallfasten mehr und mehr von den Medien als neuer Abnehm- und Gesundheitstrend aufgenommen. In der Tabelle auf der folgenden Seite sehen Sie die Gemeinsamkeiten und Unterschiede von traditionellem Heilfasten und Intervallfasten auf einen Blick.

Ein Konzept fürs Leben

Anders als beim Heilfasten geht es beim Intervallfasten, auch als intermittierendes Fasten bezeichnet, darum, das Fasten langfristig in den Alltag einzubinden und dem Körper eine regelmäßig wiederkehrende Essenspause zu gönnen, die etwas länger ist als die übliche, meist durch die Nachtruhe bedingte Pause. Dabei können Sie zwischen täglichen Essenspausen oder ganzen Fastentagen wählen.

Allen Varianten des Intervallfastens ist gemein, dass Sie dabei einen regelmäßigen Wechsel zwischen Phasen der Nahrungsaufnahme und Phasen des Nahrungsverzichts leben. Im Gegensatz zum Heilfasten geben Sie dem Essen beim intermittierenden Fasten also nur jeweils eine kurze Auszeit. Diese dauert je nach Fastenmethode zwischen 14 und 24 Stunden. Wir empfehlen besonders zum Einstieg eine Pause von 16 Stunden.

Wir empfinden das Kurzzeitfasten nicht nur als geringere Hürde, es ist in der Tat auch weitaus besser zu bewältigen als ein Nahrungsverzicht über mehrere Tage oder Wochen, wie er beim Heilfasten angestrebt wird.

Tschüss, Diät!

Nicht selten wird das Intervallfasten als Diät betrachtet, die man über einen bestimmten Zeitraum durchführt, bis man sein angestrebtes Wunschgewicht erreicht hat. Daher werden wir immer wieder gefragt, wie lange man im Intervall fasten sollte. Die Antwort auf diese Frage ist im Grunde ganz einfach: Am besten für immer! Intervallfasten ist ein so gewinnbringendes und vor allem alltagstaugliches Konzept, dass es nicht mit herkömmlichen Diäten vergleichbar ist. Zu bedeutend sind die gesundheitlichen Vorteile und zu einfach ist die Umsetzung im Alltag, als dass man darauf verzichten sollte. Daher ist es durchaus erstrebenswert, das Intervallfasten dauerhaft weiterzuführen. Vielen ist dieser Gedanke eventuell zunächst etwas unheimlich. Daher empfehlen wir Ihnen, es einfach einmal auszuprobieren. Wenn Sie sich wohl in Ihrer Haut fühlen, es Ihnen an nichts fehlt und Sie die vorteilhaften gesundheitlichen Auswirkungen des Intervallfastens spüren, spricht doch im Grunde nichts dagegen, es langfristig beizubehalten, oder?

Neue Kraft für Leib und Seele

Kleine Fastenfenster im Alltag haben geniale Auswirkungen auf unsere Gesundheit, unser Gewicht und unsere Lebensdauer. Wir selbst erleben das Intervallfasten jeden Tag aufs Neue sowohl in seelischer als auch in körperlicher Hinsicht als Zugewinn.

Bereits der Urvater der Medizin, Hippokrates von Kos (460 bis 377 vor Christus), wusste um die gesundheitlichen Effekte des Fastens. Mit dem bewussten Verzicht auf Nahrung befreien wir den Körper von Ballast und geben ihm eine Auszeit. Diese Auszeit wirkt sich umfassend aus und ist eine Wohltat für Körper und Seele.

INFO: WER DARF NICHT FASTEN?

Nicht geeignet ist Fasten gleich welcher Art für Kinder und Jugendliche, für Schwangere und Stillende, für Menschen mit Essstörungen, sehr niedrigem Blutdruck oder Stoffwechselstörungen sowie für Menschen, die von einer Krankheit ausgezehrt sind.

HEILFASTEN UND INTERVALLFASTEN IM VERGLEICH

	HEILFASTEN	INTERVALLFASTEN (16 / 8-METHODE)
DAUER	Je nach Fastenmethode 7 Tage bis zu 4 Wochen. Es wird empfohlen, 1- bis 2-mal im Jahr eine Fastenkur zu machen.	16 Stunden täglich, wobei die Nachtruhe mitzählt. Das Intervallfasten soll auch langfristig angewendet werden.
DARM-REINIGUNG	Zu Beginn erfolgt eine Darmreinigung, vorzugsweise per Einlauf.	Eine gesonderte Darmreinigung ist nicht notwendig.
FASTEN-BRECHEN	Das Fasten endet traditionell mit einem bewusst genossenen Apfel.	Das Fasten endet täglich mit der bewusst genossenen ersten Mahlzeit.
KALORIENAUF-NAHME	Zur Versorgung mit Mineralstoffen und Vitaminen eine geringe Menge an Energie in Form von Brühe, Obst- und Gemüsesäften, bis zu 250–500 Kalorien / Tag.	Während der 16 Stunden Fasten gilt: keine Kalorien. Außerhalb davon darf man ohne Kalorienbeschränkung aus einer Vielfalt von Lebensmitteln wählen.
GESUNDHEIT-LICHE WIR-KUNG	Zur allgemeinen Gesundheitsvorsorge, unterstützt die Behandlung von Krankheiten wie chronischen Entzündungen und Schmerzen, metabolisches Syndrom.	Zur allgemeinen Gesundheitsvorsorge und um das Risiko für ernste Krankheiten zu senken. Vielversprechend in der Behandlung solcher Erkrankungen.
GEWICHTSAB-NAHME	Nur geeignet, wenn die Fastenkur eine dauerhafte Ernährungsumstellung einleitet und man nicht in alte Gewohnheiten zurückfällt.	Für langfristige Gewichts- und Körperfettreduktion zu empfehlen, da der Körper regelmäßig seine Fettreserven anzapft.
MÖGLICHE NEBENWIR-KUNGEN	Leichte Kreislaufschwankungen, Kopfschmerzen, Muskelkrämpfe, Schlafstörungen.	Keine.
ÄRZTLICHE BETREUUNG	Wird empfohlen.	Nicht notwendig.

FASTEN ENTSPRICHT UNSERER NATUR

Dass Intervallfasten uns guttut, ist fest in unseren Genen verankert, denn bereits zu Urzeiten – vor dem Beginn von Viehzucht und Ackerbau – war der Stoffwechsel des Menschen auf längere Hungerperioden programmiert. Es gab Zeiten der Nahrungsaufnahme und Zeiten, in denen keine Nahrung zur Verfügung stand. Während unsere Vorfahren also keinen kontinuierlichen Zugang zu Nahrung hatten und der menschliche Körper eigentlich dafür gemacht ist, auch mal kürzere Hungerzeiten zu überstehen, leben wir heutzutage völlig anders. Wir sind es gewohnt, sofort in den Kühlschrank oder die Schublade mit den Süßigkeiten zu greifen, sobald sich das kleinste Hungergefühl bemerkbar macht. Ständige, unkontrollierte Zwischenmahlzeiten – hier mal ein paar Gummibärchen oder ein Schokoriegel, da mal ein belegtes Brötchen auf die Hand – schaden unserem Stoffwechsel und machen uns krank. Das Intervallfasten dagegen macht uns inmitten der ständig im Überfluss vorhandenen Nahrung bewusst, wie normal es für uns geworden ist, immer und überall zu essen – und wie erholsam es sein kann, einmal nicht essen zu »müssen«.

Mit der Frage, warum zeitweises Fasten dem Körper so guttut, beschäftigte sich der US-amerikanische Wissenschaftler Prof. Dr. Satchidananda Panda vom Salk-Forschungsinstitut in Kalifornien. Er fütterte 400 Mäuse rund um die Uhr mit kalorienreicher Nahrung. Die Tiere wurden dick, hatten erhöhte Cholesterin- und Blutzuckerwerte und trugen Leberschäden davon. Einige erkrankten an Diabetes. Eine zweite Gruppe von Mäusen bekam exakt die gleiche Kalorienmenge, durfte allerdings nur an acht Stunden pro Tag essen. An den restlichen 16 Stunden war Fasten angesagt. Diese Tiere blieben schlank und gesund. Das hängt damit zusammen, dass der Körper in Zeiten des Nahrungsverzichts Selbstheilungskräfte entwickelt – laut Professor Panda ist dies eine Voraussetzung für gesunde und erneuerungsfähige Zellen.[8]

Dass die Ergebnisse der an Nagern durchgeführten Studie auf den Menschen übertragbar sind, zeigt eine Humanstudie des Beltsville Human Nutrition Research Center in Maryland/USA, die zu ähnlichen Ergebnissen kommt. Die Wissenschaftler stellten unter anderem fest, dass die Probanden bei einer zeitlich begrenzten Nahrungsaufnahme von nur acht Stunden schneller Gewicht verloren als jene Studienteilnehmer, die über den ganzen Tag verteilt die gleiche Menge an Kalorien zu sich nehmen durften.[9]

Beide Studien lassen darauf schließen, dass es nicht nur wichtig ist, was wir essen, sondern vor allem, wann wir es tun. Der natürliche Rhythmus aus Fasten und Essen ergab sich ja ursprünglich zum einen aus dem Wechsel von Licht und Dunkelheit, zum anderen aus der schwankenden Verfügbarkeit von Nahrung. Heute haben wir die Möglichkeit, uns von diesen natürlichen Rhythmen abzukoppeln. Damit kommt unser Stoffwechsel nicht klar, denn der ist ein »Urviech« und hat sich seit der Steinzeit nicht verändert.

Intervallfasten für ein verändertes Ernährungsbewusstsein

Das intermittierende Fasten liegt also in unserer Natur. Da ist es kein Wunder, dass es zu einem veränderten Körper- und Ernährungsbewusstsein führt. Indem wir im Intervall fasten, verfolgen wir wieder einen festen Mahlzeitenrhythmus, in dem wir Menschen eigentlich zu Hause sind. Indem wir unsere gewohnten Ernährungsmuster aufbrechen, lernen wir wieder, bewusster mit dem eigenen Körper und der Nahrung, die wir zu uns nehmen, umzugehen. Wir spüren wieder, was uns wirklich guttut und was nicht.

Denn Hand aufs Herz: Wie oft essen Sie aus einem Gefühl von Langeweile und Leere, aus Frust oder schlechter Laune? Da Essen etwas so Wunderbares ist, verknüpfen wir es natürlich mit Emotionen und nicht selten dient es als Seelentröster oder Stressbesänftiger. Etwa ein Drittel der Deutschen bewältigt negative Gefühle mit Essen.[10] Beim emotionalen Essen achten wir zum einen nicht mehr auf unsere natürlichen Rhythmen. Zum anderen greifen wir in der Regel nicht zu gesunder Rohkost, sondern zu kleinen und großen Kalorienbomben, die den Blutzuckerspiegel in die Höhe treiben und schnell für neuen Hunger sorgen.

Fastenzeiten: gut für den Körper, gut für die Seele

Psychologen sind sich einig, dass sehr oft nicht der Körper, sondern die Seele hungert. Durch das Intervallfasten üben wir uns in Achtsamkeit. Denn wenn wir 16 Stunden am Tag fasten und uns nur ein Zeitfenster von acht Stunden zum Essen offen lassen, geben wir aufkommenden Gelüsten nicht mehr einfach nach. Wir nehmen uns eher die Zeit, in uns hineinzuhorchen und uns zu fragen, wonach wir wirklich hungern. Wir lernen seelischen von körperlichem Hunger zu unterscheiden und sowohl dem Körper als auch der Seele das zu geben, was sie wirklich brauchen. Die Gelassenheit dafür haben wir auch deshalb, weil der Blutzuckerspiegel endlich einmal aufhört, Achterbahn zu fahren, und uns nicht ständig vorgaukelt, dass wir sofort etwas zu essen brauchen.

UTE: »MEINE NEUE UNABHÄNGIGKEIT«

Intermittierendes Fasten tut einfach gut und ich rate jedem, der es hören möchte oder auch nicht, es einfach mal auszuprobieren. Früher habe ich mir immer einen Müsliriegel, ein Brot oder Obst eingepackt, um mich gegen eine möglicherweise drohende Unterzuckerung zu wappnen. Heute weiß ich, dass ich das gar nicht brauche. Wenn ich bewusst eine Zeit lang nichts esse, kippe ich nicht sofort aus den Latschen. Es tut meinem Körper sogar gut, mal nichts zu essen. Hungerphasen sind gesund. Dies zu wissen, hat mich persönlich sehr befreit.

Raus aus dem emotionalen Hunger

Sehr hilfreich ist es, zunächst die Auslöser für den emotionalen Hunger zu identifizieren. Beobachten Sie in Ihrem Alltag einmal aufmerksam, bei welchen Gelegenheiten Sie spontan ein Verlangen nach Essen haben, obwohl Sie eigentlich satt sein müssten. Ein Tagebuch, in das Sie hineinschreiben, was Ihnen auf der Seele brennt, kann helfen, sich mit den eigenen Emotionen auseinanderzusetzen, statt sie mit Essen zu betäuben.

Es lohnt sich also, die eigenen Ernährungsgewohnheiten zu hinterfragen und emotionalen Hunger zu verstehen. Gezielte Entspannung bei Bewegung und Sport (siehe ab Seite 82) kann die Umstellung der Gewohnheiten unterstützen – und mehr Zufriedenheit und Ausgeglichenheit schenken als Schokolade.

Dabei geht es natürlich nicht darum, ab jetzt nie wieder Schokolade zu essen. Schokolade ist toll. Es geht vielmehr darum, sie nicht mehr als Seelenstreichler zu benutzen.

Falls auch Sie Frust, Stress oder eine innere Leere bislang mit Essen kompensiert haben, hilft Ihnen das Teilzeitfasten nun, einen anderen Weg zu finden. Es bringt Sie auf andere Gedanken und eröffnet Ihnen neue, oft überraschende Lösungen.

Greifen Sie ruhig auch mal zum Telefon und schütten Sie Ihr Herz bei der besten Freundin aus. Gehen Sie eine Runde spazieren oder verausgaben Sie sich beim Sport. Vergessen Sie nicht, in solchen Situationen aufmerksam in sich hineinzuhören und sich zu fragen: Was ist der wahre Grund für meinen Hunger? Welche anderen Möglichkeiten außer Essen habe ich, um mich besser zu fühlen?

ABNEHMEN: SO LEICHT KANN ES SEIN

Wie eine Langzeitstudie der University of North Carolina beweist, sind Snacks der größte Risikofaktor für Übergewicht.[11] Es sind also nicht die allgemein immer größer werdenden Portionen unserer Hauptmahlzeiten, die schuld am kontinuierlich zunehmenden Übergewicht sind, sondern die vielen Snacks zwischendurch. Wer den lieben langen Tag munter vor sich hin futtert, verliert den Zugang zum natürlichen Hungergefühl, die Grenze zwischen Hunger und Appetit verschwimmt. Tatsächlich wissen viele von uns durch die Allgegenwärtigkeit von Nahrung nicht mehr, wie sich echter körperlicher Hunger anfühlt.

Das Intervallfasten erlaubt uns, wieder einen bewussteren Umgang mit der Nahrung, die wir zu uns nehmen, zu finden. Wir passen den Rhythmus unserer Mahlzeiten etwas an und beschränken uns auf zwei, maximal drei gute und gesunde Mahlzeiten pro Tag, die richtig lecker schmecken und zufrieden machen. So helfen wir unserem Körper dabei, seine Energiereserven zu mobilisieren und Fettdepots abzubauen. Eine stetige Kalorienaufnahme dagegen ist eine Zumutung für den Körper.

WOLFRAM: »DIE ERSTEN FÜNF SIND SCHON WEG!«

Habe jetzt vor zwei Wochen mit 16/8 angefangen. Ich trinke in der Früh nur meinen Kaffee und achte darauf, nach 18 Uhr nichts mehr zu essen. Klappt bis jetzt wirklich sehr gut, keine Hungergefühle oder Heißhungerattacken. Damit sind schon über fünf Kilo weg.

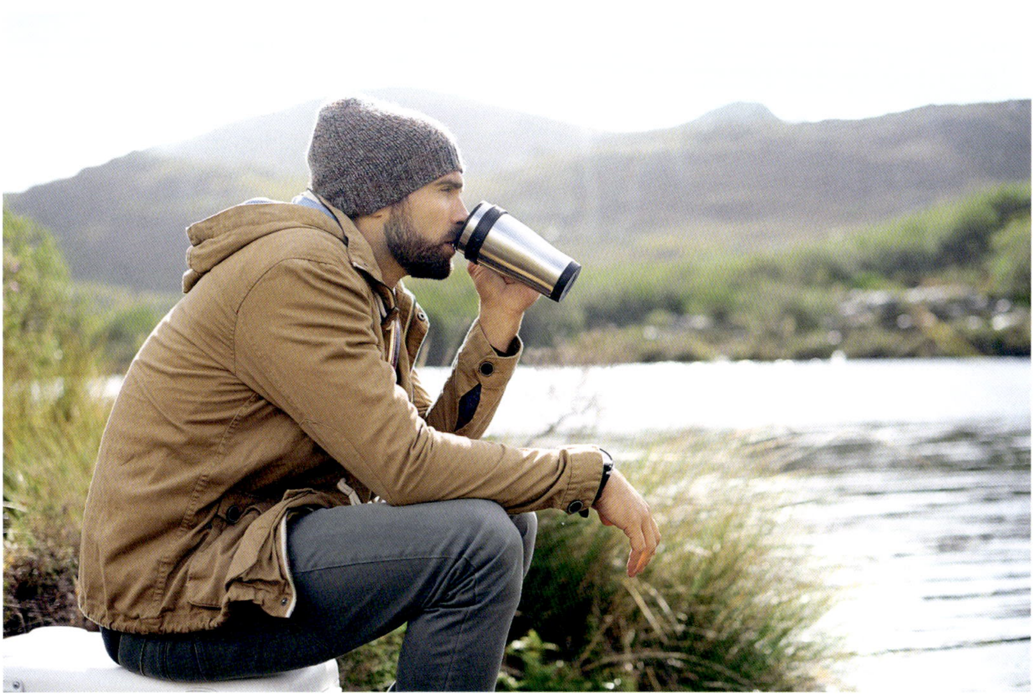

Draußen in der Natur zu sein, ist »Soulfood«, das uns nährt und ins Gleichgewicht bringt.

GABI: »EINFACH NUR HAPPY!«

Das Essen hat einfach zu gut geschmeckt. Das muss es wohl gewesen sein. Denn irgendwie hatte ich es geschafft, im letzten Jahr sechs Kilo zuzunehmen. Mein Fazit: »Das muss weg!« Im Internet bin ich dann schnell auf das Intervallfasten gestoßen. Obwohl ich Diäten und Abnehmtrends grundsätzlich eher skeptisch gegenüberstehe, beschloss ich recht schnell, den Selbstversuch zu starten und im Intervall zu fasten. Gesagt, getan! Angefangen habe ich mit der 5/2-Methode. Also an 2 Tagen der Woche fasten und an den restlichen 5 Tagen essen, was ich will. Damit sah ich recht schnell Erfolge auf der Waage. Allerdings stellte es sich für mich als Familienmami als unrealistisch heraus, an zwei Tagen die Woche nur 500 Kalorien zu mir zu nehmen. Nach drei Monaten und um einige Kilos leichter stieg ich auf die 16/8-Methode um, und siehe da: Ich kann mein Gewicht bis heute halten, habe nicht das Gefühl, dass ich mich in irgendeiner Form einschränken muss, und bin einfach nur happy, dass ich durch so kleine Veränderungen eine so umwerfend tolle Wirkung erzielen konnte.

Geben wir ihm keine Zeit, in den regenerierenden Fastenstoffwechsel zurückzukehren, stört das die natürlichen Stoffwechselabläufe und der Blutzuckerspiegel ist kontinuierlich erhöht. Das bedeutet, dass wir ständig Hunger haben – oder eben das, was wir dafür halten. Außerdem nehmen wir unserem Körper mit den ständigen Häppchen die Möglichkeit, den Schalter für die Fettverbrennung umzulegen.

Kaloriendefizit als Pluspunkt

Bei der 16/8-Methode nehmen Sie ein ganz normales Mittagessen und Abendessen zu sich und lassen (nach den beiden Einstiegswochen) das Frühstück ausfallen. So entsteht automatisch ein Kaloriendefizit, auch als negative Energiebilanz bezeichnet.

Fettdepots: Tür mit Zeitschaltuhr

Studien beweisen, dass der Körper etwa 12 Stunden nach der letzten Mahlzeit in den Hungerstoffwechsel schaltet und das Fett verbrennt, das vorher nicht abbaubar war. Regelmäßige Essenspausen regen also die Fettverbrennung an. Dabei deuten neueste Studienergebnisse darauf hin, dass man durch das Intervallfasten ähnlich viel Gewicht verliert wie durch Kalorienreduktion. Allerdings – und das ist der entscheidende Unterschied – geht beim Intervallfasten im Schnitt 15 Prozent mehr Fettmasse verloren als bei der traditionellen Kalorienreduktion, bei der vor allem Flüssigkeit und Muskelmasse verloren gehen: Der Körper scheidet zunächst das eingelagerte Wasser aus und geht dann an die Muskelmasse. Gleichzeitig fällt es vielen Menschen ungleich leichter, über einen kurzen Zeitraum komplett auf Essen zu verzichten, als den ganzen Tag über die Kalorien zu zählen.

Da Intervallfasten die Gesamtkalorienaufnahme reduziert, kann sich der Gewichtsverlust sehen lassen: Nach einer Studie der University of California konnten die Probanden durch Intervallfasten innerhalb von 8 Wochen einen Gewichtsverlust von bis zu 8 Prozent verzeichnen. Dabei verbesserten sich neben den Körperfettwerten auch die Stimmung und das Selbstwertgefühl, während die Reizbarkeit und Abgeschlagenheit nachließen.[12]

Die Ergebnisse dieser Studien sind bahnbrechend, weil sie gängige Ernährungsempfehlungen widerlegen. Jahrelang wurde uns gepredigt, dass wir über den Tag verteilt viele kleine Mahlzeiten zu uns nehmen sollen, um den Stoffwechsel auf Trab zu halten. Heute jedoch wissen wir, dass uns wenige Mahlzeiten in Kombination mit täglichen Fastenzeiten helfen, gesund und schlank zu bleiben.

AUTOPHAGIE: IMPULS ZUR SELBSTHEILUNG

Wir alle kennen das: Wenn wir krank sind, wollen wir unsere Ruhe haben. Auch vom Essen. Damit tun wir instinktiv genau das Richtige, denn der fehlende Appetit ist ein Zeichen dafür, dass der Körper seine ganze Energie auf die Abwehrreaktion des Immunsystems verwendet. Unsere Selbstheilungskräfte können sich nur dann voll entfalten, wenn wir unserem Körper nun auch wirklich eine Pause gönnen und ihn nicht zusätzlich durch die Verdauungsarbeit belasten.

Der vorübergehende Verzicht auf Nahrung aktiviert nicht nur unsere Selbstheilungskräfte, sondern setzt auch umfangreiche Umstellungsprozesse in Gang. Wenn wir fasten, geben wir unserem Körper eine Reparaturpause, in der es zu einer Art Selbstreinigungsprozess der Zellen kommt. Dieser heilsame Mechanismus wird auch als Autophagie bezeichnet.

»UNSER KÖRPER IST UNSER GARTEN UND UNSER WILLE DER GÄRTNER.«

WILLIAM SHAKESPEARE

Frühjahrsputz für die Zellen

Der japanische Zellbiologe und Medizin-Nobelpreisträger Yoshinori Ohsumi fand heraus, dass regelmäßige Fastenzeiten die Zellerneuerung anregen und uns helfen, länger jung, gesund und leistungsfähig zu bleiben.[13] Der Hintergrund seiner Forschungen: Der zeitweise bewusste Verzicht auf Nahrung aktiviert die sogenannte Autophagie. Dies ist ein körpereigenes Selbstreinigungsprogramm, eine Art Frühjahrsputz für den gesamten Organismus, der die Zellen gründlich reinigt und entgiftet. Das periodische Fasten ist also nicht nur eine Entlastung für Körper und Geist, es birgt als Schlüssel für die Zellerneuerung auch ein mächtiges Potenzial in der allgemeinen Gesundheitsvorsorge.

Das griechische Wort *autòphagos* bedeutet so viel wie »sich selbst verzehren« und benennt genau das, was in unserem Körper geschieht, wenn wir ihm eine ausreichend lange Essenspause geben. Laut Ohsumi werden bei diesem körpereigenen Recyclingprogramm alte und defekte Zellbestandteile abgebaut und verdaut, während noch brauchbare Bestandteile wiederverwertet und zu neuen Komplexen zusammengesetzt werden. Gleichzeitig entledigt sich der Körper dabei Toxinen, Proteinablagerungen und Stoffwechselabbauprodukten und bekämpft Krankheitserreger, Viren und Bakterien, was letztlich der Immunabwehr dient. Kommt es nicht zur Autophagie, kann die Zelle den molekularen Müll nicht loswerden. In der Folge nehmen Ablagerungen und Zellmüll im Laufe der Jahre zu und können schließlich zu Krebs oder neurodegenerativen Krankheiten wie einer Alzheimer-Demenz führen.

Der heilsame Regenerationsprozess der Autophagie beugt auch Infektionen vor und verlangsamt sogar den Alterungsprozess. Auch bei der Prävention verschiedener schwerwiegender Krankheiten (siehe auch Seite 35) spielt die Autophagie eine Schlüsselrolle. Wir bleiben durch die Aktivierung der Autophagie länger jung, gesund und leistungsfähig.

Immer zu bedenken ist dabei, dass der innere Reinigungsprozess der Autophagie wirklich nur dann in Gang gesetzt wird, wenn der Körper zur Ruhe kommt, weil wir ihm längere Esspausen von mindestens 12 Stunden gönnen, und wenn infolgedessen kein Insulin ausgeschüttet wird. Genau das erreichen wir mithilfe von Keto-Power. Durch den phasenweisen Verzicht auf Nahrung können wir den zellulären Reinigungsprozess stimulieren und unserem Körper viel Gutes tun. Wenn wir hingegen kontinuierlich essen, snacken und Bonbons lutschen (schon eine kleine »Dosis« Zucker ist zu viel), schüttet der Körper als Reaktion darauf ständig Insulin aus und der Prozess der Autophagie wird ausgebremst.

HGH UND DER ANTI-AGING-EFFEKT

Das Wachstumshormon (Human Growth Hormone, HGH) ist eines der wichtigsten Hormone des Körpers. Es dient nicht nur der Gesundheit von Haut und Haaren, sondern verjüngt auch das Herz sowie die Lunge, die Nieren und die Leber, sodass diese möglichst lange einwandfrei ihre Aufgaben verrichten können. Gleichzeitig fördert es die Leistungsfähigkeit des Gehirns und vermindert das Risiko für Herzinfarkt und Schlaganfall. Während das Wachstumshormon seine höchste Konzentration in der wachstumsintensiven Phase der Pubertät hat, sinkt die Produktion ab dem 30. Lebensjahr kontinuierlich ab. Im Alter von 40 Jahren produziert der Körper nur noch halb so viel des Hormons wie noch 20 Jahre zuvor. In der Folge nimmt die Muskelmasse ab, der Körperfettanteil (besonders im Bauchbereich) nimmt zu und es kommt zu unerwünschten Alterungsprozessen wie Faltenbildung und dünneren Haaren.

Was das nun alles mit dem Intervallfasten zu tun hat? Ganz einfach! Das Wachstumshormon wird vor allem im Schlaf gebildet, wenn der Insulinspiegel auf einem niedrigen Niveau ist. Sobald wir morgens frühstücken, sinkt die HGH-Produktion rapide ab, da das Wachstumshormon sensibel auf Insulin reagiert.

Das Wachstumshormon locken

Wie die Wissenschaft nun bewiesen hat, bringt der morgendliche Verzicht auf das Frühstück die HGH-Produktion auf Hochtouren. Bei Frauen steigt der HGH-Spiegel durch das Intervallfasten um bis zu 1 300 Prozent an, bei Männern sogar um bis zu 2 000 Prozent. Durch die erhöhte Ausschüttung des Wachstumshormons kann man nicht nur die gesamten Körperfunktionen revitalisieren und den Alterungsprozess verlangsamen, sondern auch seine Gedächtnisleistung steigern. Gleichzeitig wird die Fettverbrennung angeregt und der Muskelaufbau beschleunigt – so wird überschüssiges Fettgewebe, das uns alt und krank machen kann, aus dem Körper gejagt. Das Intervallfasten hilft uns also auch mit einer erhöhten Ausschüttung des Wachstumshormons dabei, körperlichen und geistigen Alterungsprozessen effektiv entgegenzuwirken.

WIRKT AUCH ERNSTEREN ERKRANKUNGEN ENTGEGEN

Dass die Ernährung eine Schlüsselrolle bei der Prävention und Heilung von Krankheiten spielt, ist nichts Neues. Aber nicht nur die Nahrung, sondern auch der systematische Verzicht darauf hat einen starken Effekt auf unseren Körper und kann sich segensreich auf den Verlauf von Krankheiten auswirken.[14]

Diverse Studien aus der Fastenforschung zeigen, dass das evolutionsbiologisch überaus sinnvolle Prinzip des Fastens (siehe Seite 14) ein effektiver Einstieg in eine gesundheitsfördernde Ernährung sein kann, da das Intervallfasten im Körper heilsame biochemische Veränderungen in Gang setzt. Wie Professor Dr. Longo von der University of Los Angeles nachweisen konnte, führt das Intervallfasten zu einem leistungsfähigeren Immunsystem. Der Organismus wird entlastet, die Zellen und Organe können sich erholen. Gleichzeitig verbessern sich Blutdruck, Blutfettwerte, ebenso der Blutzucker.[15]

INFO: DER DARM ATMET AUF

Durch Kurzzeitfasten normalisiert sich die Verdauung dank der Ruhepausen und des regelmäßigeren Mahlzeitenrhythmus. Der Darm ist ein wichtiger Teil unseres Immunsystems und spielt eine große Rolle für Gesundheit und Wohlbefinden. Pausen fördern seine Regenerierung, halten ihn gesund und leistungsfähig.

Neue Hoffnung

Doch die Wirkung des Kurzzeitfastens geht möglicherweise noch über die oben genannten gesundheitlichen Effekte hinaus! Wissenschaftler untersuchen derzeit, ob das Intervallfasten auch bei der Therapie von Krebs und neurologischen Krankheiten wie multipler Sklerose, Morbus Parkinson und Demenz eingesetzt werden kann.

Es hat sich gemäß neuesten Forschungsergebnissen bereits gezeigt, dass Fasten für Krebspatienten äußerst sinnvoll sein kann. Intervallfasten heilt Krebs zwar nicht, allerdings kann man dadurch positiven Einfluss auf die Behandlung nehmen und den Therapieeffekt einer notwendigen Chemotherapie steigern. Indem man am Tag vor und nach der Therapie fastet, können die Nebenwirkungen einer aggressiven schulmedizinischen Therapie gemildert, in manchen Fällen sogar vermieden werden. Auch im Hinblick auf die einschneidenden Langzeitfolgen der Chemotherapie, die nicht selten mit Hirnleistungsverlust oder Konzentrations- und Merkstörungen einhergeht, könnte das Intervallfasten eine große Chance bieten. Die Forschung auf diesem Gebiet steht noch am Anfang. Allerdings lassen die ersten Studien- und Forschungsergebnisse auf ein enorm großes Potenzial bei der Behandlung von Krebs sowie von neurologischen Krankheiten hoffen.

Ein junges Forschungsgebiet

Die Studienlage ist derzeit wie erwähnt noch recht dünn, da das Intervallfasten in seiner modernen Form ein junges Konzept ist. Inwiefern der zyklische Verzicht auf Nahrung helfen kann, Krankheiten zu vermeiden, zu therapieren oder womöglich zu heilen, steht noch längst nicht abschließend fest. Nicht zu rütteln ist aber an der Tatsache, dass Intervallfasten bei Tierstudien beeindruckende Ergebnisse hervorbrachte. Bei Tierversuchen mit Mäusen verlängerte das Intervallfasten das Leben der Tiere nachweislich. Der Grund dafür ist nach Ansicht der Wissenschaftler wieder die Autophagie, die den Körper reinigt und entgiftet. Auch ein beginnender Typ-2-Diabetes konnte durch das Intervallfasten vermieden werden, da der zyklische Verzicht auf Nahrung den Stoffwechsel der Mäuse trainierte, sodass diese das Insulin letztlich wieder besser verarbeiten konnten.

Da die Stoffwechsel von Mensch und Maus sehr ähnlich sind, ist die Wissenschaft zuversichtlich, dass das Intervallfasten ähnlich positive Effekte auf die Gesundheit des Menschen hat, was sich auch in Bezug auf weitere schwere Erkrankungen als neue Hoffnung herausstellen könnte. Kleinere Studien lassen bereits darauf schließen, dass sich die bei den Nagern gewonnenen Erkenntnisse tatsächlich auf den Menschen übertragen lassen. Langzeitstudien werden zweifellos noch folgen und neue Erkenntnisse im Hinblick auf das Intervallfasten bieten. Wenn Sie jetzt damit anfangen, ist das eine vielversprechende Investition in Ihre Gesundheit!

AUF EINEN BLICK: VORTEILE DES INTERVALLFASTENS

- Langfristige Gewichts- und Körperfettreduktion
- Problemloses Halten des Wunschgewichts
- Besseres Körper- und Ernährungsbewusstsein
- Länger jung, gesund und leistungsfähig dank verbesserter Zellregeneration
- Verbesserte Werte bei Blutfett, Blutzucker und Blutdruck
- Großes Potenzial für die Therapie von Krebs und neurologischen Krankheiten
- Erleichterung für den Verdauungstrakt, der endlich einmal zur Ruhe kommt.

FASTEN IM RICHTIGEN RHYTHMUS

Nun kommen wir zum Abschluss des Kapitels zu einem ersten ganz praktischen Einblick in den zeitlichen Ablauf des Intervallfastens.

Eine der beliebtesten Varianten ist die 16/8-Methode: Sie fasten 16 Stunden am Tag. Im Anschluss essen Sie innerhalb eines Zeitfensters von 8 Stunden ganz normal. Dabei müssen Sie sich während der achtstündigen Essensphase nicht an Kalorienbeschränkungen halten. Da Sie nur zwei, maximal drei Mahlzeiten zu sich nehmen, kommt es in der Regel automatisch zu einem Kaloriendefizit – ganz einfach weil weniger Zeit zum Essen bleibt, weil man bewusster isst und weil man auf Snacks verzichtet. Sie dürfen so viel essen und trinken, wie Sie möchten. Selbst Alkohol (selbstverständlich in Maßen!) ist erlaubt.

Welche Lebensmittel Sie in welcher Phase des von uns für Sie erstellten 4-Wochen-Plans bevorzugen sollten, damit es mit dem Fasten gut klappt, und wie Sie Ihren Speiseplan aufbauen sollten, erfahren Sie ab Seite 39.

Nach unserer persönlichen Erfahrung lässt sich die 16/8-Methode sehr einfach im Alltag umsetzen. Während andere Fastenformen (siehe Seite 28 und 80) durch den tageweisen Verzicht auf Nahrung deutlich mehr Willenskraft erfordern und stärker in unsere Lebensgewohnheiten eingreifen, wird bei der 16/8-Methode lediglich das Zeitfenster, das täglich für die Mahlzeiten zur Verfügung steht, etwas verkleinert. Dabei bleibt es im Grunde Ihnen überlassen, ob Sie das Frühstück oder das Abendessen ausfallen lassen.

Letztgenannte Option erinnert an das aus der Anti-Aging-Forschung bekannt gewordene Dinner-Cancelling. Dabei wird auf die letzte Mahlzeit des Tages verzichtet, um dem Körper mindestens 14 Stunden Nahrungspause zu geben. Die Anhänger dieser Methode möchten durch den Verzicht auf das Abendessen das Altern ausbremsen. Da alle Vorteile des Kurzzeitfastens hier ebenfalls greifen, liegen sie nicht falsch mit dieser Vorstellung. Wenn Sie lieber das Abendessen weglassen, können Sie sich aus den Frühstücksrezepten der Wochenpläne für Woche 1 und 2 (siehe Seite 55 und 59) bedienen.

Aus unserer Erfahrung (die wir aägtäglich beim Intervallfasten im Büro machen), aber auch durch den ständigen Austausch in der Low-Carb-Community wissen wir jedoch, dass es vielen leichter fällt, auf das Frühstück zu verzichten. Man darf seinen Kaffee trinken, ist im Büro/auf der Arbeit in der Regel abgelenkt und kommt daher gar nicht in die Verlegenheit, sich gedanklich lange damit zu beschäftigen, was man gerne essen möchte. Abends hingegen – wenn man im Feierabend ist und mit Freunden/Familie zusammensitzt, darf man nach Lust und Laune essen. Wir kennen tatsächlich niemanden, der zugunsten eines Frühstücks das Abendessen ausfallen lässt.

Einfach genial: die praktische 16/8-Methode

Sie haben es gemerkt – wir sind Fans von 16/8 und möchten Ihnen diesen Fastenrhythmus aus so vielen Gründen wärmstens empfehlen:

- **Die Hälfte des Fastens wird einfach weggeschlafen:** Besonders prima ist, dass man rund acht Stunden des Fastens schon mal schlafend verbringt, weil die Nachtruhe natürlich zur Fastenzeit dazugezählt wird. Angenommen, Sie schlafen acht Stunden, haben Sie am Abend und am Vormittag noch jeweils vier Stunden, in denen Sie nicht essen. Das ist normalerweise mühelos zu schaffen, zumal die fettreichen Mahlzeiten aus der Keto-Küche viel länger vorhalten als kohlenhydratreiche Speisen.
- **Ohne Probleme in den Alltag zu integrieren:** Insbesondere Menschen, die morgens wenig Zeit zum Frühstücken haben oder die erste Mahlzeit des Tages ohnehin gern ausfallen lassen, finden in der 16/8-Methode eine denkbar einfache und praktikable Methode, um von den zahlreichen gesund-

heitlichen Vorteilen des Intervallfastens zu profitieren. Größere Umstellungen des Tagesablaufs sind nicht notwendig. Daher eignet sich diese Methode besonders gut für Berufstätige.

- **Individuell anpassbare Zeiteinteilung:** Auch Menschen, die schon immer gerne gefrühstückt haben, sollten sich einmal an der 16/8 Methode versuchen, indem sie stattdessen das Abendessen weglassen (siehe linke Seite) oder aber morgens einmal den wohlschmeckenden Keto-Kaffee ausprobieren (siehe Seite 61).
- **Auf nichts muss ganz verzichtet werden:** Abseits der Fastenzeiten können Sie essen, was und so viel Sie möchten. Auch auf Lieblingsspeisen müssen Sie nicht verzichten, ebenso wenig auf Alltagsrituale wie das Familienabendessen, bei dem in aller Ruhe zusammengesessen, erzählt und geschlemmt wird, oder das gemeinsame abendliche Kochen mit Freunden.
- **Keine lästige Rechnerei:** Ebenso wenig ist es notwendig, dass Sie Punkte, Kalorien oder Kohlenhydrate zählen. Da man sich also nur minimal einschränken muss, fällt das Intervallfasten vielen Menschen ungleich leichter als andere Diäten.
- **Zeit und Geld gespart:** Da eine Mahlzeit am Tag ausfällt, bedeutet das automatisch, dass Sie weniger planen, einkaufen, kochen und letztlich natürlich auch weniger aufräumen und spülen müssen. Ihre Familie ist davon nicht so begeistert? Dann ist das doch die Gelegenheit für sie, mehr Verantwortung für die Abendmahlzeit zu übernehmen und vielleicht sogar die eigenen Kochkünste zu entdecken und zu üben!

Die Macht der Gewohnheit hilft Ihnen bei der Umstellung

Wer noch nie gefastet hat, der kann sich möglicherweise gar nicht vorstellen, wie er 16 Stunden am Tag ohne Essen auskommen soll. Viele fürchten einen ständig knurrenden Magen und einen Mangel an Energie. Die meisten sorgen sich auch, dass sie sich nicht mehr richtig konzentrieren können. Diese Bedenken sind ganz normal, allerdings sind sie auch vollkommen unbegründet. Der Körper ist ein Gewohnheitstier und kann sich mühelos innerhalb kurzer Zeit an den neuen Mahlzeitenrhythmus anpassen – genauso, wie er sich an drei Mahlzeiten gewöhnt hat! In der Regel hat sich der Organismus nach spätestens zehn Tagen auf den neuen Rhythmus eingestellt.

Anders mag es vielleicht mit dem berühmt-berüchtigten inneren Schweinehund aussehen. Wer es bislang gewohnt war, ständig zu snacken, der muss erst wieder lernen, 16 Stunden pro Tag ohne Nahrung auszukommen. Doch keine Sorge! Da Sie bei der 16/8-Methode nach dem Vorschlag in diesem Buch ein frühes Abendessen zu sich nehmen und das Frühstück am nächsten Morgen weglassen, verbringen Sie die meiste Zeit der Fastenstunden wie auf der linken Seite schon erwähnt ohnehin im Schlaf – und den Rest meistern Sie mit links. Zudem geben wir Ihnen ab Seite 84 wirkungsvolle Strategien an die Hand, um den inneren Schweinehund zur Ruhe zu bringen, wenn er mal kläfft, winselt und jault und Ihnen weiszumachen versucht, dass er jetzt sofort etwas zu essen braucht.

DIANA: »SANFT, ABER SEHR WIRKUNGSVOLL!«

Den 16/8-Rhythmus empfinde ich als sehr angenehm und praktisch. Ich lasse das Frühstück einfach ausfallen. Ich hätte nie gedacht, dass mir das so leichtfällt mit meinen 60 Jahren. Ich fühle mich sehr gut damit. Nachdem ich 15 Kilo mit 16/8 abgenommen habe, hilft mir Intervallfasten nun, mein Gewicht stabil zu halten, mit leichter Tendenz nach unten.

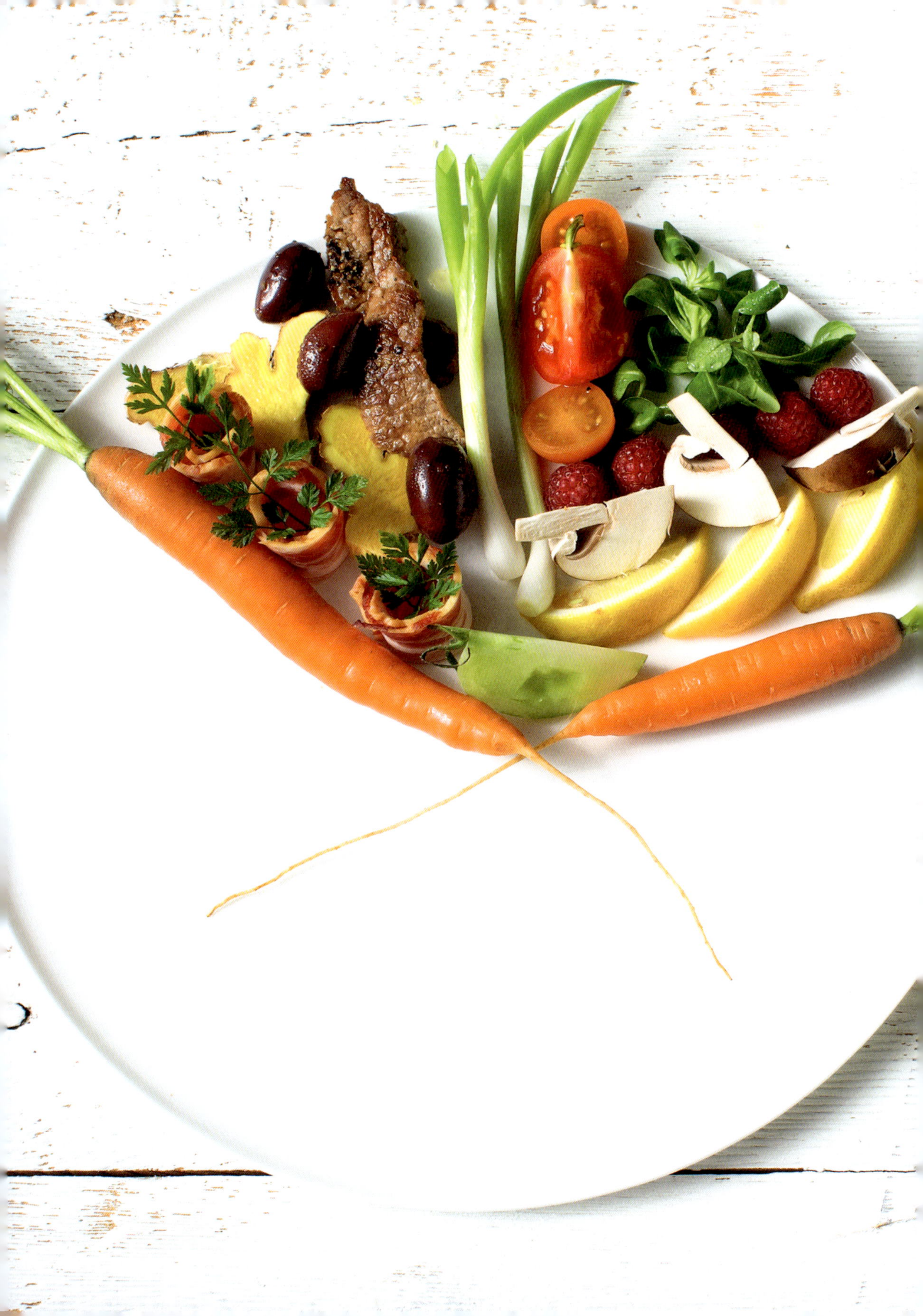

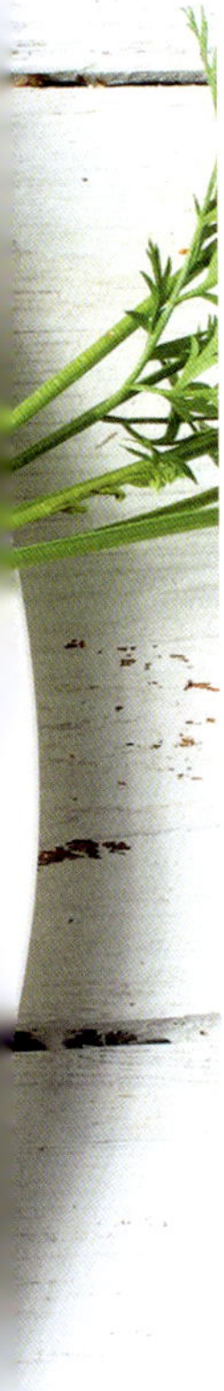

AKTIV WERDEN

–

DER 4-WOCHEN-PLAN

Jetzt geht's los auf Ihrer ganz persönlichen Reise zu einem tollen Körpergefühl, mehr Energie und Lebensfreude. Wir zeigen Ihnen, wie Sie Keto-Power ganz einfach in Ihren Alltag integrieren. Mit dem ausgefeilten Vier-Wochen-Plan und vielen wertvollen Tipps geben wir Ihnen das Werkzeug für einen super Einstieg mit auf den Weg.

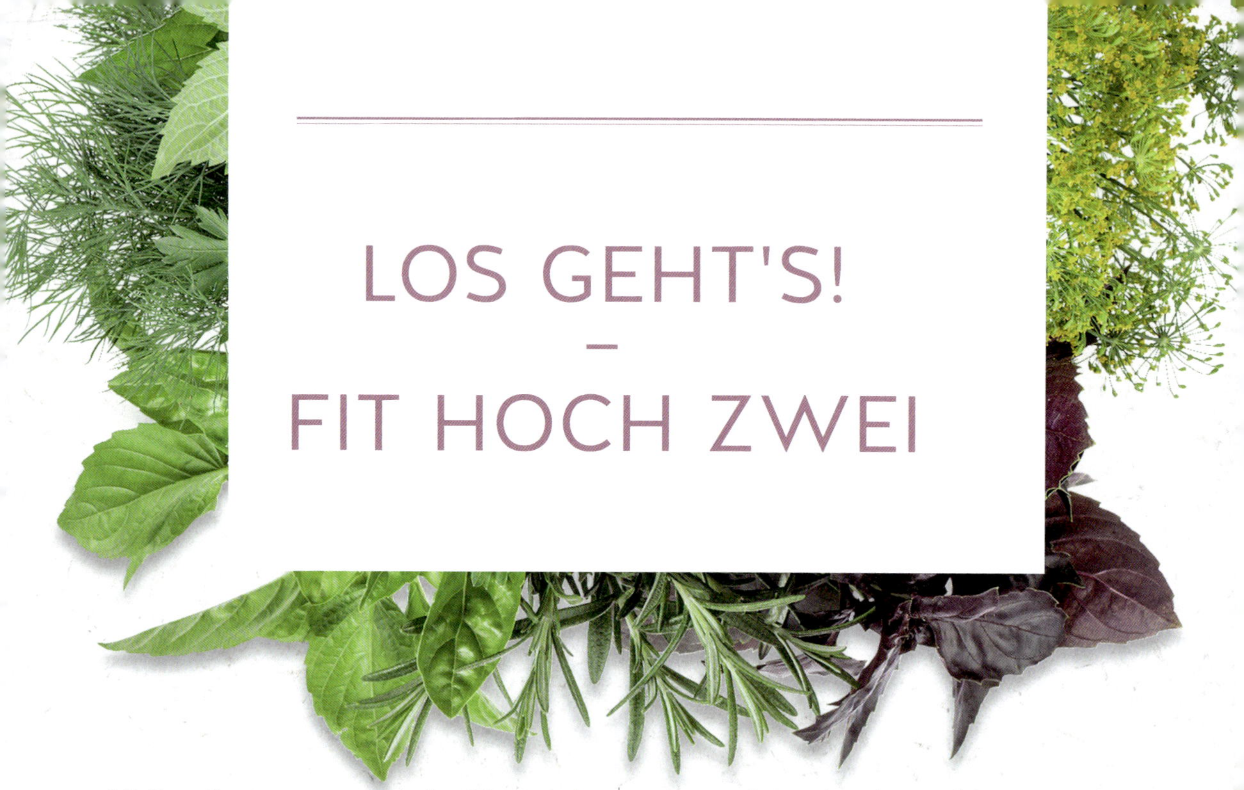

LOS GEHT'S! – FIT HOCH ZWEI

Mit Keto-Power versetzen wir den Körper immer wieder ganz selbstverständlich in die Ketose und profitieren von den Vorzügen beider Ernährungskonzepte. Wir nehmen nicht nur nachhaltig ab, sondern kommen auch in den Genuss der gesundheitlichen Vorteile. Keto-Power ist einfach. Zu Beginn gehen Sie genüsslich einkaufen, um sich reichlich mit gesunden Lebensmitteln für die ketogene Ernährung einzudecken (siehe Seite 48). Alles, was Sie sonst noch über die gute Vorbereitung wissen sollten, finden Sie ab Seite 44.

DEN TURBO ZÜNDEN

Bei Keto-Power nutzen wir zunächst den körperlichen Zustand der Ketose (siehe Seite 13) im Rahmen einer ketogenen Ernährung, um den Körper von Kohlenhydraten und Zucker zu entwöhnen. Ist das nicht schön: Es beginnt nicht mit Fasten, sondern mit Essen!

Sie beginnen vom ersten Moment der Umstellung an, schnell und effektiv Gewicht abzubauen. Die ketogene Ernährung dient als Gesundheitsbooster und Stoffwechseltraining, das den Körper in den ersten zwei Wochen, in denen Sie noch täglich drei Mahlzeiten zu sich nehmen, als Initialzündung auf den Einstieg in das intermittierende Fasten vorbereitet.

Im zweiten Schritt machen wir das Intervallfasten zu einem festen Bestandteil unseres Alltags und bringen unseren Körper dazu, immer wieder für kurze Zeit in die Energieversorgung durch Fettabbau zu schalten.

Durch den Wechsel von Zeiten des Nahrungsverzichts und Zeiten der Nahrungsaufnahme werden kleinere Fastenphasen ein selbstverständlicher Teil unseres Alltags. Der Körper lernt wieder, was eigentlich sowieso in seiner Natur liegt – nämlich über kurze Zeiten ohne Nahrungszufuhr auszukommen und auf seine Reserven zurückzugreifen. Natürlich braucht der Organismus für diese Umstellung ein paar Tage, doch bald stabilisiert sich die Energieversorgung und Sie fühlen sich großartig mit Ihrer neuen Lebensweise. Bis es so weit ist, helfen Ihnen die Tipps ab Seite 52.

> *»ALLE TRÄUME KÖNNEN WAHR WERDEN – WENN WIR DEN MUT HABEN, IHNEN ZU FOLGEN.«*
> WALT DISNEY

Synergieeffekte

Sowohl die ketogene Ernährung als auch das Intervallfasten zielen auf den natürlichen Stoffwechselzustand der Ketose ab. Kombiniert man beide Ernährungskonzepte, kann die Ketose noch verstärkt werden. In der Folge wird die Fettverbrennung optimiert, der Stoffwechsel läuft auf Hochtouren und selbst hartnäckige Fettpölsterchen verschwinden. Schnelle Erfolge sind garantiert – und nichts wirkt motivierender!

Vielleicht haben Sie noch Bedenken, weil Sie zu große Einschnitte in Ihren Alltag fürchten, und fragen sich, ob nicht eines der beiden Elemente allein auch schon Erfolge bringen würde. Nun, zum einen ist auch hier das Ganze sehr viel mehr als die Summe seiner Teile und zum anderen erleichtert es Ihnen gerade die Kombination der beiden Methoden, im Alltag langfristig dabeizubleiben. Warum es also im Doppel besser funktioniert und wie die beiden Keto-Power-Zutaten sich gegenseitig »hochschaukeln«, das erfahren Sie zum Beispiel auf den beiden nächsten Seiten.

Der Dritte im Bunde

Neben Essen und Fasten ist noch etwas anderes wichtig für Ihren Erfolg: ausreichend Bewegung. Warum das so ist und was Sie beachten sollten, lesen Sie auf Seite 82.

Wenn Sie bereits regelmäßig Sport treiben, machen Sie einfach damit weiter. Wenn nicht, müssen sie es nicht sofort angehen und können sich ganz auf die Ernährungsumstellung konzentrieren – Spazierengehen oder Radfahren helfen aber bei der Umstellung. Wichtig wird Bewegung vor allem, wenn es später um das Erhalten der Erfolge geht.

SIMONE WEUTHEN: »BALANCE IST DER SCHLÜSSEL«

Häufig werde ich gefragt, wie ich Keto-Power im Alltag umsetze. Schließlich habe ich dreijährige Zwillingsmädchen zu Hause, die Nudeln und andere Kohlenhydrate abgöttisch lieben. Ich habe hier einen sehr guten Weg gefunden: Den Morgen, wenn die Kleinen im Kindergarten sind und ich im Büro bin, kann ich super mit einem Kaffee oder zwei überbrücken. Beim Einstieg in das Intervallfasten hat mein Bauch morgens gegrummelt und wollte etwas zu essen haben. Ich habe ihn grummeln lassen und versucht, mich abzulenken. Es war erstaunlich: Nach wenigen Wochen hat mein Bauch eingesehen, dass es erst ab 12 Uhr etwas gibt. Hungergefühle am Morgen kenne ich nicht mehr! Mittags gibt es dann die erste Mahlzeit in der Kantine. Meist bediene ich mich an der Salatbar. Da die Auswahl groß ist und jeden Tag leicht variiert, wird es nicht langweilig. Zugleich falle ich nach der Mittagspause durch die relativ leichte Mahlzeit nicht in ein Loch und kann konzentriert weiterarbeiten. Da das Abendessen eine Zeit ist, in der wir als Familie lange zusammensitzen und erzählen, versuche ich in der Regel, eine frische Mahlzeit zu kochen. Dabei ist mir wichtig – das spiegelt sich im Rezeptteil dieses Buches wider –, dass ich keine Ewigkeit in der Küche stehe. Spinat mit Lachs, Mozzarella mit Tomate, Shakshuka ... schnell und unkompliziert, ausgewogen und gesund – so mag ich es! Wenn ich Gerichte koche, zu denen Beilagen wie Reis oder Nudeln passen, dann gibt es diese Beilagen in der Vollkornvariante. Das Schöne bei Keto-Power ist, dass es büro- und familientauglich ist und ich nicht das Gefühl habe, auf irgendetwas verzichten zu müssen.
Ob ich mich 365 Tage nach diesem Prinzip ernähre? Nein! Wenn eine Kollegin Geburtstag hat und Kuchen mit ins Büro bringt, verkürze ich die Fastenzeit auch einmal. Und wenn wir mal ins Kino gehen, könnte ich nie und nimmer auf Popcorn verzichten. Bewusste Ausnahmen von der Regel gehören für mich zu einer ausgewogenen Ernährung. *Balance is the key!*

SCHWUNGVOLL DURCH DEN KETO-ALLTAG

1) **Konzentriert, entspannt und frei von Heißhunger durch den Tag.** Heißhunger ist beim Abnehmen der Feind aller guten Vorsätze. Er kommt heimtückisch aus dem Hinterhalt und meistens verlieren wir den nervenaufreibenden Kampf gegen dieses Gefühl, jetzt! sofort! unbedingt etwas essen zu müssen. Wie gut, denken wir in solchen Momenten, dass es die Backbude um die Ecke gibt, den superschnellen Pizzaservice oder die Schokokekse in der Schreibtischschublade … Der Zuckerstoß reicht aber nur so lange, bis der Blutzucker abrupt wieder abfällt, wir uns nicht mehr konzentrieren können, unleidlich und manchmal richtiggehend aggressiv werden. Daraus folgt, dass wir ständig essen, um diesen angekratzten Zustand nicht mehr zu erleben. Das macht nicht nur dick und letztlich auch krank, es macht uns auch abhängig. Während also der Insulinspiegel bei einer kohlenhydratreichen Ernährung Achterbahn fährt und einen Teufelskreis auslöst, bleiben wir bei Keto-Power von Heißhungerattacken verschont. Gleichzeitig wird das Hormon Glukagon durch die protein- und fettreiche Ernährung verstärkt ausgeschüttet. Es unterdrückt einen Mitspieler im Hormonkonzert: das appetitanregende Ghrelin. Sie können sich also auf das konzentrieren, was Sie gerade wirklich tun wollen!

2) **Fit und leistungsfähig dank Keto-Power.** Indem wir uns gesund und »artgerecht« ernähren, können wir gezielt darauf Einfluss nehmen, dass wir auf körperlicher und geistiger Ebene langsamer altern und länger jung und gesund bleiben. Wir werden durch Keto-Power sowohl körperlich als auch mental leistungsfähiger, sodass Phasen der Antriebslosigkeit weniger werden und die Motivation steigt. Und: Wir werden seltener krank. Deshalb verlieren wir auch weniger Zeit mit lästigen Erkältungen und Co.

3) **Weniger Aufwand, mehr Zeit.** Keto-Power lässt sich ganz unkompliziert in den Alltag integrieren. Da Sie jeden Tag für einige Stunden fasten, bedeutet das: Für diese Zeit müssen Sie sich schon mal nicht um das Zubereiten und Essen kümmern – dies ist übrigens eine gute Gelegenheit für diejenigen in Ihrer Familie, die sich bisher höchstens ein Spiegelei selbst gebraten haben, ihre Kochkünste weiterzuentwickeln. Die Rezepte und Snacks aus diesem Buch und viele weitere Keto-taugliche Gerichte sind darüber hinaus schnell und unkompliziert zubereitet.

4) **Alle satt:** Keto-Power passt prima ins Familienleben. Sie möchten Ihre Ernährung umstellen, während der Rest der

Familie weiter isst wie bisher? Mit Keto-Power ist das kein Problem, denn sowohl die phasenweise kohlenhydratreduzierte Ernährung als auch das Intervallfasten lassen sich ganz problemlos mit dem Familienalltag vereinbaren. Es gibt keine radikalen Verbote, dafür eine vielfältige Auswahl von Lebensmitteln. Auch auf Lieblingsspeisen müssen weder Sie noch Ihre Familie verzichten. Die Rezepte aus der Keto-Küche (siehe ab Seite 96) sind ohnehin einfach himmlisch und haben mit eintöniger Diätkost rein gar nichts zu tun. Kohlenhydrathaltige Beilagen können Sie extra servieren oder Sie verwenden Vollkornnudeln und -reis. Hier ist der Anteil der verwertbaren Kohlenhydrate geringer und der Gehalt an wertvollen Ballaststoffen höher. Zu Beginn können Sie natürlich auch helle Nudeln und weißen Reis mit der Vollkornvariante mischen, sodass die Umstellung leichter fällt.

5) **Keine Extrawurst:** Die Keto-Power-Ernährung passt selbstverständlich auch zum Berufsalltag. Wenn Sie auf die erste Mahlzeit des Tages verzichten, können Sie tagsüber und abends an Geschäftsessen oder Restaurantbesuchen mit Kollegen teilnehmen. Sie können problemlos im Restaurant oder bei Veranstaltungen essen und trotzdem die ketogene Ernährungsweise beibehalten, ohne dass es groß auffällt. Die richtige Auswahl der Speisen und Getränke macht den Unterschied. Tipps dazu finden Sie auf Seite 92 und 93.

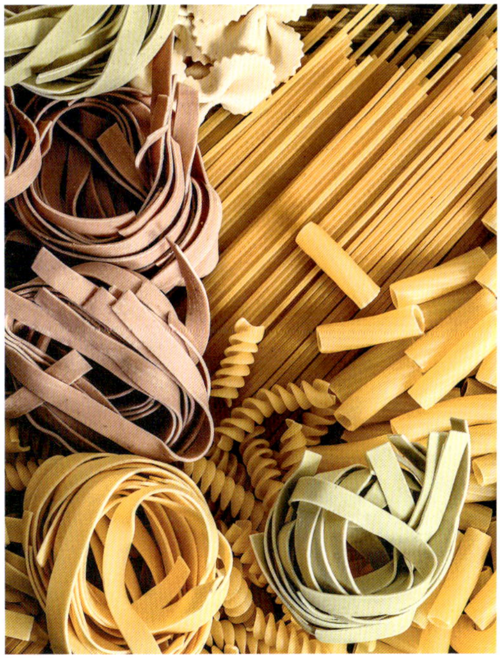

Geschickt gemixt: Vollkorn wertet auf.

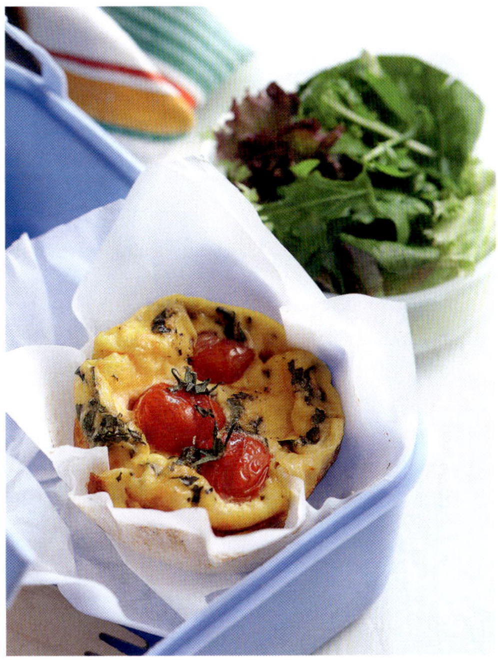

Flott unterwegs: Selbst ist der Ketarier!

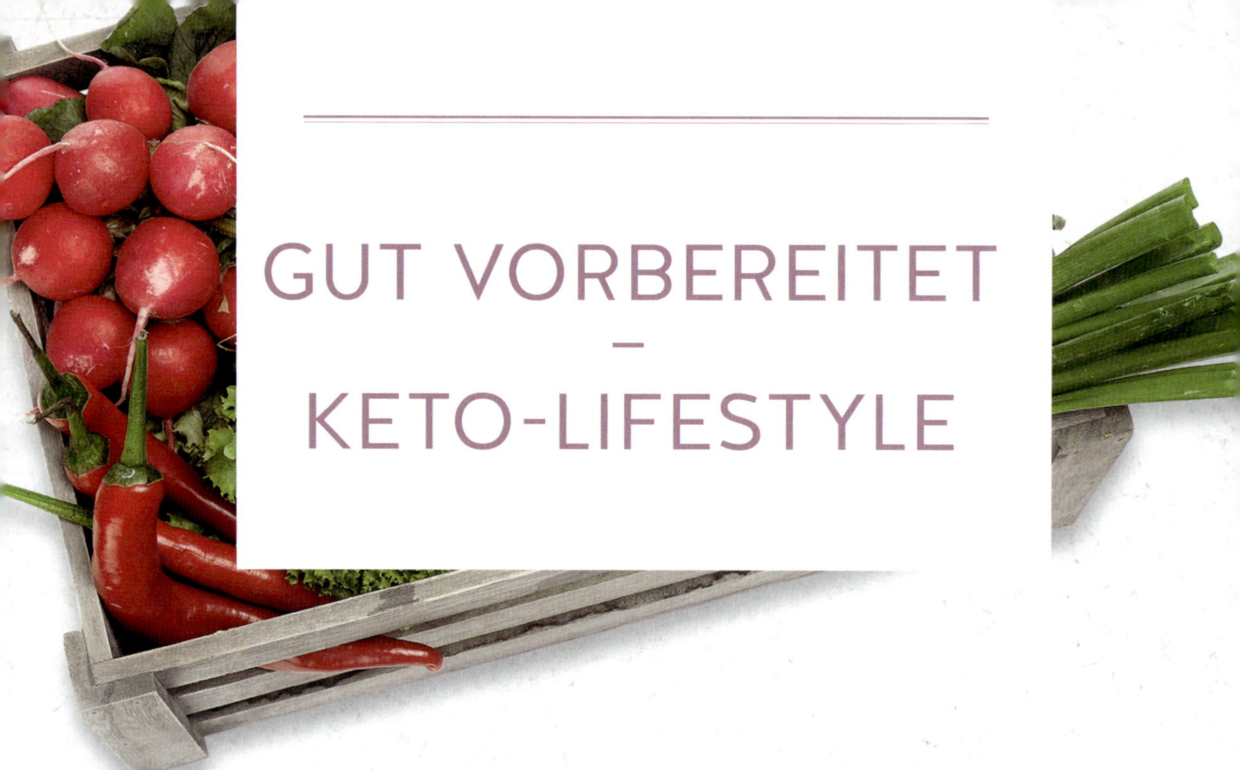

GUT VORBEREITET – KETO-LIFESTYLE

Damit Keto-Power auch für Sie zum Erfolgserlebnis wird, möchten wir Ihnen als Reisebegleiter zur Seite stehen. Zunächst zeigen wir Ihnen, wie Sie sich optimal vorbereiten – damit das Abenteuer bald zum genussvollen und gesunden Alltag wird. Sind Sie bereit? Perfekt – dann geht es nun ans Eingemachte.

GELUNGENER EINSTIEG

Für unser 4-Wochen-Programm ab Seite 52 möchten wir Ihnen noch ein paar Tipps und Tricks an die Hand geben, damit Ihnen die Ernährungsumstellung möglichst leichtfällt.

Spazieren Sie auf der Sonnenseite

Entscheidend für den Erfolg von Keto-Power ist die richtige Einstellung, denn jede positive Veränderung beginnt im Kopf. Die Wissenschaft ist sich heute einig darüber, dass das Unterbewusstsein auch über das Gelingen einer Ernährungsumstellung entscheidet.

Blicken Sie der neuen Lebensweise optimistisch entgegen. Freuen Sie sich darauf, etwas für sich und Ihre Gesundheit zu tun, sich Tag für Tag wieder ein Stückchen wohler in der eigenen Haut zu fühlen und köstliche Speisen wieder richtig genießen zu können.

Keto-Power ist jetzt Ihr Projekt für mehr Lebensfreude und Gesundheit – und einen tollen Körper, in dem Sie sich wieder richtig zu Hause fühlen. Unterschätzen Sie nicht, wie viel Energie es freisetzen kann, wenn man durch Erfahrung lernt: »Ich kann etwas bewirken. Mein Leben verändert sich positiv und ich habe die Fäden in der Hand!«

»ES IST NICHT GENUG ZU WISSEN, MAN MUSS ES AUCH ANWENDEN. ES IST NICHT GENUG ZU WOLLEN, MAN MUSS ES AUCH TUN.«
JOHANN WOLFGANG VON GOETHE

Wählen Sie den richtigen Zeitpunkt

Wann Sie mit Keto-Power beginnen, ist nicht zuletzt Gefühlssache. Aus eigener Erfahrung wissen wir, dass eine Ernährungsumstellung leichter zu bewältigen ist, wenn gerade keine Feiertage mit Familie und Freunden anstehen, wenn keine beruflich aufreibende Zeit ansteht und wenn Sie die Zeit und Lust haben, sich mit sich selbst zu beschäftigen.

In schwierigen Lebensphasen hingegen, in denen zum Beispiel berufliche oder familiäre Belastungen unsere ganze Aufmerksamkeit beanspruchen, kann uns eine Umstellung unserer Lebensgewohnheiten schnell über den Kopf wachsen. Der gewohnte Rhythmus gibt eben auch eine gewisse Sicherheit.

Schauen Sie doch einmal in Ruhe in den Kalender. Stehen in den kommenden vier Wochen wichtige berufliche Termine oder Familienfeiern an? Wann können Sie einen Zeitraum von vier Wochen einplanen, um sich dem Einstieg in Ihr neues Leben zu widmen? Streichen Sie diese vier Wochen in Ihrem Kalender an. Wenn wir Sie mit diesem Buch motivieren konnten, nehmen Sie den Schwung mit und starten Sie so bald wie möglich.

Starten Sie möglichst an einem freien Wochenende

Wenn möglich, beginnen Sie die Ernährungsumstellung am Wochenende. Sie haben dann den ganzen Tag Zeit, um sich mit der neuen Ernährung auseinanderzusetzen, können die folgende Woche planen und das Kochen und Essen in aller Ruhe zelebrieren. Eventuell kochen Sie ein, zwei Gerichte aus dem Ernährungsplan für die Woche vor, die zum Einfrieren geeignet sind.

Am Abend gönnen Sie sich ein entspannendes Schaumbad oder einen Besuch in der Sauna, um voller Energie und Motivation in den nächsten Tag zu starten.

Formulieren Sie Ziele

Um Erfolge feiern zu können, sollten Sie sich vor der Ernährungsumstellung wiegen. Dazu entleeren Sie direkt nach dem Aufwachen Ihre Blase und notieren Ihr Ausgangsgewicht. Anschließend gilt es, sich in regelmäßigen Abständen und unter denselben Voraussetzungen (zum Beispiel jeden Montag, direkt morgens nach dem Aufstehen) zu wiegen.

Bitte widerstehen Sie der Versuchung, sich jeden Tag zu wiegen. Leichte Gewichtsschwankungen sind absolut normal. Wählen Sie daher einen festen Tag in der Woche, an dem Sie Ihr Gewicht auf der Waage kontrollieren. Ideal ist eine Waage, die den Körperfettanteil misst, denn als Gradmesser des Erfolgs taugt eine herkömmliche Waage nur bedingt. Schließlich sind Muskeln schwerer als Fett. Wenn Sie im Rahmen von Keto-Power mehr Sport treiben, können die neuen Muskeln das Gewicht der abgebauten Fettdepots zunächst ausgleichen.

Fortschritte lassen sich natürlich auch anhand von Vorher-Nachher-Fotos sowie von Bauch- und Beinumfang erkennen.

Um Ihr Gewicht einzuordnen und sinnvolle Ziele zu formulieren, hilft der Body-Mass-Index (BMI), der Körpergröße und -gewicht ins Verhältnis setzt. Die Formel: Körpergewicht in Kilogramm geteilt durch Körpergröße in Metern zum Quadrat. Normal ist ein BMI zwischen 20 und 25. Ab 25 beginnt Übergewicht, ab 30 starkes Übergewicht. Ein weiterer Anhaltspunkt ist der Bauchumfang, mit einem Maßband an der dicksten Stelle gemessen: Er sollte bei Frauen nicht über 80, bei Männern nicht über 108 Zentimeter liegen. Daneben gibt es noch zwei untrügliche Messwerte: Ihr Körpergefühl und Ihren Hosenbund!

TIPP: IHR KETO-POWER-TAGEBUCH

Kaufen Sie sich ein hübsches Blankobüchlein, in das Sie Ihr Ausgangsgewicht, Ihre wöchentlichen Messwerte und Ihr Ziel schreiben. Außerdem haben darin Ihre Erfahrungen im Verlauf der Ernährungsumstellung Platz: Wie fühlen Sie sich? Welches sind Ihre Lieblingsrezepte der Keto-Küche? Wie geht es Ihnen in den Fastenphasen? Nach ein, zwei, drei … Wochen können Sie zurückblättern und Ihre Fortschritte genießen.

KETO-TAUGLICHE VORRÄTE

Eine Fülle von gesunden, frischen Lebensmitteln und die Abwesenheit verführerischer Dickmacher erleichtern es Ihnen sehr, bei der Ernährungsumstellung konsequent zu bleiben – besonders an den ersten Tagen, aber auch in schwachen Momenten auf der Langstrecke. Erst schaffen Sie Platz in Ihrer Vorratskammer, dann füllen Sie den gewonnenen Freiraum mit frischen, Keto-tauglichen Lebensmitteln auf.

Schritt eins: Befreien Sie Ihre Küche von allem, was belastet

Der Blick in die Küchenvorräte sollte für Sie nicht jedes Mal aufs Neue zu einer Belastungsprobe werden. Nach dem Motto »Aus den Augen, aus dem Sinn« sollten Sie sich in aller Ruhe von den Essensvorräten trennen, die nicht Keto-Power-tauglich sind. Jeder von uns hat schwache Momente, in denen er anfällig ist für kohlenhydratreiche Versuchungen. Durchforsten Sie mit einem kritischen Blick Ihre Küchen- und Vorratsschränke, ebenso den Kühlschrank und die Tiefkühltruhe. Machen Sie klar Schiff und verschenken oder spenden Sie noch brauchbare Lebensmittel. Wenn nötig, richten Sie einen eigenen Vorratsschrank ein für die Mitglieder Ihres Haushalts, die sich nicht nach Keto-Power ernähren wollen.

Nährstoffarme, kohlenhydratreiche Verlockungen bringen Ihnen ernährungsphysiologisch keinen Mehrwert und sollten auch langfristig keine große Rolle mehr in Ihrem Leben spielen – das gilt auch für die Geheimschublade mit den Süßigkeiten und das Glas Nuss-Nougat-Creme. Sie werden sehen: Größer als der mögliche Abschiedsschmerz ist die Erleichterung darüber, all die Dinge los zu sein, die Sie nur belasten.

Damit Ihre Zuckervorräte nicht unbemerkt wieder anwachsen, sollten Sie sich einen Gefallen tun: Gehen Sie nicht mit leerem Magen einkaufen! Wenn Ihnen der Geruch von frischen Backwaren in die Nase steigt oder Sie an sonstigen Verlockungen vorbeikommen, werden Sie schnell zu spontanen – eigentlich ungewollten – Einkäufen verleitet. Was hilft: ein zufriedener Magen und ein Einkaufszettel, an den Sie sich konsequent halten.

Noch etwas zum Thema Einkaufen: Lebensmittel, die Sie eigentlich gar nicht mögen und auf die Sie keine Lust haben, kommen nicht in die Tüte. Falls etwas nur deshalb im Einkaufswagen landet, weil es wenige Kohlenhydrate enthält, sollten Sie es wieder zurücklegen. Die Ernährungsumstellung soll schließlich Spaß machen. Keine Sorge, mit der Zeit werden auch Sie zum geübten Keto-Shopper!

Schritt zwei: Füllen Sie Ihre Vorräte mit gesunden Lebensmitteln nach

Nachdem Sie nun Platz »in Küche und Kammer« geschaffen haben, gehen Sie einkaufen und füllen Ihre Vorratsschränke mit möglichst naturbelassenen Lebensmitteln. Wählen Sie dabei frisch, saisonal, möglichst regional und

INFO: ZUCKER – VIELE NAMEN, EINE ZUTAT

Generell gilt: Je weniger Zutaten etwas hat, umso besser. Am besten sind sowieso die Lebensmittel mit nur einer Zutat … Um keinen versteckten Zucker »einzuschleppen«, werfen Sie im Zweifel einen Blick auf die Zutatenliste. Zucker hat viele Namen und ist nicht immer auf den ersten Blick zu erkennen. Zahlreiche Hersteller deklarieren Zucker unter einem anderen Namen, um den wahren Zuckergehalt in den Lebensmitteln zu verschleiern.
Achten Sie auf die folgenden Begriffe: Saccharose, Fruchtzucker, Fruktose(sirup), natürliche Fruchtsüße, Laktose, Traubensüße, Traubenzucker, Glukose(sirup), Dextrose, Raffinose, Maltose, Maltodextrin, Malzzucker, Süßmolkenpulver, Gerstenmalz(extrakt), Rohrohrzucker.

RAUS DAMIT!

FETTE	Sonnenblumenöl, Distelöl, Maiskeimöl, Rapsöl, Sojaöl, Margarine, Frittierfett, Butterschmalz mit Zusatzstoffen
FISCH	Stark verarbeitete, panierte oder marinierte Fischprodukte
FLEISCH UND WURST	Stark verarbeitete, panierte / marinierte Fleisch-/Wurstwaren
SPEZIELLE VEGETARISCHE PRODUKTE	Getreidehaltige Produkte wie Seitan, Frikadellen, vegetarische »Wurst«; Lupinenschnitzel (viele Zusatzstoffe!)
GEMÜSE	Dosen-/gewürztes TK-Gemüse, Fertigprodukte, Kartoffelstärke
GEWÜRZE	Gewürzmischungen und Instantbrühen, die Zucker oder Geschmacksverstärker (Glutamat) enthalten
OBST	Konserven und Aufstriche mit Zuckerzusatz; Trockenfrüchte
MILCHPRODUKTE UND MILCHERSATZ	Schmelzkäse, Lightprodukte, zuckerhaltige Milchgetränke und Joghurtzubereitungen, Kondensmilch; Hafermilch, Reismilch
EIER	Kaufen Sie nur noch Eier aus artgerechter Haltung
NÜSSE UND SAMEN	Kandierte Nüsse, gesüßtes Nussmus, Nuss-Nougat-Creme
GETREIDEPRODUKTE	Brot und Backwaren aus Weißmehl, Cornflakes, fertige Müslimischungen, Nudeln aus Hartweizengrieß, polierter Reis
SÜSSUNGSMITTEL UND SÜSSE EXTRAS	Zucker (siehe Kasten links) und Süßigkeiten; Fertigdesserts, Kuchen; Honig, Agaven-, Ahornsirup
WÜRZMITTEL	Fertigketchup, süßer Senf, Fertigsoßen, Balsamicocreme
PIKANTE SNACKS	Chips, Knabbergebäck, Knabberartikel im Teigmantel
GETRÄNKE	Instantkaffeegetränke, Kakaogetränke, Instanttee, Softdrinks, Fruchtsaftgetränk, zuckerhaltige Cocktails, Süßweine

nachhaltig. Denn die gute Qualität der Nahrungsmittel ebenso wie die Verbundenheit mit Erzeugern und Umwelt gehören zum Konzept von Keto-Power!

Gehen Sie einmal pro Woche in aller Ruhe einkaufen. Schreiben Sie sich zuvor einen Einkaufszettel anhand der Zutaten, die Sie für die Rezepte in der kommenden Woche brauchen. Auch die Zutaten für kleine Snacks (siehe Kasten) sollten Sie immer vorrätig haben. Es ist außerdem sinnvoll, sich auch mit einigen Konserven einzudecken (Thunfisch, Oliven) sowie mit einigen Artikeln aus der Tiefkühlung wie Fisch (Dorade, Lachs), Meeresfrüchte (Garnelen, Shrimps), Früchte (Beerenmix, Himbeeren, Blaubeeren) und Gemüse (Spinat, Brokkoli, Blumenkohl, Rosenkohl, grüne Bohnen …).

TIPP: DAS HILFT GEGEN HEISSHUNGER

Wenn Sie nach einem langen Tag nach Hause kommen und die einzige schnell verfügbare Mahlzeit wäre eine Tiefkühlpizza, ist es nicht verwunderlich, wenn Sie in alte Ernährungsmuster zurückfallen. Sorgen Sie vor mit gut haltbaren Keto-Lebensmitteln. Wir selbst haben immer einen kleinen Vorrat an gekochten Eiern, Nüssen, Tomaten und Gurke, Oliven, Käse, Räucherlachs oder gebratener Hähnchenbrust zu Hause. Zutaten für Keto-Schnellgerichte finden Sie außerdem auf Seite 72 bis 75.

HER DAMIT!

FETTE	Hochwertige Öle: natives Olivenöl, Leinöl, Walnussöl, Kürbiskernöl, Hanföl, helles Sesamöl (für Salat und Antipasti); Kokosöl, geröstetes Sesamöl; Butterschmalz, Weidebutter (zum Braten und Kochen)
FISCH	Fische und Meeresfrüchte, unverarbeitet und möglichst fettreich, Konserven mit Fisch in Olivenöl oder im eigenen Saft
FLEISCH UND WURST	Fleisch und Geflügel hochwertiger (Bio-)Qualität, naturbelassen, Wurst mit wenigen Zutaten, Schinken, Bacon, Speck
GEMÜSE	Gemüse mit max. 5 g KH/100 g; Blattgemüse wie Chicorée, Endivie, Kopfsalat, Feldsalat, Mangold, Spargel, Spinat, Rucola, Artischocke; Kohl wie Brokkoli, Blumenkohl, Wirsing, Kohlrabi; Fruchtgemüse wie Aubergine, Zucchini, Tomate, Gurke, grüne Paprika; Knoblauch, Zwiebel, Porree, Frühlingszwiebel; naturbelassene Oliven; Pilze **Ab Woche 4:** Gemüse mit über 5 g KH/100 g: rote und gelbe Paprika, Mangold, Kürbis; Shiitakepilze, Samtfußrübling; frische und getrocknete Hülsenfrüchte wie Bohnen, Erbsen, Kichererbsen, Linsen, Tofu natur

GEWÜRZE	Alle frischen Kräuter, Ingwer- und Gelbwurzel, getrocknete Gewürze und -mischungen ohne Zusätze, unraffiniertes Meersalz
OBST	Avocado; Himbeeren, Erdbeeren, Blaubeeren, Brombeeren, bis 1 Handvoll täglich; Zitrone, Limette **Ab Woche 4** (in Maßen): Steinobst wie Pfirsich, Pflaume, Nektarine, Kirschen, Mirabellen; Kernobst wie Apfel, Birne; süße Zitrusfrüchte wie Mandarine, Clementine, Orange, Grapefruit, Pampelmuse
MILCH-PRODUKTE	Vollmilch, Schwedenmilch (in Maßen), fettreiche Milchprodukte wie Mascarpone, Crème fraîche, Schichtkäse, Frischkäse, Quark, Sahne, Weidebutter, Schmand, saure Sahne, griechischer Joghurt; Käse mit dem vollen Fettgehalt **Ab Woche 4:** Buttermilch, Dickmilch, Molke, Kefir, Naturjoghurt
MILCHERSATZ	Mandeldrink, Nussmilch, Kokosmilch, Sojamilch, ungesüßt
EIER	Bio-Eier aus Freilandhaltung
NÜSSE UND SAMEN	Mandeln, Haselnüsse, Walnüsse, Pinienkerne, Paranüsse, Leinsamen, Kürbiskerne, Sonnenblumenkerne, Sesam, Chia-Samen, Hanfsamen; Nussmus (wie Mandelmus, Haselnussmus) ohne Zuckerzusatz **Ab Woche 4:** gelegentlich mal Cashewnüsse, Maroni
GETREIDE-PRODUKTE	**Ab Woche 4** (sehr sparsam): Vollkornbrot, -brötchen, -nudeln, -flocken, ungeschälter Reis; Quinoa, Amarant, Buchweizen
SÜSSUNGSMITTEL UND SÜSSE EXTRAS	Natürliche Süßungsmittel wie Erythrit und Stevia; reines dunkles Kakaopulver ohne Zucker **Ab Woche 4:** Schokolade mit einem Kakaoanteil von mindestens 75 % (gelegentlich!)
WÜRZMITTEL	Apfelessig, Weißweinessig, (mittel)scharfer Senf
PIKANTE SNACKS	Trockenfleisch, Oliven, Käsewürfel
GETRÄNKE	Wasser, Tee, Kaffee (ungesüßt); trockener Wein, Weinschorle (max. 1 Glas täglich) **Ab Woche 4:** Milchkaffee, Cappuccino (in Maßen, ungesüßt)

TIPP: FINDEN SIE MITSTREITER!

Gibt es jemanden in Ihrem Familien-, Freundes- oder Kollegenkreis oder in der Nachbarschaft, der sich ebenfalls vorstellen kann, mit Keto-Power ein paar Pfunde zu verlieren? Suchen Sie sich Verbündete! Ein gemeinsames Ziel macht das Abnehmen leichter und das Aufgeben schwerer. Setzen Sie sich gemeinsam erreichbare Ziele, gehen Sie regelmäßig zusammen Laufen, Schwimmen oder Radfahren (siehe auch Seite 82 und 83). Stärken Sie sich in schwachen Momenten den Rücken. Gemeinsam macht's einfach mehr Spaß.

WOCHE FÜR WOCHE NÄHER ANS TRAUMGEWICHT

Die Ernährungsumstellung erfolgt in vier aufeinander aufbauenden Phasen, jede dauert eine Woche. Das hat unter anderem den Vorteil, dass Sie nicht vom einen Tag auf den anderen Ihre ganze Lebens- und Ernährungsweise ändern müssen. Im Verlauf der Ernährungsumstellung binden Sie einfach allmählich die 16/8-Methode des Kurzzeitfastens so in Ihren Alltag ein, dass Ihre Ernährungsgewohnheiten letzten Endes nur minimal verändert werden und dass Sie dem Intervallfasten auch langfristig ohne Probleme treu bleiben können. Wenn Sie erfolgreich abgenommen haben und sich wohl mit der neuen Ernährungsweise fühlen, können Sie langfristig dabeibleiben – in diesem Buch finden Sie alles, was Sie für Ihre eigene kreative Keto-Küche brauchen.

»NUR WER SEIN ZIEL KENNT, FINDET DEN WEG.«
LAO TSE

Alternativ können Sie den Vier-Wochen-Plan zum Beispiel zweimal im Jahr wiederholen. Keto-Power bietet damit die größte Flexibilität auf dem Weg zu Ihrem ganz persönlichen Traumgewicht – und zu einem neuen Ernährungsbewusstsein, das Ihnen auf jeden Fall viele gesundheitliche Vorteile schenkt.

- **Woche 1: der Einstieg.** Um den Körper auf die phasenweise ketogene Ernährung vorzubereiten, reduzieren Sie in dieser Einführungsphase den Anteil der Kohlenhydrate an Ihrer täglichen Ernährung. Gleichzeitig achten Sie darauf, Ihrem Körper zwischen den Mahlzeiten mindestens vier Stunden Pause zu gönnen und auf Zwischenmahlzeiten und Snacks möglichst zu verzichten. Diese kleinen Schritte helfen Ihnen schon dabei, ein neues Ernährungsbewusstsein zu entwickeln.
- **Woche 2: die Umstellung.** Auf den sanften Einstieg folgt die Umstellungsphase, in der Sie die tägliche Kohlenhydratmenge weiter reduzieren. Dabei schaltet der Körper in den Stoffwechselzustand der Ketose und lernt seine Energie aus den Körperfettreserven zu gewinnen. Das lässt diese schwinden.
- **Woche 3: die Stabilisierung.** Nach den ersten 14 Tagen haben Sie bereits eine stabile Ketose erreicht und kombinieren die ketogene Ernährung im Rahmen der nun folgenden Stabilisierungsphase mit der 16/8-Methode des Intervallfastens. Durch diese gewinnbringende Kombination machen Sie Ihren Körper zu einer regelrechten Fettverbrennungsmaschine.
- **Woche 4: die Erhaltung des Erreichten.** In der Erhaltungsphase erhöhen Sie allmählich die Menge an komplexen Kohlenhydraten. Einfache Kohlenhydrate hingegen verbannen Sie auch langfristig aus Ihrem Leben. Zugleich bleiben Sie der 16/8-Methode treu, denn Intervallfasten ist ein langfristiges und vor allem alltagstaugliches Ernährungskonzept, durch das Sie Ihr Gewicht problemlos halten können. Diese Phase bildet also

AUF EINEN BLICK: IHR GUTER KETO-POWER-START

- Stellen Sie sich mental auf die Ernährungsumstellung ein und sehen Sie Keto-Power als Ihr ganz persönliches Projekt an, mit dessen Hilfe Sie schon bald schlanker, vitaler und gesünder sein werden.
- Wählen Sie einen passenden Zeitpunkt für die Ernährungsumstellung.
- Notieren Sie Ihr Ausgangsgewicht und Ihren Bauchumfang.
- Misten Sie zucker- und kohlenhydratreiche Vorräte aus und verbannen Sie diese Lebensmittel aus Ihren Vorräten.
- Gehen Sie in aller Ruhe einkaufen und machen Sie sich mit den Lebensmitteln vertraut, die bei Keto-Power eine große Rolle spielen.
- Schreiben Sie sich am Anfang jeder Woche anhand des Ernährungsplanes einen Einkaufszettel.
- Legen Sie sich für kleine Snacks zu Hause einen Vorrat an gesunden, ketotauglichen Lebensmitteln an.
- Suchen Sie sich Mitstreiter, mit denen Sie zusammen abnehmen – und am besten auch zum Sport gehen, kochen, genießen …
- Planen Sie für Ihre Woche genug Möglichkeiten ein, sich zu bewegen, sei es im Alltag, beim Outdoorspaß, beim Training oder bei einem Wettkampf.

zugleich den Übergang in eine nachhaltig gesunde Ernährung, um Ihr neues Körpergewicht zu halten und langfristig von den gesundheitlichen Vorteilen des Intervallfastens zu profitieren.

Die Ernährungspläne

Jede Phase der Ernährungsumstellung wird von einem eigenen Ernährungsplan begleitet. Die abwechslungsreichen Rezepte und Speisepläne sind auf die Anforderungen der jeweiligen Phase ausgerichtet. Alle Gerichte schmecken auch prima, machen satt und versorgen den Körper mit allem, was er braucht. Die Pläne sind flexibel gestaltet:

- Sie können ganz nach Plan kochen oder die Rezepte einer Woche austauschen, solange Sie nicht über die maximale Kohlenhydratmenge pro Tag kommen.
- Falls ein einzelnes Rezept nicht Ihrem Geschmack entspricht, wiederholen Sie eines mit ähnlichem Kohlenhydratgehalt aus derselben Woche und Tageszeit.
- Sollten Ihnen die in den Rezepten angegebenen Portionen doch manchmal nicht reichen, um satt zu werden, erweitern Sie einfach den Gemüse- oder Salatanteil.

Freuen Sie sich auf die kommenden vier Wochen, denn die Gerichte, die wir für dieses Buch zusammengestellt haben, sind nicht nur ausgesprochen lecker, sie zeichnen sich auch durch zwei besondere Aspekte aus:

- Eine schnelle, unkomplizierte Zubereitung. Die Ernährungsumstellung soll ja Spaß machen und nicht in Stress ausarten. Daher haben wir ein besonderes Augenmerk darauf gelegt, dass sich die allermeisten Mahlzeiten schnell und unkompliziert zubereiten lassen.
- Geeignet für ein bürotaugliches Mittagessen. Mittags sind die wenigsten von uns zu Hause. Daher war es uns ein besonderes Anliegen, dass sich die Rezepte zum Mittagessen gut vorbereiten lassen und leicht zu transportieren sind.

Überdies finden Sie ab Seite 70 unsere praktischen Keto-Tipps für Eilige, für das Essen im Restaurant und für unterwegs. So können Sie in allen Lebenslagen der ketogenen Ernährung treu bleiben, ohne dabei eine »Extrawurst« zu brauchen. Sie werden auch feststellen, dass Sie die meisten Klassiker und Lieblingsgerichte, teils mit kleinen Abwandlungen, weiterhin guten Gewissens genießen können.

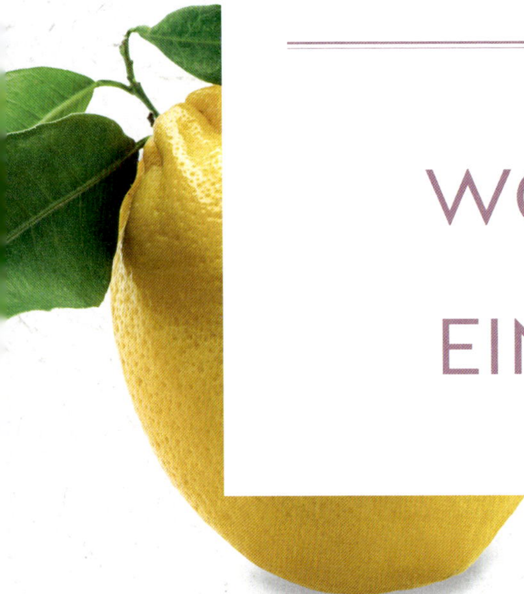

WOCHE 1 – EINSTIEG

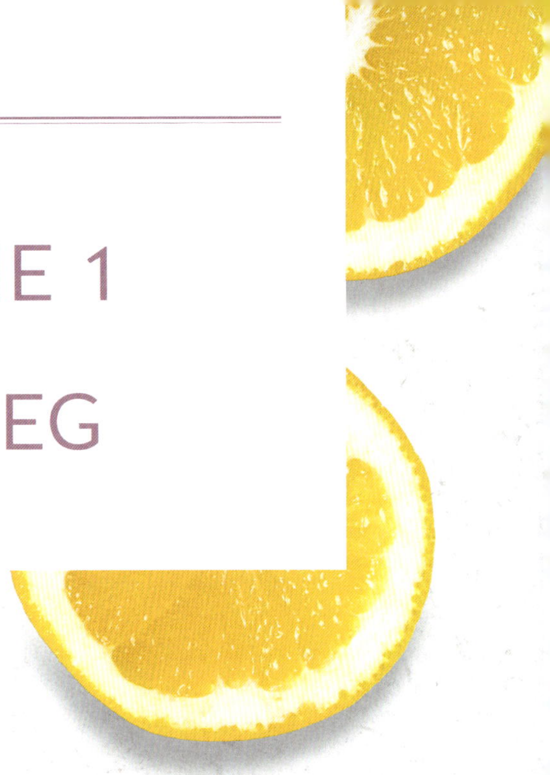

Die Einführungsphase zeichnet sich durch eine kohlenhydratreduzierte Kost aus. Da der Körper in dieser Zeit Schritt für Schritt von Zucker und Kohlenhydraten entwöhnt wird, beschränkt sich die Kohlenhydratmenge in dieser ersten Woche auf maximal 50 Gramm pro Tag. Fett- und eiweißreiche Speisen wie Fisch und Fleisch ebenso wie knackige Salate und gesundes, grünes Gemüse werden in dieser Phase so in die Ernährung integriert, dass sie das Gros des täglichen Speiseplans darstellen. Kohlenhydrate wie Nudeln, Brot und Backwaren sowie kohlenhydratreiche Obst- und Gemüsesorten sind in der Einführungsphase hingegen weitestgehend tabu. Mit unserem Ernährungsplan und den darin enthaltenen leckeren und vielseitigen Rezepten schaffen Sie das mit links.

RAUS AUS DER SNACKFALLE

Was Sie in der ersten Woche beachten müssen? Im Grunde nicht viel. Versuchen Sie in der Einführungsphase so gut es geht auf Snacks und Zwischenmahlzeiten zu verzichten. Natürlich ist uns bewusst, dass viele es gewöhnt sind, pro Tag fünf oder mehr Mahlzeiten zu sich zu nehmen, oft ganz nebenbei und ohne es wirklich wahrzunehmen. Daher kann es gerade zu Beginn der Ernährungsumstellung gut sein, dass sich Ihr Magen meldet und nach etwas zu essen verlangt. Geben Sie nicht sofort nach. Hören Sie in sich hinein und lernen Sie, echten Hunger von Appetit zu unterscheiden. Echter Hunger tritt in der Regel erst drei oder vier Stunden nach der letzten Mahlzeit auf. Vorausgesetzt natürlich, Sie haben sich bei der letzten Mahlzeit satt gegessen. Wer nur bei Hunger isst und dem Verlangen nach Schokolade nicht jedes Mal nachgibt, hat schon eine Menge dazugewonnen und am Ende des Tages einiges an Kalorien eingespart.

Bei aller Konsequenz wissen wir natürlich auch, dass es manchmal einfach nicht ohne einen kleinen Snack geht. In diesem Fall lassen Sie bitte die Gummibärchen oder das Brötchen vom Bäcker links liegen. Nutzen Sie stattdessen lieber die Snackideen in der Tabelle rechts.

Übrigens: Früchte sind als Snack in der Einführungsphase nur bedingt zu empfehlen. Vor allem süße Obstsorten wie Granatapfel, Weintrauben oder Banane lassen den Blutzuckerspiegel stark ansteigen. Himbeeren,

SNACKEN – ABER RICHTIG

SÜSSE SNACKS	HERZHAFTE SNACKS
- 1 Glas Schwedenmilch mit Zitronensaft und Erythrit	- 2 Röllchen Kochschinken mit Chicorée
- 150 g Hüttenkäse mit Waldbeeren	- Schlangengurke mit Frischkäse als Dip
- 150 g Quark mit reinem Kakaopulver und Erythrit	- 1 kleine Handvoll Mandeln, Walnüsse oder Paranüsse
- 150 g griechischer Joghurt mit Himbeeren	- 1 hart gekochtes Ei und ein paar Goudawürfel
- 1 Riegel Schokolade mit mindestens 75 % Kakaoanteil	- ½ Avocado mit 2 Scheiben Räucherlachs

Blaubeeren oder Erdbeeren haben einen geringeren Fruchtzuckeranteil. Mehr als eine Handvoll sollte es aber auch hier nicht sein.

Wichtig ist, dass Ihnen in dieser Phase bewusst wird, wie viele Kalorien Sie sich abseits der Hauptmahlzeiten in den Mund schieben. Es sollte Ihr Ziel sein, ab der Einführungsphase mit drei Mahlzeiten pro Tag auszukommen.

WAS JETZT BESONDERS WICHTIG IST

Die kohlenhydratarme Kost lässt bereits nach kurzer Zeit die Pfunde purzeln. Ihr Körper greift in dieser Phase auf die Glykogenspeicher in der Leber zu. Ein Gramm Glykogen kann bis zu vier Gramm Wasser speichern, deshalb verliert Ihr Körper in den ersten Tagen vor allem Wasser. Sind die Glykogenspeicher entleert, kann er weniger Wasser einlagern und greift auf die in den Fettdepots gespeicherte Energie zurück. Mit den folgenden Maßnahmen unterstützen Sie diese Vorgänge.

Kochen Sie selbst

Wir möchten Sie ermutigen, die Liebe zum Kochen wiederzuentdecken. Geschmacksverstärker, Zucker, Emulgatoren, Stabilisatoren und Aromastoffe in immer gleich schmeckenden industriell verarbeiteten Lebensmitteln lassen unsere Geschmacksnerven abstumpfen. Wecken Sie sie wieder auf! Genießen Sie schon beim Kochen den Duft frischer Kräuter, die herrlichen Farben von Gemüse, die gute Qualität aller Zutaten und die Vorfreude auf eine selbst zubereitete Mahlzeit. Bereits nach wenigen Wochen nehmen Sie Aromen wieder intensiver wahr. Dieses feine Näschen für unverfälschte Qualität lässt auch die Lust auf gewohnte Fertignahrung schwinden.

Spüren Sie Ihr natürliches Sättigungsgefühl wieder

Entgegen einer Familienweisheit scheint die Sonne auch, wenn Sie Ihren Teller nicht leer essen! Es ist weder gut noch richtig, wenn wir nur aus Pflichtgefühl alles aufessen. Wenn Sie sich gesättigt fühlen, ist das ein untrügliches Zeichen dafür, dass Ihr Energiebedarf gedeckt ist. Das gilt auch im Restaurant: Nur weil Sie zahlen, müssen Sie nicht alles essen.

Um die Sättigungssignale des Körpers bewusster wahrzunehmen, hilft es, langsam und mit Genuss zu essen und zwischendurch mal das Besteck wegzulegen. Schieben Sie den Teller weg, wenn Sie genug haben – auch wenn es Ihnen zunächst schwerfällt. Freuen Sie sich auf den Rest am nächsten Tag.

Trinken Sie das Richtige

Getränke spielen beim Abnehmen eine zentrale Rolle. Während Wasser, Tee und Kaffee pur uns dabei unterstützen, bremsen uns Limonade, Eistee oder Fruchtsaft mächtig aus. Ein Glas Traubensaft zum Beispiel enthält noch mehr Zucker als ein Glas Cola und zwei gezuckerte Latte Macchiato können es im Kaloriengehalt mit einer kompletten Mahlzeit aufnehmen. Kalorienhaltige Getränke sind schnell nebenbei konsumiert und stimulieren den Insulinspiegel, ohne zu sättigen.

Setzen Sie stattdessen vor allem auf Wasser, gern auch mit frischen Zutaten aromatisiert (siehe Seite 93). Eine ausreichende Flüssigkeitszufuhr erhöht den Energieumsatz: Wie eine Studie der Charité in Berlin zeigte, führt der Genuss von 1,5 bis 2 Liter Wasser pro Tag zu einem erhöhten Energieumsatz von bis zu 100 Kalorien.[16] Viele trinken erst, wenn es eigentlich schon zu spät ist und der Körper durch ein starkes Durstgefühl und Kopfschmerzen signalisiert, dass er dringend Flüssigkeit benötigt. Sorgen Sie vor! Indem Sie direkt nach dem Aufstehen ebenso wie vor jeder Mahlzeit ein Glas Wasser trinken, sind Sie schon mal auf einem guten Weg. Stellen Sie sich eine Karaffe Wasser oder eine Kanne Tee auf den Schreibtisch, sodass Sie immer wieder an das Trinken erinnert werden.

Übrigens bringt es nichts, einen Liter Wasser herunterzuschütten. Der Körper kann nur eine begrenzte Menge Wasser aufnehmen. Trinken Sie es gleichmäßig über den Tag verteilt.

Gönnen Sie sich ausreichend Schlaf!

Eine Studie der University of Chicago hat gezeigt, wie wichtig der Schlaf für den Erfolg einer Ernährungsumstellung ist: Wer sich pro Nacht 7 bis 8 Stunden erholsamen Schlaf gönnt, kann den Heißhunger auf Zucker und Kohlenhydrate am darauffolgenden Tag um sage und schreibe 45 Prozent reduzieren.[17]

Schlaf und Ernährung sind eng miteinander verknüpft. Menschen, die auf Dauer von Schlafmangel geplagt sind, haben erwiesenermaßen ein erhöhtes Risiko für Übergewicht, weil der Schlafrhythmus den Hormonhaushalt reguliert und großen Einfluss auf das appetitanregende Hormon Ghrelin hat. Daher: Schlummern Sie sich schlank!

AUF EINEN BLICK: DIE EINSTIEGSPHASE

- Nehmen Sie maximal 50 Gramm Kohlenhydrate pro Tag zu sich.
- Bereiten Sie Ihre Mahlzeiten selbst zu und essen Sie sich dreimal am Tag mit unseren Keto-Rezepten satt.
- Verzichten Sie so gut es geht auf Snacks und Zwischenmahlzeiten.
- Lernen Sie echten Hunger von Appetit zu unterscheiden.
- Hören Sie auf zu essen, wenn Sie sich gesättigt fühlen, und nicht erst, wenn der Teller leer ist. Langsames und gemütliches Essen mit kleinen Pausen hilft dabei.
- Trinken Sie ausreichend über den Tag verteilt. Halten Sie sich dabei vor allem an Wasser sowie auch Tee und Kaffee pur.
- Gönnen Sie sich pro Nacht 7 bis 8 Stunden erholsamen Schlaf.

ERNÄHRUNGSPLAN FÜR WOCHE 1 (MAX. 50 G KH/TAG)

	FRÜHSTÜCK	MITTAGESSEN	ABENDESSEN
TAG 1	Schokoladencreme mit Waldbeeren (Rezept Seite 97)	Lachssteaks auf Blattspinat aus dem Backofen (Rezept Seite 104)	Zoodles mit Pulled Chicken in würziger Sesamsoße (Rezept Seite 112)
TAG 2	Feine Eiermuffins mit Gemüse und Käse (Rezept Seite 98)	Wurstsalat mit »Musik« und Emmentaler (Rezept Seite 105)	Radicchiosalat mit Ziegenkäsetalern und Himbeerdressing (Rezept Seite 113)
TAG 3	Beeren-Smoothie mit Avocado und Radieschengrün (Rezept Seite 99)	Käse-Wrap mit Tomaten-Oliven-Füllung (Rezept Seite 106)	Omelette mit Bergkäse und Tomaten (Rezept Seite 114)
TAG 4	Mozzarella-Antipasti mit Räucherlachs (Rezept Seite 100)	Tomaten-Feta-Salat mit gerösteten Pinienkernen (Rezept Seite 107)	Shakshuka mit Champignons und Feta (Rezept Seite 115)
TAG 5	Bacon and Eggs vom Muffinblech (Rezept Seite 101)	Gefüllte Zucchini mit Schinken und Champignons (Rezept Seite 108)	Indisches Butter Chicken aus Delhis Küchen (Rezept Seite 116)
TAG 6	Kokos-Chiapudding mit Blaubeeren und Knuspermandeln (Rezept Seite 102)	Low-Carb-Lasagne für Schlemmer (Rezept Seite 109)	Schinken-Wrap mit Gorgonzola und Blattspinat (Rezept Seite 118)
TAG 7	Pfannkuchen mit Quarkcreme und Himbeersoße (Rezept Seite 103)	Shiratakinudeln mit Rindfleisch aus dem Wok (Rezept Seite 110)	Hüttenkäsesalat mit buntem Gemüse und Walnüssen (Rezept Seite 119)

WOCHE 2 – UMSTELLUNG

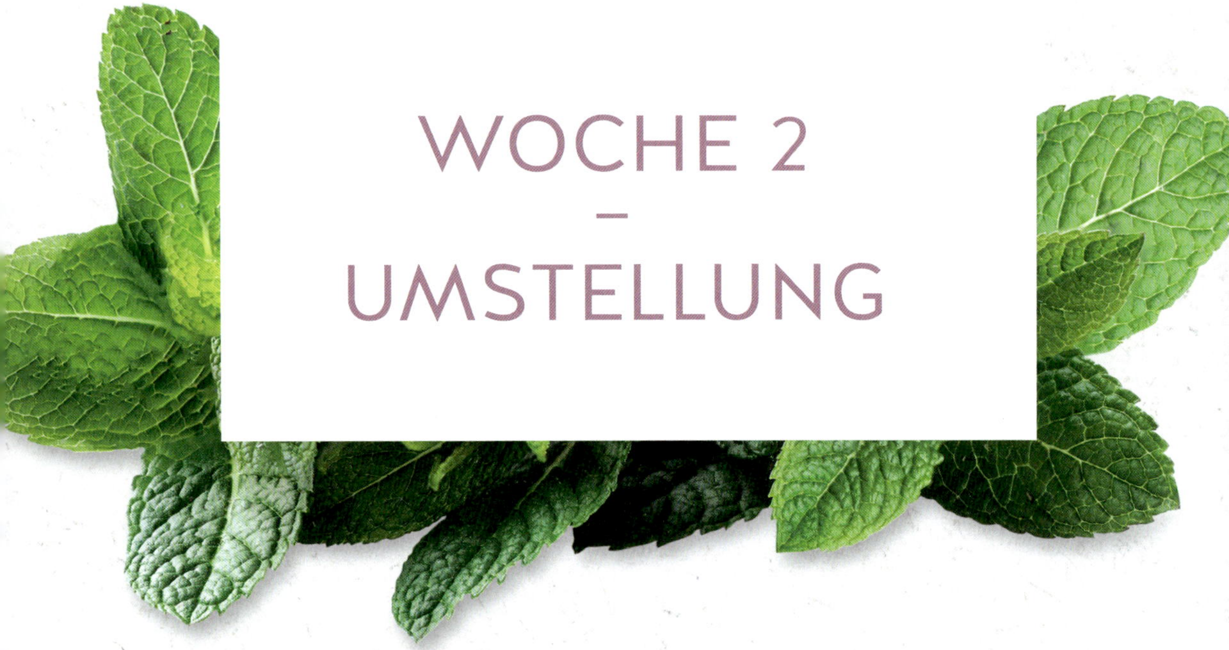

In der Umstellungsphase wird es spannend: Sie steigen jetzt von der kohlenhydratreduzierten Ernährung aus der ersten Woche auf eine ketogene Ernährung um. Die maximale Kohlenhydratmenge beschränkt sich in dieser Phase auf 30 Gramm Kohlenhydrate pro Tag. Dabei schaltet der Körper in den Stoffwechselzustand der Ketose und lernt wieder, seine Energie aus den Körperfettreserven zu gewinnen (siehe auch Seite 13).

In der Regel dauert es in dieser Phase etwa zwei bis drei Tage, bis die Kohlenhydratspeicher des Körpers leer sind. Dann legt der Körper den Schalter um und nutzt Fett statt Glukose zur Energiegewinnung.

DIE ANZEICHEN DER KETOSE ERKENNEN

Nun fragen Sie sich sicherlich, woran Sie erkennen, dass Sie auf dem richtigen Weg sind und sich Ihr Stoffwechsel umstellt.

Wann ist ein Urintest sinnvoll?

Wenn Sie möchten, können Sie ganz einfach anhand von einem Urintest mit sogenannten Ketosticks aus der Apotheke überprüfen, ob Sie sich bereits in der Ketose befinden. Das sind Teststreifen, mit denen man die Ketonkörper im Urin messen kann. Dabei gelten die folgenden Richtwerte:

- < 0,5 mmol / l: keine Ketose
- 0,5–1,5 mmol / l: leichte Ketose
- 1,5–3 mmol / l: stabile Ketose, optimal für eine maximale Fettverbrennung

Die Teststreifen für den Urintest sind allerdings nur beim Einstieg in die ketogene Ernährung zu empfehlen. Da die Ketonkörper mit zunehmender Ketosedauer stärker vom Körper verbrannt und nicht mehr über den Urin ausgeschieden werden, ist die Aussagekraft der Ketosticks im weiteren Verlauf oft hinfällig.

Fünf unverkennbare Anzeichen der Ketose

Wenn Sie sich nicht oder nicht ausschließlich auf das Ergebnis des Urintests verlassen möchten, achten Sie einfach auf die folgenden fünf Anzeichen der Ketose, die in der Regel zusammen auftreten:

- **Mehr Energie.** Während der Beginn der Stoffwechselumstellung nicht selten Müdigkeit und Abgeschlagenheit mit sich bringt (siehe Tippkasten unten), berichten viele Menschen von einer besseren Konzentrationsfähigkeit, einem gesteigerten Fokus und mehr Energie in der Ketose. Dies geht einher mit einem tieferen Schlaf und einem geringeren Schlafbedürfnis, da die Schlafqualität zunimmt. Wir können Ihnen aus eigener Erfahrung versichern, dass Sie diesen Effekt sehr genießen werden.

- **Weniger Hunger.** Kohlenhydrate lassen den Blutzuckerspiegel Achterbahn fahren. Ein ständiges Hungergefühl ist die Folge, manchmal auch ein plötzlicher »Bärenhunger«, der uns an nichts anderes mehr denken lässt. Befinden wir uns dagegen in der Ketose, ist unser Körper gleichmäßiger mit Energie versorgt. Wir fühlen uns zufriedener und haben weniger Hunger, schon gar keinen Heißhunger. Daher passiert es nicht selten, dass man das Essen zwischendurch ganz und gar vergisst.
- **Erhöhter Harndrang.** Da die wasserbindende Wirkung von Insulin (siehe Seite 13) bei der ketogenen Ernährung hinfällig ist, kommt es bei der Stoffwechselumstellung eventuell zu einem erhöhten Harndrang. Dies kann mit einem intensiveren Geruch des Urins einhergehen.
- **Trockener Mund und vermehrtes Durstgefühl.** Mit dem erhöhten Harndrang können auch ein trockener Mund ebenso wie ein gesteigertes Durstgefühl einhergehen. Der Grund: Bei der Umstellung verliert der Körper mit den Wassereinlagerungen natürlich auch jede Menge Elektrolyte (Mineralstoffe) und fordert Nachschub an mineralstoffhaltiger Flüssigkeit, den Sie ihm selbstverständlich auch reichlich gönnen sollten. Trinken Sie morgens direkt nach dem Aufstehen ein Glas Wasser mit dem Saft einer Zitrone und einem halben Teelöffel Meersalz. So sorgen Sie für einen ausgeglichenen Elektrolythaushalt und unterstützen Ihren Körper bei der Stoffwechselumstellung in die Ketose.
- **Ungewohnter Atemgeruch und eigentümlicher Geschmack im Mund.** Ein fruchtig-säuerlicher Mundgeruch mag ungewohnt und unangenehm sein, ist aber ein untrügliches Zeichen, dass Sie auf dem richtigen Weg sind! Bei der Verwertung der Ketonkörper bildet sich Aceton, das abgeatmet wird. Sobald Ihr Körper vollständig Keto-adaptiert ist, verschwindet dieser Mundgeruch wieder. Bis es so weit ist, helfen Mundspülungen mit Xylit (Birkenzucker), 1 Teelöffel davon auf ein kleines Glas Wasser, und viel Wasser, das Sie regelmäßig über den Tag verteilt trinken. Auch etwas frische Petersilie oder Minze oder ein Zitronenschnitz zum Kauen können den Mundgeschmack verbessern und den Atem auffrischen.

TIPP: DIE HARMLOSE »KETO-GRIPPE« LINDERN

In der Umstellungsphase kann es vorübergehend zu Kopfschmerzen, Müdigkeit und Abgeschlagenheit kommen. Um diese Symptome der sogenannten Keto-Grippe zu lindern, verwenden Sie einfach etwas mehr Meersalz zum Essen. Sollten die Symptome stark sein, empfiehlt sich eine klassische, aus Markknochen und Gemüse (Porree, Stangensellerie, Zucchini, Petersilie, Lorbeerblatt, Meersalz) gekochte Brühe. Diese lindert zudem eventuell auftretende Heißhungerattacken, tut gut und versorgt Sie mit Salz und wichtigen Mikronährstoffen.
Auch lange Spaziergänge an der frischen Luft helfen dem Körper bei der Stoffwechselumstellung. Hat sich Ihr Organismus erst einmal angepasst, verschwinden die Symptome rasch wieder und der Körper macht genau das, was wir wollen: Er greift zur Energiegewinnung auf die eigenen Fettreserven zurück – und Sie fühlen sich einfach großartig!

MARC WEUTHEN: »ENDLICH WIEDER GENIESSEN!

Als sportlicher Student hatte ich nie ein Problem mit dem Gewicht. Dann begann der Job und ich nahm langsam, aber stetig zu. Mit Low Carb konnte ich wieder einiges davon lowerden, aber ich hielt es auf Dauer nicht durch (ich sage nur Stressschokolade und Geschäftsessen) und der Jo-Jo-Effekt erwischte mich. Wie deprimierend! Mit Keto-Power habe ich nun endlich mein Gewicht eingependelt. Das Intervallfasten ist ein schön flexibler Ernährungsrhythmus. Und wenn das Geschäftsessen abends mal länger dauert, verlängere ich einfach auch das Fastenintervall am nächsten Morgen. Es fühlt sich super an. Vor allem, weil ich in acht Stunden des Tages der Genussmensch sein kann, der ich eben bin.

ATEMPAUSE FÜR DEN STOFFWECHSEL

In der Umstellungsphase halten Sie sich an den Rhythmus von drei Mahlzeiten pro Tag und gönnen Ihrem Körper zwischen den Mahlzeiten mindestens vier bis fünf Stunden Pause. Nur so kann sichergestellt werden, dass der Fettstoffwechsel in Gang kommt. Isst man zwischendurch, steigt der Blutzuckerspiegel an, der Körper schüttet Insulin aus und bringt die mit der Ketose einhergehende Fettverbrennung damit zum Erliegen. Wir bekommen Heißhunger, da wir aufgrund des Insulins in einen Zustand der Unterzuckerung geraten.
In einem solchen Unterzuckerungszustand bräuchten Sie fast übermenschliche Kräfte, um nicht zu essen. Machen Sie es sich also lieber leicht, indem Sie konsequent bleiben!

Was drei Mahlzeiten mit einem quengelnden Kind zu tun haben

Sie haben Bedenken, dass Sie ohne Snacks nicht über den Tag kommen? Keine Sorge! Falls Sie zwischen den Mahlzeiten einmal Hunger haben, ist das kein Drama. Da sich unser Lebensstil stark von den Ernährungsgewohnheiten unserer Vorfahren entfernt hat (siehe Seite 8), müssen wir uns erst wieder daran gewöhnen, ein paar Stunden lang nichts zu essen. Vielleicht protestiert Ihr Magen erst einmal mit einem lautstarken Knurren, denn schließlich ist er daran gewöhnt, ständig Nahrung zu erhalten. Stellen Sie sich Ihren Körper dann wie ein vewöhntes Kleinkind vor, das nach Süßigkeiten quengelt. Sagen Sie dem Kind, dass es jetzt nichts bekommt. Nach einer Weile wird es von selbst Ruhe geben. Ihr Körper wird spielend damit fertig, über ein paar Stunden keine Nahrung zu bekommen. Er muss sich nur (wieder) daran gewöhnen. Die lange satt haltenden Mahlzeiten aus dem Wochenplan helfen ihm dabei.

AUF EINEN BLICK: DIE UMSTELLUNGSPHASE

- Nehmen Sie maximal 30 Gramm Kohlenhydrate pro Tag zu sich.
- Essen Sie sich dreimal pro Tag mit unseren Keto-Rezepten satt.
- Achten Sie auf die Anzeichen der Ketose.
- Gönnen Sie Ihrem Körper eine mindestens 4- bis 5-stündige Essenspause zwischen den Mahlzeiten. Verzichten Sie konsequent auf Zwischenmahlzeiten und Snacks.
- Nehmen Sie eine Extraportion Meersalz zu sich und machen Sie lange Spaziergänge, falls Sie die Keto-Grippe erwischt.

ERNÄHRUNGSPLAN FÜR WOCHE 2 (MAX. 30 G KH/TAG)

	FRÜHSTÜCK	MITTAGESSEN	ABENDESSEN
TAG 1	Cremiger Schoko-Smoothie mit Avocado (Rezept Seite 121)	Ofenomelette mit Lauch, Schinken und Käse (Rezept Seite 129)	Auberginenauflauf nach Lasagne-Art (Rezept Seite 136)
TAG 2	Sahniges Rührei mit Räucherlachs (Rezept Seite 122)	Goudasalat »von Nord nach Süd« (Rezept Seite 130)	Zucchini-Möhren-Puffer mit Kräuterquark (Rezept Seite 137)
TAG 3	Crunchy Nussmüsli (Rezept Seite 123)	Käse-Wrap mit Schinken-Rucola-Füllung (Rezept Seite 131)	Kabeljaufilet auf Oliven-Tomaten-Bett (Rezept Seite 138)
TAG 4	In der Avocado gebackene Frühstückseier mit Speck (Rezept Seite 124)	Roastbeef-Salat mit Wilder Rauke (Rezept Seite 132)	Blumenkohlpüree mit Hackfleischtopping (Rezept Seite 139)
TAG 5	Kokos-Quarkcreme mit Himbeerwölkchen (Rezept Seite 125)	Hackbällchen auf mediterraner Tomatensoße (Rezept Seite 133)	Gemüse-Frittata mit Salami und Tomaten (Rezept Seite 140)
TAG 6	Eier auf Wolken mit Ofentomaten und Speck (Rezept Seite 126)	Zoodles alla Carbonara (Rezept Seite 134)	Involtini di Pollo auf Blattspinat-Tomaten-Gemüse (Rezept Seite 141)
TAG 7	Blaubeer-Smoothie-Bowl mit Knuspertopping (Rezept Seite 128)	Löffelavocados mit würziger Füllung (Rezept Seite 135)	Käse-Wrap mit Thunfischfüllung (Rezept Seite 142)

WOCHE 3 – STABILISIERUNG

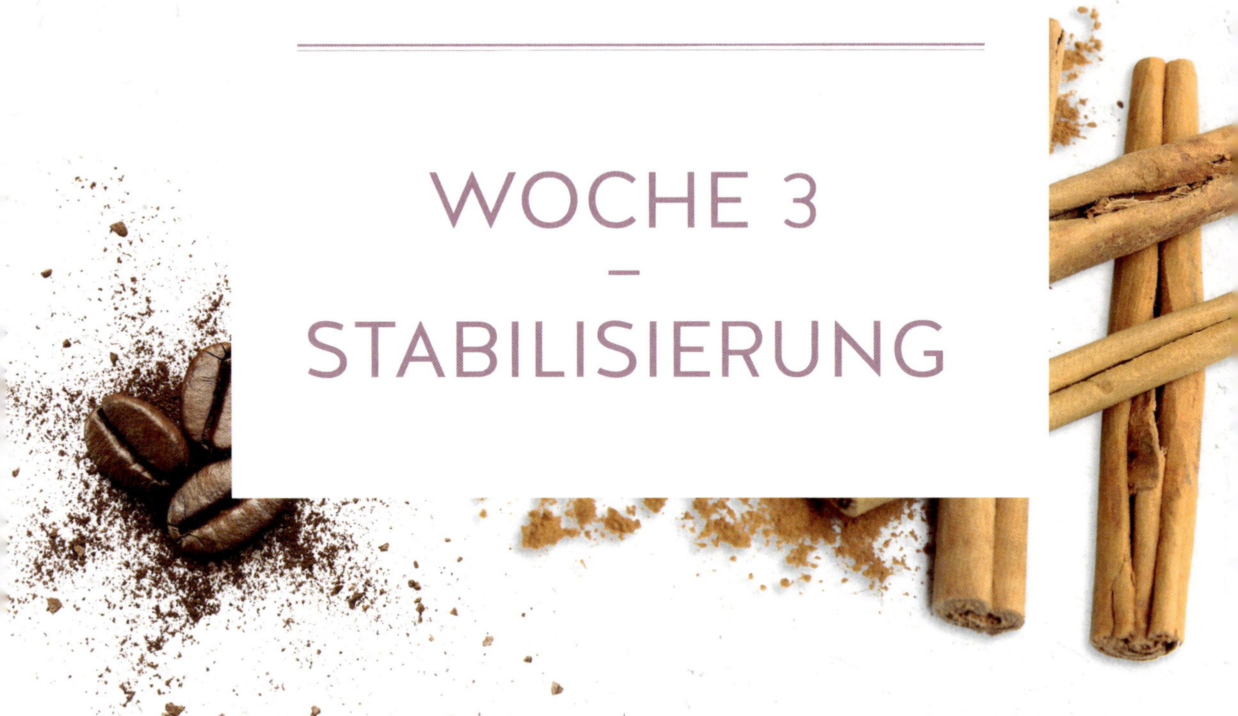

Nachdem Sie in der Umstellungsphase eine stabile Ketose erreicht haben, ist es nun an der Zeit, die ketogene Ernährung im Rahmen der Stabilisierungsphase mit der 16/8-Methode des Intervallfastens zu kombinieren.

Nach ein bis zwei Wochen kommt es beim Abnehmen, egal nach welcher Methode, in der Regel zu einem Gewichtsplateau – eine gefürchtete Phase, während der sich vorübergehend auf der Waage nichts mehr tut. So mancher wirft genau jetzt das Handtuch. Das Intervallfasten kommt da gerade recht, denn es kurbelt den Stoffwechsel an und hilft Ihnen so, die Plateauphase elegant zu überwinden und weiter abzunehmen. Sollte die Plateauphase ausbleiben – umso besser! Dann bauen Sie noch schneller Gewicht ab.

AUS DREI MACH ZWEI

In der Stabilisierungsphase reduzieren Sie die Zahl der Mahlzeiten auf zwei pro Tag. Sie fasten an 16 Stunden, in den darauffolgenden 8 Stunden essen und trinken Sie wie gewohnt. Das schaffen Sie ganz einfach, indem Sie gegen 19 Uhr die letzte Mahlzeit zu sich nehmen und ab 20 Uhr fasten. Am nächsten Morgen überspringen Sie einfach das Frühstück und essen gegen 12 Uhr zu Mittag.

Vielen von uns wurde jahrelang gepredigt, dass das Frühstück die wichtigste Mahlzeit des Tages sei. Bei Kindern stimmt das auch, denn ihre Glykogenspeicher sind sehr viel schneller leer als die von Erwachsenen. Um im Kindergarten oder in der Schule leistungsfähig zu sein, müssen Kinder die Glykogenspeicher durch ein gesundes Frühstück wieder auffüllen. Bei Erwachsenen hingegen wurde die Bedeutung des Frühstücks über Jahre hinweg viel zu hoch eingeschätzt. Zudem führt ein opulentes Frühstück, wie wir heute anhand zahlreicher Studien wissen, zu einer deutlich höheren Kalorienaufnahme im weiteren Tagesverlauf.

Mal ehrlich: Haben Sie morgens wirklich Hunger oder frühstücken Sie nur aus Gewohnheit? Lassen Sie das Frühstück ab dieser Woche einfach einmal ausfallen. Sie werden überrascht sein, wie leicht es Ihnen fällt.

Hören Sie auf Ihr Gefühl!

Insbesondere für Frauen sind die 16 Fastenstunden nicht in Stein gemeißelt. Da es bei ihnen ab einer gewissen Zeit des Nahrungsverzichts zu hormonellen Schwankungen kommen kann, empfehlen Ernährungswissenschaftler, dass Frauen im Schnitt mindestens 14 Stunden fasten. Männer sollten dagegen mindestens 16 Stunden fasten.

Probieren Sie unterschiedliche Fastenintervalle aus (siehe auch Seite 80): Fühlt sich ein Fastenrhythmus von 14, 15 oder 16 Stunden richtig und gut für Sie an?

Da unser Ernährungsplan für die Stabilisierungsphase zwei sättigende ketogene Mahlzeiten pro Tag enthält, kann es gut sein, dass Sie mittags gegen 12 Uhr noch immer keinen Hunger haben. Hören Sie auf Ihren Körper und essen Sie nach Ablauf der Fastenzeit nur, wenn Sie wirklich hungrig sind. Wenn die lieben Kollegen in die Kantine gehen oder die Uhrzeit sagt, dass es wieder Zeit zum Essen wäre, Sie aber eigentlich noch gar keinen Hunger haben, dann warten Sie. Nutzen Sie die freie Zeit doch für einen Spaziergang an der frischen Luft.

Alte Gewohnheiten ersetzen

Falls sich der neue Mahlzeitenrhythmus noch ungewohnt anfühlt, geben Sie sich etwas Zeit. Nach einer Weile wird Ihnen die neue Gewohnheit in Fleisch und Blut übergehen. Nach einigen Tagen fühlt sich das Intervallfasten ganz normal an und Sie werden nichts mehr missen. Nur wenn sich Gewohnheiten ändern, ändert sich wirklich etwas. Bleiben Sie dran!

Wie Kaffee beim Abnehmen hilft

Um das ausgefallene Frühstück zu kompensieren, ist bei Bedarf ein großer Pott Kaffee oder Tee (ohne Zucker, Honig oder Ähnliches) hilfreich. Das warme Getränk tut gut, vertreibt die Müdigkeit und füllt den Magen.

Kaffee kann noch mehr: Das in Bohnenkaffee enthaltene Spermidin verstärkt die positive Wirkung des Fastens und kurbelt die Autophagie (siehe Seite 33) ordentlich an. Wer seinen Kaffee nicht schwarz mag, darf einen Schuss Milch hineingeben (nicht mehr als 35 Kalorien!). Da tierisches Eiweiß die Autophagie hemmt sowie auch wegen des Zuckergehalts der Milch (in Form von Laktose) sollten Sie Mandelmilch, Kokosmilch oder Sojamilch der Kuhmilch vorziehen.

Anders als Wasser eignet sich Kaffee nicht als Durstlöscher. Gegen zwei oder drei Tassen Kaffee täglich spricht aber nichts.

Wie der Tellertrick hilft, nicht mehr zu essen als notwendig

Da Sie in der Stabilisierungsphase weiterhin auf Ihr Traumgewicht zusteuern, streben Sie ein Kaloriendefizit an. Bis zum Mittagessen verzichten Sie daher auf Snacks und Zwischenmahlzeiten und trinken vornehmlich Wasser, Tee und Kaffee. Durch das fehlende Frühstück

TIPP: KETO-KAFFEE

Falls Sie während der Fastenzeit doch einmal starken Hunger bekommen und der Magen unablässig knurrt, kann ein Keto-Kaffee Wunder wirken. Er liefert Energie und sättigt über Stunden. Geben Sie 200 ml frisch gebrühten Kaffee zusammen mit einem Esslöffel Kokosöl in ein Rührgefäß und schlagen Sie die Mischung kurz mit dem Pürierstab auf. Oder Sie geben die Zutaten in einen gut schließenden Becher und schütteln ihn. Würzen Sie den Kaffee nach Belieben mit Zimt, Muskatnuss, Kardamom und Erythrit.

Viele »Ketarier« schwören auf ihren morgendlichen Keto-Kaffee, der sich übrigens auch mit Chai-Tee, schwarzem oder grünem Tee ganz hervorragend zubereiten lässt. Das Kokosöl sorgt dafür, dass Sie sich fit und leistungsfähig fühlen und dass bis zum Mittag keine Hungergefühle aufkommen.

nehmen Sie automatisch weniger Kalorien zu sich, die zusätzlich zu der gesteigerten Fettverbrennung während der 16-stündigen Fastenzeit die Pfunde purzeln lassen.

Wichtig in der Stabilisierungsphase ist, sich klarzumachen, dass die in der Fastenzeit eingesparten Kalorien kein Freifahrtschein für maßloses Essen während der übrigen Zeit sind. Nur weil Sie über einen gewissen Zeitraum nichts essen, bedeutet das nicht, dass Sie sich den Bauch abseits der Fastenzeiten über die Maßen vollschlagen. Ein normales, ausgewogenes Essverhalten ist die Voraussetzung für das Gelingen von Keto-Power!

Lassen Sie sich daher ruhig Zeit beim Essen. Es dauert schließlich zwanzig Minuten, bis der Körper ein Sättigungssignal sendet.

Falls Sie befürchten, dass Sie außerhalb der Fastenzeiten unwillkürlich mehr essen könnten als eigentlich notwendig, sollten Sie kleinere Teller verwenden als üblich. Indem wir von einem kleineren Teller essen, wird dem Körper ein schnelleres Sättigungsgefühl suggeriert. Wie eine Studie der Cornell University beweist, können wir durch diesen simplen Trick eine Kalorienersparnis von sage und schreibe 30 Prozent erreichen.[18]

Mehr Bewegung in den Alltag und die Freizeit einbauen

Auch wenn Sport in der Theorie nicht zwingend Teil von Keto-Power sein muss, möchten wir Ihnen regelmäßige Bewegungshäppchen und Sporteinheiten unbedingt ans Herz legen. Das hat zwei Gründe:

- Sporteinheiten stärken unser Immunsystem. Sie führen zu einem strafferen Gewebe, einem besseren Körpergefühl und kräftigen die Herzmuskulatur und damit unser Herz-Kreislauf-System.
- Gleichzeitig hilft uns Sport dabei, gesund abzunehmen, denn regelmäßige Bewegung verbrennt Kalorien und erhöht den Grundumsatz, sodass wir selbst im Ruhezustand mehr Energie verbrauchen.

Sie müssen selbstverständlich nicht gleich zum Marathonläufer werden. Für den Anfang reicht es vollkommen aus, wenn Sie sich 15 bis 20 Minuten am Tag zügig bewegen – das kann auch die flotte Fahrt mit dem Fahrrad zur Arbeit sein oder ein abendliches Federballmatch. So gewöhnen Sie sich an die Belastung und lassen diese zu einem Teil Ihres Alltags werden. Zu einem späteren Zeitpunkt können Sie die Trainingsdauer langsam steigern. Wichtig ist, dass Sie Freude an der Bewegung haben und dass Sie sich dabei nicht überfordern.

Falls möglich, bewegen Sie sich schon morgens auf nüchternen Magen. Da die Glykogenspeicher vollkommen entleert sind und sich der Körper bereits in der Ketose befindet, wird der Fettstoffwechsel aktiviert. Der Körper schaltet auf maximale Fettverbrennung und selbst hartnäckige Fettpölsterchen werden durch die morgendliche Sporteinheit zum Schmelzen gebracht.

AUF EINEN BLICK: DIE STABILISIERUNGSPHASE

- Lassen Sie das Frühstück ausfallen und gönnen Sie Ihrem Körper eine 16-stündige Essenspause zwischen dem Abendessen und dem folgenden Mittagessen.
- Nehmen Sie maximal 30 Gramm Kohlenhydrate pro Tag zu sich.
- Essen Sie sich zweimal am Tag mit unseren Keto-Power-Rezepten satt.
- Bereiten Sie sich einen Keto-Kaffee zu, falls Sie morgens der Hunger zu sehr plagt.
- Verwenden Sie kleinere Teller, falls Sie dazu neigen, abseits der Fastenzeiten mehr zu essen als eigentlich notwendig.
- Bauen Sie immer mehr Bewegungshäppchen in Ihren Alltag und sportliche Aktivitäten in Ihre Freizeit ein.

ERNÄHRUNGSPLAN FÜR WOCHE 3 (MAX. 30 G KH/TAG)

	FRÜHSTÜCK	MITTAGESSEN	ABENDESSEN
TAG 1	Nach Belieben Kaffee oder Tee (siehe Seite 61)	Rindercarpaccio mit Parmesan und Pinienkernen (Rezept Seite 145)	Tomatenhähnchen mit Zucchini und Feta (Rezept Seite 154)
TAG 2	Nach Belieben Kaffee oder Tee (siehe Seite 61)	Thunfischsalat Tomate-Feta-Avocado (Rezept Seite 146)	Buntes Ofengemüse mit Chorizo (Rezept Seite 155)
TAG 3	Nach Belieben Kaffee oder Tee (siehe Seite 61)	Lachsfilet auf mediterranem Ofengemüse (Rezept Seite 148)	Käsepizza mit Schinken und Champignons (Rezept Seite 156)
TAG 4	Nach Belieben Kaffee oder Tee (siehe Seite 61)	Überbackene Schweinesteaks auf Tomatencarpaccio (Rezept Seite 149)	Blumenkohl »undercover« (Rezept Seite 158)
TAG 5	Nach Belieben Kaffee oder Tee (siehe Seite 61)	Putengeschnetzeltes mit Zucchini und Champignons (Rezept Seite 150)	Zoodles mit Garnelen in Zitronen-Sahne-Soße (Rezept Seite 159)
TAG 6	Nach Belieben Kaffee oder Tee (siehe Seite 61)	Eiersalat mit knusprigem Bacon und Chicorée (Rezept Seite 151)	Schweinefilet im Speckmantel mit Zoodles und Gorgonzolasoße (Rezept Seite 160)
TAG 7	Nach Belieben Kaffee oder Tee (siehe Seite 61)	Steak mit Avocado-Pommes und Crème fraiche (Rezept Seite 152)	Klassische Ratatouille mit Crème fraîche (Rezept Seite 161)

WOCHE 4 – ERHALTUNG

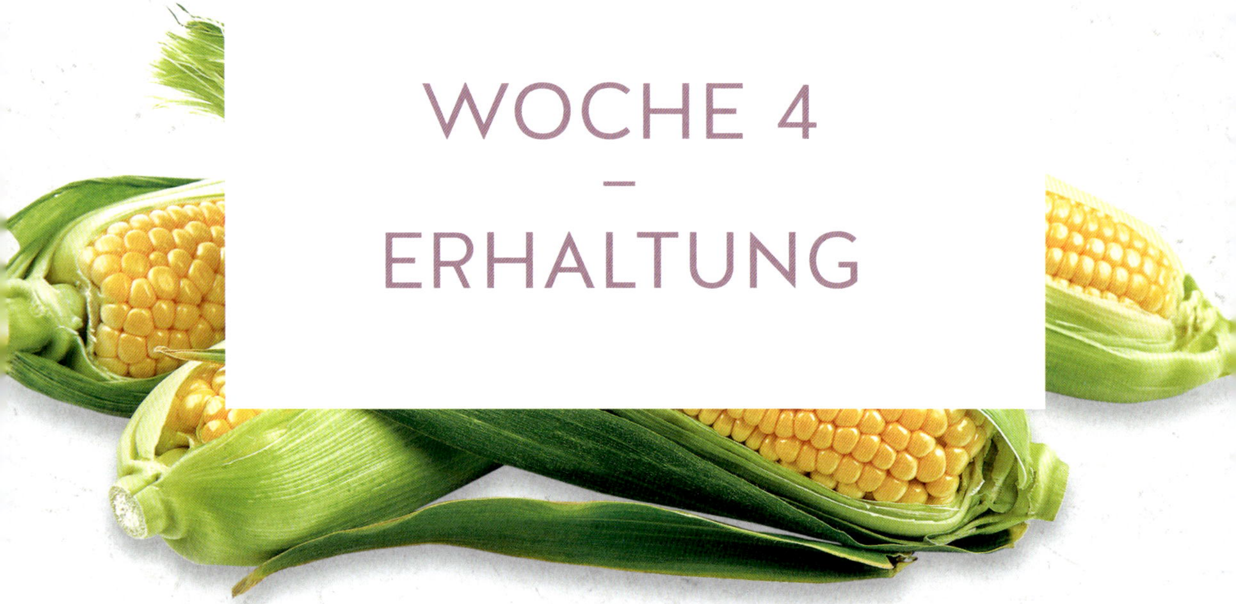

Die Erhaltungsphase ist gleichbedeutend mit dem Übergang in eine nachhaltig gesunde Ernährung, die es Ihnen ermöglicht, Ihr neues Körpergewicht zu halten oder noch ein paar Pfunde mehr abzunehmen und weiterhin von den vielen gesundheitlichen Vorteilen des Intervallfastens zu profitieren. Daher: Bleiben Sie der 16/8-Methode des Intervallfastens als alltagstaugliches und gesundheitsförderndes Ernährungskonzept weiterhin treu!

Zugleich erhöhen Sie in dieser Phase die tägliche Menge an komplexen Kohlenhydraten Schritt für Schritt und erweitern auf diese Weise Ihren Speiseplan.

AUCH KOHLENHYDRATE GEHÖREN DAZU

Genau wie früher das Fett verteufelt wurde, ist es heute für viele zum Dogma geworden, Kohlenhydrate aus ihrem Leben zu verbannen. Wir sind der Meinung, dass Kohlenhydrate zu einer ausgewogenen Ernährung gehören!

Entscheidend dabei ist, dass man – neben der richtigen Menge – die richtigen Kohlenhydrate wählt. Ähnlich wie man bei Fett zwischen überwiegend gesunden (ungesättigten) und ungesunden (gesättigten) Fettsäuren unterscheidet, sollten Sie auch bei Kohlenhydraten genauer hinsehen. Einfache, kurzkettige Kohlenhydrate, wie sie vor allem in den folgenden Lebensmitteln enthalten sind, sollten Sie so weit wie möglich meiden:

- Haushaltszucker (Kristallzucker, Süßigkeiten, süßes Gebäck, Marmelade, Eiscreme, oft auch Zutat in Fertiggerichten)
- Weißmehl (Weißbrot, Baguette, Toast, Kuchen, Kleingebäck …)
- Helle Nudeln
- Weißer Reis
- Stark verarbeitete Kartoffelprodukte (wie Pommes frites, Kartoffelchips, Fertigkartoffelpüree)

Diese kohlenhydrathaltigen Lebensmittel liefern dem Körper sofort verwertbare Energie. Die Kohlenhydrate gehen schnell ins Blut und haben eine hohe Insulinausschüttung zur Folge. Da der Blutzuckerspiegel nach dem Genuss einfacher Kohlenhydrate rasch wieder absinkt, kommt es bereits nach kurzer Zeit wieder zu Heißhunger nach neuen Kohlenhydraten. Auch Müdigkeit und Konzentrationsschwäche können die Folge sein. Da sie außer

Stärke kaum Vitamine, Mineralstoffe und Spurenelemente enthalten, werden sie auch gern als leere Kohlenhydrate bezeichnet.

Anders sieht es beim Verzehr komplexer, langkettiger Kohlenhydrate aus. Sie müssen bei der Verdauung erst aufgespalten und in ihre Bestandteile zerlegt werden. In der Folge steigt der Blutzuckerspiegel wesentlich langsamer und gleichmäßiger an, sodass wir uns nach dem Genuss komplexer Kohlenhydrate deutlich länger gesättigt fühlen.

Komplexe Kohlenhydrate stecken insbesondere in diesen Lebensmitteln:

- Vollkorngetreide (zum Beispiel Hafer, Roggen, Dinkel, Grünkern, Emmer, Einkorn, Reis, Mais, Hirse)
- Pseudogetreide (Quinoa, Buchweizen, Amarant)
- Vollkornflocken (zum Beispiel aus den genannten Sorten)
- Echtes Vollkornbrot (nicht nur Weißbrot mit Vollkornbeimischung, beachten Sie die Zutatenliste beziehungsweise fragen Sie beim Bäcker nach)
- Kohlenhydratreiche Gemüsesorten (wie Kartoffeln, Süßkartoffeln, Pastinaken, Möhren, rote Paprika, Gemüsemais)
- Hülsenfrüchte (Linsen, Erbsen, Bohnen, Kichererbsen)

Bitte verzichten Sie auch langfristig auf einfache Kohlenhydrate und greifen Sie bewusst zu komplexen Kohlenhydraten.

Vollkorn – richtig lecker

Vollwertige Getreideprodukte, also solche aus ungeschältem Korn, sind inzwischen sehr viel mehr als nur dunkelbraune Nudeln und Pumpernickel! Es gibt heutzutage wunderbar schmeckende Vollkornnudeln, erlesene Vollkornreissorten und knuspriges Brot und Brötchen aus feinem Vollkornmehl oder -schrot. Besonders fein schmecken das goldgelbe Einkorn und der nussig-aromatische Buchweizen, die sich auch hervorragend als Küchenzutat eignen, zum Beispiel zum Backen oder für knusprige Pfannkuchen. Den jeweiligen Kohlenhydratgehalt können Sie in einer Nährwerttabelle nachschlagen (siehe Buchtipp

ANNA: »GANZ GEMÜTLICH ZUM ERFOLG«

In den letzten Jahren habe ich immer mal wieder Ernährungskonzepte wie Low Fat oder Montignac ausprobiert. Langfristig war das nie von Erfolg gekrönt, da sich nach und nach doch immer wieder die alten, bequemen Ernährungsgewohnheiten durchgesetzt haben. Vor einigen Monaten habe ich nun das Intervallfasten (16/8) entdeckt. Der Fastenzeitraum von 20 Uhr bis 12 Uhr klappt sehr gut, vielleicht weil ich unter der Woche auch vorher nur selten gefrühstückt habe. Das Konzept kommt meinem Ernährungsrhythmus also sehr nahe, weshalb ich es gar nicht als Einschränkung empfinde. Dass es statt dickem Latte Macchiato nun Kaffee schwarz oder Tee und viel Wasser gibt, war am Anfang schon eine Umgewöhnung. Inzwischen vermisse ich aber nichts mehr und fühle mich weder schlapp noch ausgehungert oder im Berufsalltag irgendwie beeinträchtigt. Nach dem Mittagessen bin ich jetzt so nachhaltig satt, dass mich der im Büro spendierte Kuchen am Nachmittag kaltlässt. Auch abends kann ich den Knabbereien widerstehen – mir ist ganz deutlich bewusst geworden, dass das tatsächlich eine Kopfsache ist.

Da ich am Wochenende oder im Urlaub nicht ganz so streng bin und die Fastenintervalle dann manchmal nur 14 oder 12 Stunden betragen, kommt der Abnehmerfolg vielleicht etwas langsamer. Es passen jetzt aber auch schon wieder Hosen mit einer kleineren Größe. Da es so unkompliziert umzusetzen ist, bin ich sicher, einfach weitermachen zu können – falls die Hose wieder kneift, umso konsequenter.

Seite 183). Denn bei aller Begeisterung für Vollkornerzeugnisse gilt: Mehr als 100 Gramm Kohlenhydrate pro Tag sollten es auch ab der Erhaltungsphase nicht sein. Genießen Sie zum Beispiel Spaghetti Bolognese mit Vollkornpasta, indem Sie einfach den Anteil der Sauce gegenüber den Nudeln erhöhen.

Das Gesundheitsplus mitnehmen

Eine Scheibe Vollkornbrot steckt voller komplexer Kohlenhydrate und es dauert länger, diese zu kauen, als bei einer Scheibe Weißbrot. Das kommt auch der Verdauung zugute, da diese bekanntlich bereits beim Kauen beginnt, weil Enzyme freigesetzt und über reflexhafte Verbindungen die Verdauungssäfte angeregt werden. Die in Vollkorngetreide sowie in Gemüse und Hülsenfrüchten enthaltenen Ballaststoffe (unverdauliche Nahrungsbestandteile) sorgen für ein lang anhaltendes Sättigungsgefühl und eine gesunde Verdauung. Lebensmittel mit komplexen Kohlenhydraten liefern außerdem auch reichlich Mineralstoffe, Vitamine, Magnesium, Zink und Eiweiß.

Da Keto-Power auf eine ausgewogene, gesunde Ernährung abzielt, integrieren Sie komplexe Kohlenhydrate im Rahmen der Erhaltungsphase in gesundem Maße wieder Schritt für Schritt in die Ernährung. Auf einfache Kohlenhydrate verzichten Sie auch langfristig.

Abseits der Fastenzeit dürfen Sie grundsätzlich essen, was und wie viel Sie wollen. Das klingt natürlich zunächst einmal verführerisch.

Allerdings sollten Sie Ihre Nahrung während der 8 zur Verfügung stehenden Stunden weiterhin mit Bedacht wählen. Fastfood oder ungesunde Fertiggerichte (siehe auch Tabelle Seite 47) sollten nur im äußersten Notfall auf dem Tisch landen. Ab Seite 72 finden Sie schnelle, gesunde, leckere kleine Gerichte.

Achten Sie darauf, sich bei jeder Mahlzeit eine große Portion Gemüse oder Salat zu nehmen, und greifen Sie weiterhin zu gesunden, frisch zubereiteten Gerichten. Natürlich können Sie Ihre Lieblingsrezepte aus diesem Buch immer wieder zubereiten. Sie wissen aber mittlerweile so viel über gesunde Ernährung, dass Sie kreativ werden können. So lassen sich etwa kohlenhydratreiche Lieblingsspeisen »entschärfen«, zum Beispiel mit Zoodles, Käsepizzaboden, einer Panade aus Ei, Sesam und Parmesan oder unserem Wrapteig, die Sie alle im Rezeptteil dieses Buches finden.

Kurze ketogene Phasen: Ihr Joker

Falls der Zeiger der Waage nach einigen Monaten plötzlich wieder nach oben wandert, fragen Sie sich bitte kritisch, ob Sie in der vergangenen Zeit zu viele Ausnahmen gemacht haben und wieder in alte Ernährungsmuster gerutscht sind. Sollte das der Fall sein, ist es höchste Zeit, Ihren Stoffwechsel anzukurbeln, indem Sie eine konsequent ketogene Woche einlegen. Das notwendige Rüstzeug haben Sie durch unseren Ernährungsplan und die darin befindlichen Rezepte an der Hand.

Mehr darüber, wie Sie Ihre Erfolge langfristig bewahren können und nicht mehr in die altbekannten Fallen tappen, lesen Sie im dritten Kapitel ab Seite 70.

AUF EINEN BLICK: DIE ERHALTUNGSPHASE

- Behalten Sie das Intervallfasten nach der 16/8-Methode bei.
- Essen Sie maximal 100 g Kohlenhydrate pro Tag.
- Achten Sie auf eine gesunde, ausgewogene Ernährung.
- Meiden Sie einfache Kohlenhydrate so weit wie möglich.
- Bevorzugen Sie komplexe Kohlenhydrate.
- Auf längere Sicht: Legen Sie kurze ketogene Phasen ein, falls das Gewicht wieder steigt.

ERNÄHRUNGSPLAN FÜR WOCHE 4 (MAX. 100 G KH/TAG)

	FRÜHSTÜCK	MITTAGESSEN	ABENDESSEN
TAG 1	Nach Belieben Kaffee oder Tee (siehe Seite 61)	Waldorfsalat nach Keto-Power-Art (Rezept Seite 163)	Tsatsiki-Blumenkohlauflauf mit Hackfleisch und Feta (Rezept Seite 172)
TAG 2	Nach Belieben Kaffee oder Tee (siehe Seite 61)	Hüttenkäse mit Räucherlachs und Dill (Rezept Seite 164)	Gelbes Hähnchencurry mit Erdnüssen (Rezept Seite 173)
TAG 3	Nach Belieben Kaffee oder Tee (siehe Seite 61)	Käsepizza mit Oliven, Tomaten und Rucola (Rezept Seite 165)	Bunte Gemüsepfanne mit Putenbruststreifen (Rezept Seite 174)
TAG 4	Nach Belieben Kaffee oder Tee (siehe Seite 61)	Bunter Salat mit gebackenem Camembert (Rezept Seite 166)	Lachsfilet auf Rote-Bete-Carpaccio und Avocadocreme (Rezept Seite 175)
TAG 5	Nach Belieben Kaffee oder Tee (siehe Seite 61)	Mozzarellasalat mit Garnelen auf Olivenpesto (Rezept Seite 168)	Express-Hackfleischpfanne mit Gemüse (Rezept Seite 176)
TAG 6	Nach Belieben Kaffee oder Tee (siehe Seite 61)	Hähnchenbrust mit Wildreis auf Gorgonzola-Spinatbett (Rezept Seite 169)	Fruchtige Süßkartoffelsuppe mit Garnelen (Rezept Seite 177)
TAG 7	Nach Belieben Kaffee oder Tee (siehe Seite 61)	Würzig gefüllte Paprika (Rezept Seite 170)	Rindersteaks mit Rahmchampignons (Rezept Seite 178)

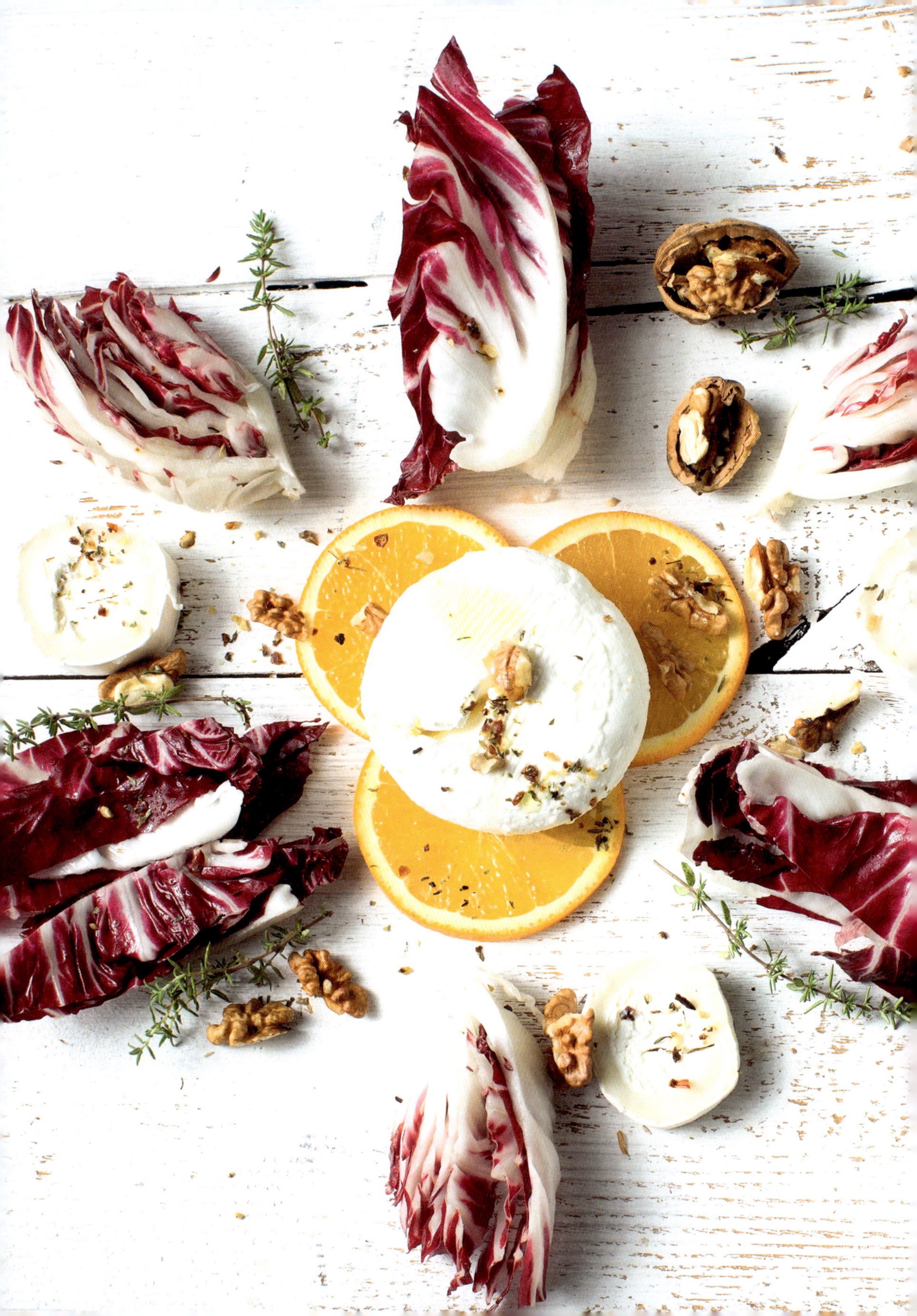

»BLEIB SO!«

–

FÜR IMMER SCHLANK

Sobald Sie mit Keto-Power Ihr Wunschgewicht erreicht und sich rechtmäßig selbst auf die Schulter geklopft haben, ist es an der Zeit, nach vorn zu schauen. In diesem Kapitel verraten wir Ihnen, wie Sie Ihre Erfolge auch langfristig bewahren, sich den Jo-Jo-Effekt komplett schenken und sicherstellen, dass die verlorenen Pfunde für immer dort bleiben, wo der Pfeffer wächst.

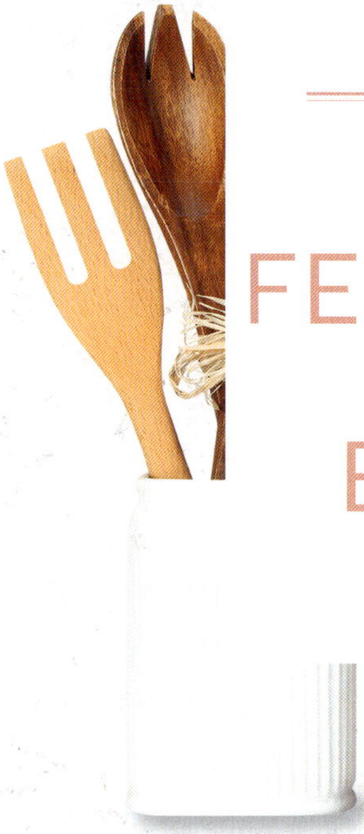

FEIN UND FLEXIBEL – EASY COOKING

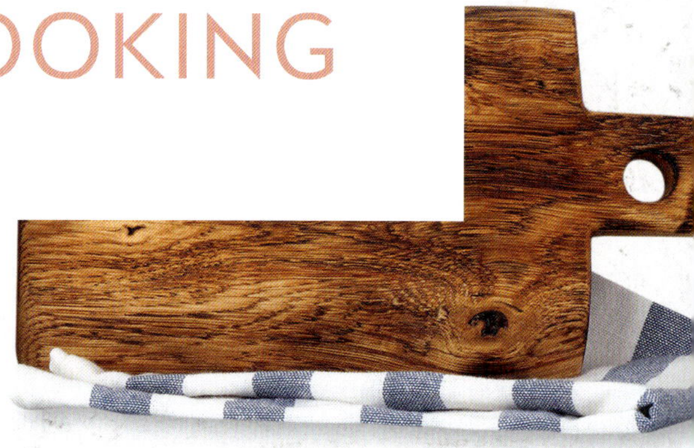

Im Grunde ist die Formel für eine gesunde, genussvolle Ernährung nach dem Prinzip von Keto-Power ganz einfach:

- Nehmen Sie möglichst naturbelassene Lebensmittel zu sich.
- Essen Sie viele gesunde Fette.
- Wählen Sie komplexe Kohlenhydrate (aber auch die in Maßen).
- Essen Sie reichlich Salat und Gemüse.
- Zu den wenigen Mahlzeiten pro Tag essen Sie sich richtig satt, denn das verhindert Heißhunger.
- Verzichten Sie auf Snacks.
- Geben Sie Ihrem Körper jeden Tag eine längere Essenspause.

Damit das alles gut klappt, finden Sie auf dieser und den folgenden Seiten einige hilfreiche Tipps und Anregungen.

WERTVOLLE LEBENSMITTEL AUSWÄHLEN

Kochen Sie so oft wie möglich selbst und achten Sie auf die Qualität Ihrer Nahrung. Dabei sind die Kalorien zweitrangig. In erster Linie zählt die Qualität im Sinne der Nährstoffdichte: Lebensmittel mit einer hohen Nährstoffdichte weisen in Bezug auf den Energiegehalt einen besonders hohen Nährstoffgehalt auf. Ein gutes Beispiel dafür ist Gemüse. Es versorgt uns mit wichtigen Vitaminen, Ballaststoffen und sekundären Pflanzenstoffen (hinter diesem Begriff steckt eine Vielzahl von Farb-, Duft- und Schutzstoffen der Pflanzen, die auch für uns eine große gesundheitliche Bedeutung haben). Ähnliches gilt für naturbelassene fettreiche Fische, Öle, Milchprodukte, Eier und Nüsse – selbst diese kalorienreicheren Lebensmittel haben ein günstiges Verhältnis von Nährstoffen und Nährwert.

Einfache Kohlenhydrate, denaturierte Fette und die meisten Konserven hingegen haben eine geringe Nährstoffdichte, ebenso Fertiggerichte, die zudem meistens ungesunde Geschmacksverstärker, künstliche Aromen und sonstige Hilfsstoffe enthalten.

DIE ANTI-STRESS-KÜCHE

Manchmal können wir einfach nicht so, wie wir eigentlich wollen. Dann haben uns Stress, Zeitmangel und ein voller Alltag fest in ihren Fängen. Alles muss schnell gehen, auch das Essen. Wie sollen wir da die Zeit finden, um selbst zu kochen und uns gesund und ausgewogen zu ernähren? Wir haben eine gute Nachricht für Sie: Mit etwas Übung lassen sich eine gesunde Ernährung und der Trubel des Alltags in Einklang bringen – ob zu Hause, auf Reisen, im Büro oder im Restaurant.

Clever vorbereiten und aufbewahren

Wenn Ihr Alltag von Stress und Zeitmangel geprägt ist, dann ist eine gute Planung ganz besonders hilfreich. Setzen Sie sich daher bereits am Wochenende einmal in Ruhe hin und nehmen Sie die kommende Woche vorausschauend unter die Lupe: An welchen Tagen können Sie sich problemlos in Ihrem Keto-Rhythmus ernähren? An welchen Tagen könnte es mit dem Kochen eng werden? Was wollen Sie gerne stattdessen essen? Welche Zutaten benötigen Sie dafür? Gehen Sie am besten immer gleich am Montag einkaufen, sodass Sie Ihren guten Vorsätzen treu bleiben können und sich am Ende nicht doch einen schnellen Burger im Brötchen holen.

Es mag anfangs ungewohnt sein, das Essen so zu planen, aber bald werden Sie merken, wie effektiv es ist. Zum klugen Zeitmanagement können auch diese Tipps beitragen:

- Kochen Sie geeignete Gerichte auf Vorrat. Wenn Sie die doppelte Menge an einem Tag zubereiten, ergibt das für den nächsten Abend oder das Mittagessen im Büro eine weitere genussvolle Mahlzeit. Dafür eignen sich nicht nur warme Gerichte, sondern auch Salate oder Rohkost.
- Deftige Salate wie Wurstsalat, Thunfischsalat oder Goudasalat schmecken besonders herrlich, wenn sie am Vorabend zubereitet wurden und über Nacht noch mal richtig schön durchziehen konnten.
- Salat und rohes Gemüse bleiben frisch, wenn sie getrennt vom Dressing aufbewahrt werden. Blattsalat können Sie auf einem Blatt Küchenrolle in einem luftdichten Behälter aufbewahren oder, falls genug Platz im Kühlschrank ist, direkt in der Salatschleuder.

TIPP: VERBIETEN VERBOTEN!

Verbieten Sie sich nichts ganz und gar! Wer sich vornimmt, für immer auf Schokolade zu verzichten, wird über kurz oder lang scheitern. Ein Stückchen Kuchen oder ein Riegel Schokolade sind außerhalb der Fastenphase hin und wieder erlaubt. Nur nicht jeden Tag. Wenn Sie sich die kleinen Genüsse prinzipiell erlauben, können Sie eher darauf verzichten. Klingt paradox, aber so funktionieren wir nun mal.

- In einer großen und einer kleineren Frischhaltebox können Sie den Salat und das Dressing getrennt aufbewahren.
- Ebenso lassen sich zum Beispiel die Teigfladen und die Füllung für Wraps oder der Räucherlachs und der Hüttenkäse oder Eiersalat und knuspriger Bacon oder Zucchinipuffer (die schmecken auch kalt!) und Kräuterquark … getrennt aufbewahren und bei Bedarf transportieren.
- Frische Kräuter können Sie klein geschnitten einfrieren, dann haben Sie immer sofort eine Extraportion Genuss und wertvolle Nährstoffe zur Hand. Besonders gut eignet sich dafür eine klassische Eiswürfelform, aus der Sie die gefrorenen Kräuter bequem portionsweise entnehmen können.
- Auch selbst gemachte Kräuter- oder Knoblauchbutter lässt sich einige Tage im Kühlschrank aufbewahren und ist eine köstliche Würze an vielen Speisen.

Schonend zubereiten spart Zeit

Dämpfen oder dünsten Sie Gemüse nur kurz, statt es lange weich zu kochen. Garen Sie mit wenig Wasser oder verarbeiten Sie gegebenenfalls das Garwasser zu einer leckeren, nährstoffreichen Suppe oder Soße weiter. Zum Wegschütten ist das Wasser viel zu schade!

KETO-QUICKIES

Wir wissen aus eigener Erfahrung, dass eine gesunde und figurschonende Ernährung mit den vielen Verpflichtungen des Alltags nicht immer unter einen Hut zu bringen ist. Deshalb haben wir Ihnen einige schnelle Rezeptideen zusammengestellt. Sie sind alle supersimpel und natürlich absolut Keto-Power-tauglich!

Die Mengen gehen »Pi mal Daumen« – Sie haben inzwischen ein gutes Gefühl dafür entwickelt, wie viel Sie brauchen, um satt zu werden.

Hüttenkäse mit Lachs und Gurke

Hüttenkäse (körniger Frischkäse) ist ein satt machender Genuss mit einer genialen Konsistenz. Ein halber Becher davon, mit zwei Scheiben Räucherlachs und einigen Scheiben Salatgurke angerichtet, mit etwas Meersalz und frisch gemahlenem Pfeffer gewürzt, ist *Keto-Fastfood at its best*!

Express-Steak

Ein schönes Steak aus artgerechter Tierhaltung oder ein Lachssteak in Butterschmalz rundum anbraten und eine Handvoll Tiefkühlgemüse Ihrer Wahl mit in die Pfanne geben. Mit Salz, Pfeffer und Kräuterbutter würzen.

Italienischer Salat

Genuss pur: Blattsalat, Tomatenviertel, Kochschinken, gekochtes Ei, Oliven und Käse (etwa Mozzarella, Burrata, Taleggio, Pecorino oder Gouda) auf einem Teller anrichten, mit Olivenöl und Zitronensaft beträufeln, mit Salz und Pfeffer würzen. Und den Teller im Auge behalten, es könnten Diebe unterwegs sein!

Spiegeleier mit Speck und Salat

Drei Scheiben Frühstücksspeck in einer kleineren Pfanne etwas auslassen und zwei Eier darüberschlagen. Mit Salz und Pfeffer würzen, zugedeckt langsam fertig garen. Dazu eine große Schüssel Blattsalat mit einem Dressing aus Olivenöl, Weißweinessig, Meersalz, Pfeffer und Schnittlauchröllchen.

Rührei mit Tomate und Schinken

Zwei Eier mit Salz und Pfeffer in einer Schüssel leicht verschlagen. Tomatenwürfel und Schinkenstreifen mit etwas Olivenöl in einer Pfanne erhitzen, Eiermischung darübergießen und bei mittlerer Hitze stocken lassen. Etwas zerzupfen, auf einen Teller geben, mit Schnittlauchröllchen bestreuen und genießen.

Tomatensuppe

Tomaten sind das einzige Gemüse, das durch Konservierung noch gewinnt. Dosentomaten im Topf zerdrücken, mit Salz, Pfeffer, Lorbeerblatt und Thymian würzen. Ein wenig köcheln, dann einen Schuss Olivenöl unterziehen und die Suppe mit Parmesan bestreut genießen.

Salat mit Ziegenkäse im Speckmantel

Rucola oder Feldsalat auf einem Teller auslegen. Mit einem Dressing aus Olivenöl, Weißweinessig, frischen Kräutern, Salz und Pfeffer beträufeln. Eine Ziegenkäserolle in dicke Taler schneiden, jeden mit einer Scheibe Frühstücksspeck umwickeln. In der Pfanne bei mittlerer Hitze von allen Seiten braten, bis der Speck knusprig braun und der Ziegenkäse schön cremig ist. Auf den Salat setzen.

Garnelen auf Salatbett

Einen Schuss Öl in einer Pfanne erhitzen, küchenfertige Garnelen (alternativ: Scampi) darin anbraten, nach Belieben einige Knoblauchzehen in Stiften, Chiliringe und/oder Rosmarin mitbraten. Mit Weißwein ablöschen, etwas einköcheln. Salzen, pfeffern, mit frischer Petersilie und Zitronenzesten bestreuen.

Caprese-Salat

Insalata Caprese – ein Klassiker der italienischen Küche und perfektes Keto-Essen! Tomaten und Mozzarella in dickere Scheiben schneiden, fächerförmig auf einem Teller anrichten. Mit Salz und Pfeffer bestreuen, mit Olivenöl und etwas Balsamico beträufeln. Eine Handvoll Basilikumblätter darauf verteilen.

Spinatsalat mit Avocado

Babyspinat verlesen, waschen und trocken tupfen. Avocado halbieren, entkernen und würfeln. Ein Dressing aus Olivenöl und Balsamico anrühren. Den Spinat und die Avocado in einer Schüssel mit dem Dressing verrühren und nach Belieben mit Tomaten, Oliven und Fetakäse variieren. Abschließend mit frischen Walnüssen oder Pinienkernen bestreuen.

Thunfischsteak mit Spinat

Tiefkühlspinat mit etwas Butter, Salz und Pfeffer erhitzen. Thunfischsteak waschen, trocken tupfen, salzen und pfeffern. Etwas Öl in einer Grillpfanne erhitzen und das Steak kurz von beiden Seiten anbraten, sodass es durcherhitzt, aber innen noch fast roh ist. Mit dem Spinat anrichten und sofort genießen.

Antipasti-Platte

Je eine Zucchini und Aubergine dünn schneiden und in Olivenöl kurz anbraten (nach Belieben mit etwas Knoblauch und Rosmarin). Zwei Paprikaschoten vierteln, putzen und mit der Hautseite nach oben 10 Minuten unter den Backofengrill geben, bis die Haut schwarze Blasen wirft. Aus dem Ofen nehmen, ein feuchtes Tuch darüberlegen. Nach 10 Minuten die Haut abziehen. Alles mit Rucola und Tomatenachteln anrichten. Mit Salz und Pfeffer würzen, mit Olivenöl und Balsamico beträufeln.

Pinzimonio mit Kräuterdip

Stangensellerie, Karotten, Paprika, Radieschen in Sticks schneiden. Eine Zwiebel fein würfeln und mit Quark, frischen Kräutern wie Petersilie, Schnittlauch und Dill, etwas Knoblauch, etwas Limettensaft zu einem Dip rühren. Mit Salz, Pfeffer und etwas Paprikapulver würzen und eintauchen ins Dipvergnügen.

Schnelle Schinken-Käse-Röllchen

Kochschinkenscheiben mit Frischkäse bestreichen. Nach Belieben mit Rucola und Gemüseraspeln belegen und zu »Wraps« rollen.

Guacamole mit Hähnchensticks

Das Fruchtfleisch einer reifen Avocado mit einer Gabel sehr fein zerdrücken. Eine sehr fein gewürfelte Tomate, eine zerdrückte Knoblauchzehe, etwas Zitronensaft und Frischkäse, Salz und Pfeffer untermischen. Hähnchenfilet waschen und trocken tupfen, rundum salzen und goldbraun anbraten. Kurz abkühlen lassen und in dünne Sticks schneiden, mit denen man die Guacamole genüsslich auslöffeln kann.

Spinat mit Tomaten und Spiegelei

Tiefkühlspinat mit etwas Butter, Salz und Pfeffer zubereiten. Etwas Öl in einer Pfanne erhitzen, ein Ei hineinschlagen, einige halbierte Kirschtomaten mitbraten. Mit Salz und Pfeffer würzen und mit dem Spinat anrichten.

Griechischer Salat

Römersalat, Tomatenachtel, Gurkenscheiben, Zwiebelringe, Feta und Oliven auf einem Teller anrichten, mit einem Dressing aus Olivenöl, Weißweinessig, Zitronensaft, Oregano, Salz und Pfeffer beträufeln.

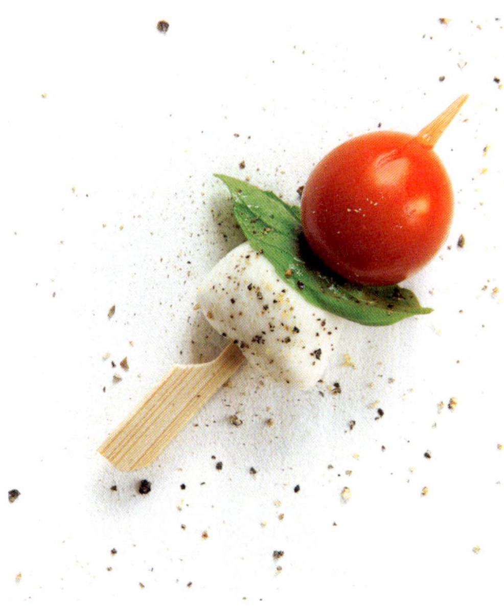

Aufgespießt: Caprese-Salat zum Anbeißen.

KETO-BOWLS: AUS DEM VOLLEN SCHÖPFEN

Bowls sind vitalstoffreiche, easy Schüsselgerichte. Die vielseitige Keto-Bowl kann an jede Phase im 4-Wochen-Plan angepasst werden. Mit unserem Baukasten kombinieren Sie mundgerecht vorbereitete Zutaten, unten drei Vorschläge für je 2 Portionen. So lässt sich auch wunderbar Übriggebliebenes verwerten.

ASIA-BOWL

150 g Shiratakinudeln garen. 2 Lachsfilets salzen und pfeffern, in Butter anbraten. Je 1 kleine Handvoll Minitomaten, Brokkoliröschen, Zuckerschoten, Zucchini- und Champignonscheiben anbraten. Alles in zwei Schüsseln anrichten, ein Dressing aus Kokosöl, Kokosmilch, Gemüsebrühe, Sojasoße, Limettensaft und -schale, Frühlingszwiebelringen, Salz und Pfeffer darübergeben. Schwarzen Sesam oder Koriandergrün daraufstreuen.

ORIENTZAUBER

1 kleine Bauerngurke und 1 rote Paprikaschote mundgerecht vorbereiten. 120 g Bulgur nach Packungsanleitung garen, dann 8 EL Tomatenmark, 1 EL Olivenöl und 1 Handvoll Frühlingszwiebelringe, Salz, schwarzen Pfeffer, Kreuzkümmel und Paprikapulver untermischen. Je 1 Handvoll rote Zwiebelringe, Zucchiniwürfel und

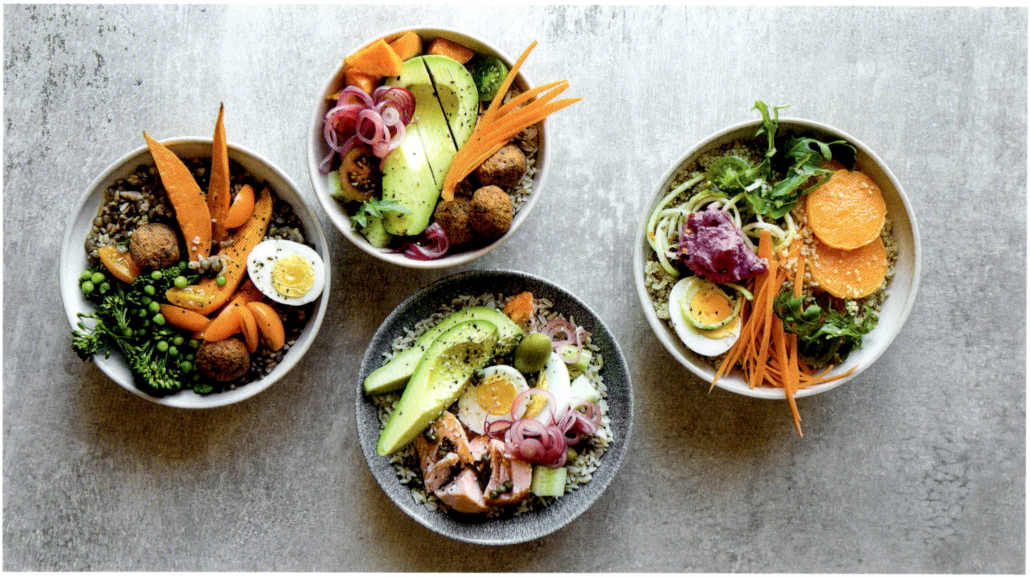

Champignons in Butter anbraten, mit 1 EL Balsamico ablöschen. 200 g Halloumischeiben in Butter goldbraun anbraten. Das Fruchtfleisch von 1 Avocado in Spalten schneiden und sofort mit etwas Zitronensaft beträufeln. Alles in zwei Schüsseln anrichten.

ALLA GRECA

1/4 Eissalat, 2 Tomaten, 1 Paprika, 100 g Feta zerkleinern. 2 EL Zwiebelwürfel in Öl dünsten, 200 g Hackfleisch mit anbraten, mit Paprika, Knoblauch, Salz, Pfeffer würzen. Feta darin anschmelzen. Anrichten, mit Tsatsiki toppen.

»BOWLING«-BAUKASTEN

AB WOCHE 1	
BLATTGEMÜSE	Spinat, Feldsalat, Rucola, Kopfsalate, Radicchio, Chicorée, Pak Choi; Wildkräuter wie Brennnessel, Sauerampfer, Löwenzahn
GEMÜSE	Gurke, Tomate, Aubergine, grüne Paprika, Zucchini, Artischocke, Zuckerschoten; Brokkoli, Romanesco, Blumenkohl, Rotkohl, Rosenkohl, Wirsing, Kohlrabi; Radieschen, Rettich
FETTLIEFERANTEN	Avocado, Räucherlachs, Käse, Eier, Oliven, Nüsse, Samen
TOPPING	Frühlingszwiebeln, Sprossen (Alfalfa, Bockshornklee, Senf, Radieschen …), Zwiebelringe, getrocknete Tomaten, Kokosflakes, Chia; Krabben, Garnelen; Filet, Steakstreifen, Hackfleisch; frische Kräuter wie Minze, Koriander, Petersilie, Kresse; Blüten wie Kapuzinerkresse, Gänseblümchen, Borretsch
DRESSING	Essig/Zitrus & Öl, Joghurt, Crème fraîche, Quark, Guacamole
AB WOCHE 4	
HÜLSENFRÜCHTE	Gegarte Linsen, Erbsen, Kichererbsen, Bohnen(sprossen), Tofu
KOMPLEXE KOHLENHYDRATE	Naturreis, Quinoa, Amarant, Buchweizen, Hirse, Teff, Getreidesprossen, Wildreis; Süßkartoffel, gelbe und rote Paprika, Rote Bete, Mais, Möhre, Kürbis

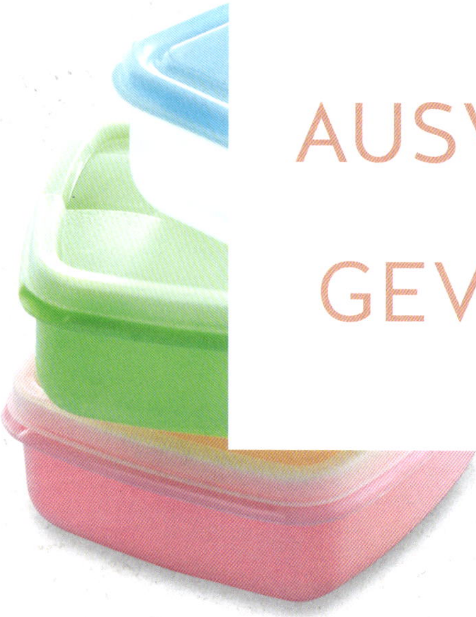

AUSWÄRTSSPIEL – GEWUSST WIE!

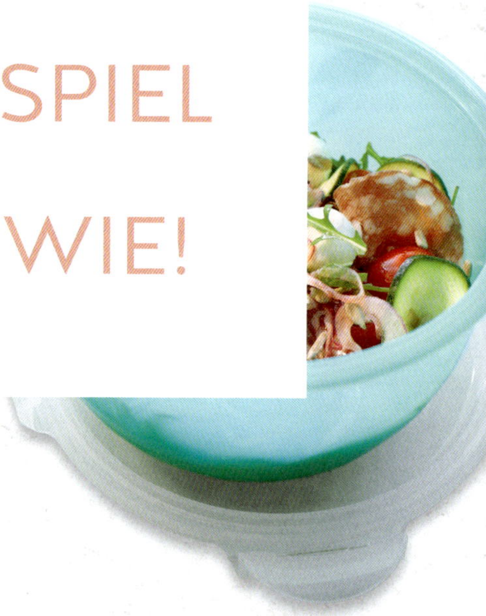

Immer wenn Sie vermutlich auf Essen außer Haus angewiesen sein werden, sollten Sie sich zum einen in weiser Voraussicht überlegen, was sich gut und einfach in einer Frischhaltebox transportieren lässt. Gekochte Eier, Käsewürfel und Gemüsesticks oder Tomaten-Mozzarella-Spieße (siehe Rezept und Bild Seite 72 und 73) sind immer eine gute Option. Auch eine Handvoll Nüsse oder ein grüner Smoothie eignen sich gut zum Mitnehmen. Gerade grüne Smoothies sind vitalstoffreiche Gesundheitsbooster, die uns durch Zutaten wie Spinat, Schlangengurke, Brunnenkresse, Wirsing oder Löwenzahn mit Vitaminen, Mineralien, Antioxidanzien und Spurenelementen versorgen (siehe Buchtipp Seite 183 und Rezept Seite 99).

Falls Sie der Hunger unterwegs spontan packt und Sie nichts zu essen dabeihaben, müssen Sie flexibel sein. Das Sandwich aus der Bäckerei um die Ecke ist selbstverständlich keine Option, wohl aber die Metzgerei. Hier gibt es Steaks, Schinken oder ein Stück Rollbraten. Mit etwas Glück gibt es sogar eine Portion frischen Krautsalat oder Sauerkraut dazu. Da alles frisch zubereitet ist, kann Ihnen der Metzger auch sagen, mit welchen Zutaten er die Speisen zubereitet hat und ob sich darin Zucker befindet. Alternativ verlängern Sie, wenn das möglich ist, die Fastenzeit und verzichten bewusst auf die Mahlzeit. Ein großes Glas Wasser hilft Ihnen dabei.

Falls der Magen keine Ruhe gibt und zu sehr knurrt, können Sie unterwegs ruhig auch mal auf ein Brathähnchen vom nächsten Imbiss ausweichen oder einen Salatteller mit Gyros oder Dönerfleisch (natürlich ohne Pommes) bestellen. Einige Burgerketten bieten mittlerweile sogar den Burger im Salatblatt an. Fragen Sie doch einfach mal nach! Da die

TIPP: KOKOS-LIMETTEN-SMOOTHIE

Für eine unkomplizierte und sehr sättigende flüssige Zwischenmahlzeit 200 Milliliter Kokosmilch, das Fruchtfleisch einer halben Avocado mit etwas Wasser, dem Saft einer Limette und etwas Erythrit in den Mixer geben und zu einem cremigen Smoothie pürieren.

Qualität der Lebensmittel in einigen Fällen jedoch eher minderwertig ist und die Soßen häufig voller Zucker und Geschmacksverstärker sind, ist der nächstgelegene Supermarkt in vielen Fällen die bessere Wahl. Hier können Sie die Salatbar plündern, sich den Salat gegebenenfalls sogar selbst anmachen oder aus der folgenden Liste von Keto-tauglichen Produkten (die selbstverständlich naturbelassen und ohne Zusatzstoffe sein sollten) wählen:

- Trockenfleischstreifen
- Salami, luftgetrocknet
- Nüsse, ungesalzen
- Forellenfilets, Stremellachs
- Gekochte Eier
- Käsewürfel
- Kokosnussstücke
- Thunfisch aus der Dose
- Brombeeren, Himbeeren, Erdbeeren
- Oliven
- Avocado zum Auslöffeln
- Gemüse wie Gurke, Paprika, Kohlrabi, Radieschen
- Tomatensaft
- Stangensellerie und Kräuterquark

Egal wie voll Ihr Terminkalender ist: Nehmen Sie sich die Zeit, Ihre Mahlzeit in Ruhe zu genießen. Auch unterwegs. Wenn Sie hastig nebenbei essen, nehmen Sie die Mahlzeit nicht wahr und die nächste Heißhungerattacke ist vorprogrammiert. Steigen Sie einfach kurz aus dem hektischen Treiben um Sie herum aus, setzen Sie sich auf die nächste Bank oder auf ein Mäuerchen und gönnen Sie sich ein paar Minuten, um durchzuatmen, zu entspannen und die Mahlzeit mit allen Sinnen zu genießen.

KETO-KANTINE

Viele Betriebe legen mittlerweile Wert auf ein gesundes und ausgewogenes Kantinenessen, denn sie haben erkannt, dass vitalstoffreiche Mahlzeiten die Leistungsfähigkeit der Mitarbeiter steigern und Fehltage reduzieren können. Ein Kantinenessen kann daher genauso ausgewogen und gesund sein wie eine selbst gekochte Mahlzeit. Vorausgesetzt natürlich, Sie halten sich von den üblichen Sättigungsbeilagen und zuckerhaltigen Desserts fern und setzen stattdessen auf viel Gemüse und Salat in Kombination mit Fisch oder Fleisch ohne Panade. Auch die Salatbar bietet, falls vorhanden, eine gute Möglichkeit, sich auf der Arbeit gesund zu ernähren.

Wenn Sie mittags regelmäßig die Kantine aufsuchen, gehen Sie bereits zu Beginn der Woche den Speiseplan durch und überlegen Sie, an welchem Tag Sie was essen möchten. Sollte an einem Tag einmal nichts Passendes dabei sein, können Sie sich am Vorabend etwas vorkochen und es mit zur Arbeit nehmen. So ersparen Sie sich negative Überraschungen und das magenknurrende Suchen nach etwas Essbarem.

An Ihrem Arbeitsplatz sind bisher noch keine fortschrittlichen, gesundheitsbewussten Köche am Werk und es gibt meistens paniertes Schnitzel mit Kartoffelsalat? Dann ist es umso wichtiger, dass Sie einen Plan haben und bereits am Vorabend die entsprechenden Vorbereitungen treffen. Ist eine Mikrowelle auf der Arbeit vorhanden, können Sie schnell die

TIPP: GUTE NACHRICHTEN

Sie dürfen jetzt auch an einigen Orten zugreifen, wo Sie sich früher wahrscheinlich aus Diätgründen zurückgehalten haben:

- Am arabischen Imbiss mit den Fleischspießchen.
- An der Oliventheke, zum Beispiel im türkischen oder italienischen Supermarkt.
- An der Fischbude mit gegrillten Makrelen und Heringen auf dem Volksfest.
- Beim Grill auf der Gartenparty.
- Am herrlich duftenden Käsestand auf dem Wochenmarkt.

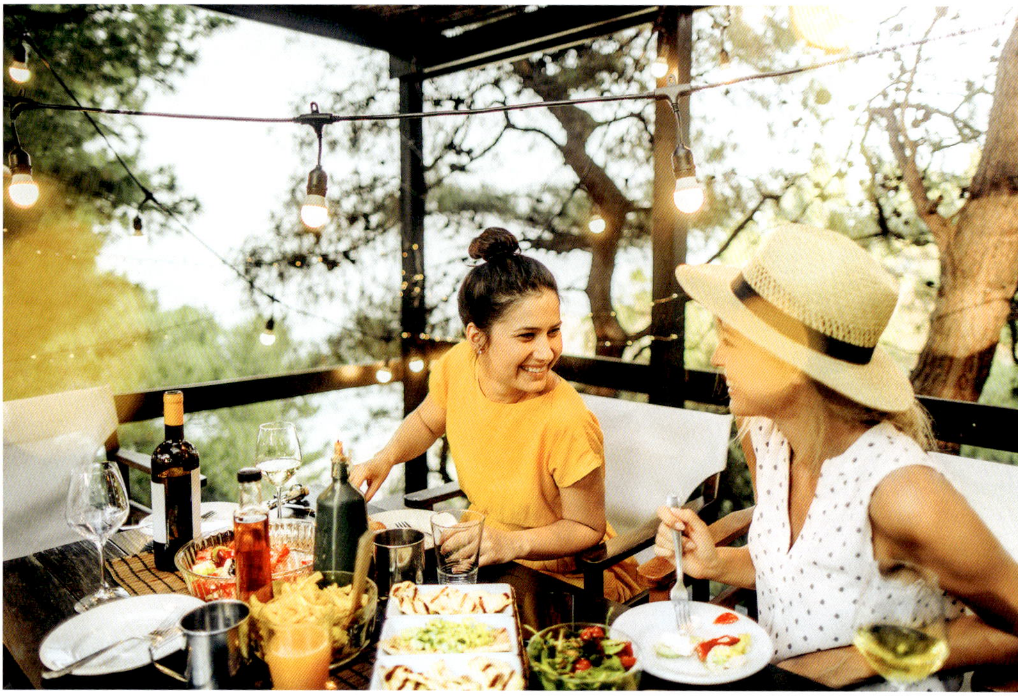

Das Leben ist ein Festmahl – feiern Sie mit, ob im Restaurant, im Urlaub oder auf der Gartenparty.

Reste vom Abendessen aufwärmen. Falls Sie nicht jeden Abend vorkochen möchten, sollten Sie sich angewöhnen, am Wochenende gleich die drei- oder vierfache Portion von einer Mahlzeit zu kochen und das Essen anschließend fleißig einzufrieren. Das ist praktisch und spart jede Menge Zeit. Zu den Gerichten, die sich besonders gut zum Einfrieren eignen, gehören Suppen, Fleischgerichte mit Gemüse oder Currys. Falls Ihre Kühltruhe mal nichts Passendes hergibt, können Sie sich natürlich auch einen knackigen Salat mit Filetstreifen oder Ziegenkäse vorbereiten.

KETO IM RESTAURANT

Ein Geschäftsessen steht an, die Mutter lädt ins Restaurant ein oder der beste Freund feiert seinen Geburtstag beim Italiener um die Ecke. Und Sie? Sie feiern natürlich mit. Gemäß der Devise »Gefahr erkannt, Gefahr gebannt« steht dem entspannten Restaurantbesuch im Rahmen von Keto-Power überhaupt nichts im Wege. Wenn Sie wissen, wo die Stolpersteine liegen und wo Sie unbesorgt zugreifen können, können Sie sich mit Genuss bekochen lassen.

»Lass diesen Brotkorb an mir vorübergehen …«

Die erste Keto-Falle, die uns im Restaurant auf die Probe stellt, kommt häufig schon vor der Vorspeise: das Brotkörbchen mit Baguette oder Grissini. Da heißt es Finger weg! Das weiße Brot enthält nicht nur jede Menge leere Kohlenhydrate, sondern liefert auch schnell so viele Kalorien wie das gesamte Hauptgericht. Genießen Sie Ihre Freiheit, nicht schon vor dem eigentlichen Essen den Magen zu füllen. Oder bestellen Sie sich stattdessen lieber eine hausgemachte klare Brühe – ohne Einlage oder mit pochiertem Ei –, ein Glas Tomatensaft oder einen knackigen kleinen Salat, den Sie selbst mit Essig und Öl anmachen.

Ein Lob der Vorspeise!

Vorspeisen und Salate sind generell eine gute Idee. Von Oliven mit Peperoni und Feta über Gemüse-Antipasti wie Auberginen und Artischockenherzen in Öl, Fisch und Meeresfrüchten bis hin zu den unterschiedlichsten Salaten – toben Sie sich aus! Bis auf kohlenhydratreiche Gemüse wie zum Beispiel Möhren ist so gut wie alles bereits ab Woche 1 erlaubt. Besonders genial sind auch gemeinsam bestellte große Vorspeisenplatten. Hier können Sie sich an Schinken, Salami, Oliven, Oktopus, Käse und Gemüse bedienen, ganz ohne irgendetwas erklären zu müssen. Tabu sind hingegen gebundene Cremesuppen – wenn Sie allerdings das Glück haben, zum Beispiel eine Brokkolicremesuppe mit Sahne und ohne Stärkemehl zu bekommen, dann lassen Sie sich nicht aufhalten …

Hauptsache pur

Beim Hauptgang wählen Sie statt paniertem Fleisch oder Fisch einfach die gegrillte oder gebratene Variante. Essen Sie sich an Fleisch, Fisch, Gemüse und Salat satt. Die Kartoffel-, Nudel- oder Reisbeilage bestellen Sie selbstverständlich zugunsten einer etwas größeren Gemüse- oder Salatbeilage ab.

Als Nachtisch wählen Sie eine leckere Käseplatte oder frisches Obst.

Ein mehrgängiges Menü ist übrigens eine richtig gute Sache bei Keto-Power. Statt einer großen Portion essen Sie mehrere kleine Portionen. Da die unterschiedlichen Speisen nacheinander kommen und Sie zwischendurch immer wieder kleine Esspausen einlegen können, ist die Chance größer, dass Sie die Sättigungssignale Ihres Körpers wahrnehmen und darauf reagieren.

TIPP: SCHLEMMEN MIT WEISER VORAUSSICHT

Wichtig im Restaurant: Werfen Sie nicht alle guten Vorsätze über Bord. Spätestens am nächsten Tag werden Sie sich richtig ärgern, wenn Sie hier über die Stränge schlagen. Nur weil Sie dafür bezahlt haben, müssen Sie den Teller nicht aufessen. Lassen Sie sich lieber die Reste für den nächsten Tag einpacken. Hier unsere Keto-Hits für den nächsten Restaurantbesuch.

Italienische Küche:
- Kalbs-Involtini mit Blattspinat und Knoblauch
- Vitello Tonnato, verschiedene Antipasti und Salat (selbst anmachen)
- Carpaccio mit Parmesanspänen

Südostasiatische Küche:
- Tom Kha Gai (pikante Suppe mit Kokosmilch und Garnelen)
- Knusprige Ente mit Gemüse
- Rindfleisch mit Brokkoli und Austernsoße
- Viele Wokgerichte ohne Nudeln und Reis
- Sashimi (frische, rohe Fischhäppchen aus der Sushiküche)
- Algensalat, Spinatsalat mit Sesamsoße

Im Steakhouse:
- T-Bone-Steak mit Coleslaw (rustikaler Krautsalat) und Sour Cream
- Rib-Eye-Steak mit Kräuterbutter und Pfannengemüse
- Rumpsteak mit grünen Bohnen

Griechische Küche:
- Gyros mit Salat (selbst anmachen)
- Souvlaki mit Gemüse und Tsatsiki
- Gegrilltes Lammfilet
- Gegrillter Fisch
- Schafskäse in Tomatensoße gebacken
- Okraschoten in Tomatensoße

Deutsche Küche:
- Rinderrouladen mit Speck und Gemüse
- Schweinefiletmedaillons mit ungebundener Rahmsoße und Salat
- Rinderkraftbrühe mit pochiertem Ei
- Tatar mit Salatgarnitur und Ei
- Matjesfilets mit hausgemachter Garnitur
- Forelle blau mit Gemüse
- Räucherfisch mit Sahnemeerrettich

RHYTHMUSCHECK – INTERVALL O. K.?

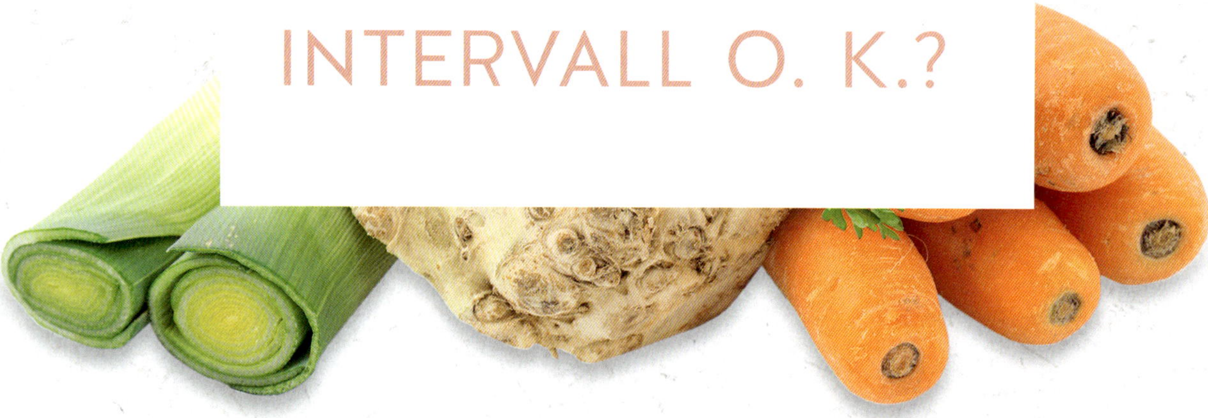

Wichtig für Ihren Erfolg ist, dass Sie sich mit der gewählten Fastenform wohlfühlen. Je besser sie sich mit Ihrem Alltag vereinbaren lässt, desto größer sind die Chancen, dass Sie dem periodischen Fasten auch langfristig treu bleiben. Wenn sich die 16/8-Methode gut und richtig für Sie anfühlt, können Sie dieses Unterkapitel getrost überspringen.

DIE BELIEBTESTEN FORMEN DES INTERVALLFASTENS

Sie sind noch nicht ganz sicher, ob 16/8 der passende Fastenrhythmus für Sie ist? Dann probieren Sie doch einfach mal eine andere Fastenvariante aus. Welchen Rhythmus Sie letztlich wählen, sagt Ihnen Ihr Gefühl. Experimentieren Sie so lange mit den Zeiten, bis Sie sich vollkommen wohl mit dem Fastenrhythmus fühlen. Es ist wichtig, dass Sie ein gutes Gefühl haben und zuversichtlich sind, dass Sie das Fastenintervall auch langfristig problemlos in Ihrem Alltag umsetzen können. Ob Sie 14 oder 24 Stunden fasten, bleibt Ihnen überlassen. Wichtig ist, dass Sie die Fastenintervalle Ihrem Lebensstil und Lebensrhythmus anpassen und nicht andersherum.

Die 5/2-Methode

Neben 16/8 gehört die 5/2-Methode zu den wohl bekanntesten Formen des Intervallfastens. Bei dieser Variante essen Sie an 5 Tagen die Woche ganz normal, an 2 Tagen wird gefastet. Frauen beschränken die Kalorienzufuhr an den beiden Fastentagen auf maximal 500, Männer auf maximal 600 Kalorien pro Tag. Auf dem Speiseplan stehen an den anderen Tagen vor allem Gemüse, Salat sowie eiweißreiche Lebensmittel wie mageres Fleisch und Fisch. Zucker und Kohlenhydrate spielen hingegen eine untergeordnete Rolle.

Natürlich wird auch bei der 5/2-Methode viel getrunken. Am besten kalorienfreie Getränke wie Wasser, ungesüßter Tee und Kaffee sowie Brühe (siehe Tipp rechte Seite).

Bei der 5/2-Methode empfiehlt es sich, die zwei Fastentage immer auf dieselben Wochentage zu legen, sodass sich eine Gewohnheit daraus entwickelt. Kommt einmal ein Geschäftsessen oder eine Familienfeier dazwischen, können Sie die beiden Fastentage natürlich flexibel verschieben.

Die 5/2-Methode eignet sich vor allem für beruflich stark eingespannte Menschen, die auch abends viel unterwegs sind, gerne auswärts essen gehen und daher ihre Ernährung weniger vorausplanen können. Durch die beiden Fastentage kann ein Ausgleich zu Ernährungsfehlern und opulenten Geschäftsessen geschaffen werden. Allerdings fällt die tageweise Nahrungskarenz vielen Menschen erfahrungsgemäß etwas schwerer als ein stundenweises Fastenintervall, wie es bei der 16/8-Methode angewendet wird.

Eine moderatere Form ist 6/1. Wie der Name verrät, essen Sie an sechs Tagen die Woche wie gewohnt und verzichten am siebten Tag vollständig auf feste Nahrung. Erlaubt sind am Fastentag Brühen, kalorienfreie Getränke und grüne Smoothies.

Die 20/4-Methode

Sie kommen gut mit der 16/8-Methode zurecht und können sich vorstellen, das täglich zur Verfügung stehende Fastenfenster noch weiter auszudehnen? Prima! Dann sollten Sie unbedingt einmal die 20/4-Methode ausprobieren. Bei der als Krieger-Diät bekannt gewordenen Methode fasten Sie zwanzig Stunden am Tag. Zum Essen bleibt ein Zeitfenster von vier Stunden.

Die Krieger-Diät orientiert sich am Leben der steinzeitlichen Jäger. Diese nahmen, so weit wir wissen, nur abends beim Feuer eine üppige Mahlzeit zu sich. Bei dieser Diät stehen möglichst ursprüngliche und naturbelassene Lebensmittel wie Gemüse, Pilze, Kräuter, Fleisch, Fisch, Eier und Nüsse im Fokus der Ernährung (siehe Buchtipp zur Paleo-Ernährung, Seite 183). Getreide und Zucker hingegen werden so weit es geht vermieden.

Aus der Praxis wissen wir, dass viele das vierstündige Zeitfenster zum Essen in die frühen Abendstunden legen. Tagsüber sind die meisten von uns in der Regel eingespannt, sodass wir uns im Job oder bei anschließenden Freizeit- und Sportaktivitäten gut ablenken können. Kommt man dann nach Hause, ist es Zeit, sich ein gutes Essen zu gönnen.

Die 20/4-Methode eignet sich gut für einen effektiven Gewichtsverlust. Allerdings erfordert sie jede Menge Selbstdisziplin. Auf der Dauerstrecke fällt es vielen schwer, diesen ambitionierten Fastenrhythmus durchzuhalten.

Alternierendes Fasten

Hier wird jeden zweiten Tag gefastet. Bei dieser Methode essen Sie an einem Tag, was und wie viel Sie möchten, am darauffolgenden wird gefastet und es sind nur kalorienfreie Getränke und Brühen erlaubt.

Falls Sie das alternierende Fasten etwas moderater gestalten möchten, können Sie sich am Fastentag auch 500 Kalorien gönnen. Um ein möglichst lang anhaltendes Sättigungsgefühl zu gewährleisten, setzen Sie an den Fastentagen auf proteinreiche Lebensmittel. Mit gegrilltem Fisch, Joghurt, Eierspeisen und magerem Fleisch machen Sie nichts falsch.

Da Sie bei dieser Diätform nur die Hälfte der Zeit essen, nehmen Sie in der Theorie auch nur die Hälfte der Kalorien zu sich. Der Vorteil liegt auf der Hand: Sie verlieren sehr schnell an Gewicht. Allerdings ist dieses Fastenintervall erfahrungsgemäß nur schwer im Alltag durchzuhalten und stellt gerade für Anfänger eine anspruchsvolle Herausforderung dar.

TIPP: BRÜHE HILFT

Mit Gemüsebrühe kommen Sie ohne Hunger und wunderbar von innen gewärmt über den Fastentag und versorgen sich mit Mineralstoffen sowie einer Extraportion Flüssigkeit. 1 Bund Suppengrün und 1 Zwiebel vorbereiten, mit Salz und 1 Lorbeerblatt in einem Topf mit 1 Liter kaltem Wasser aufgießen, aufkochen und 1 Stunde köcheln, durch ein feines Sieb gießen. Mit etwas Olivenöl genießen.

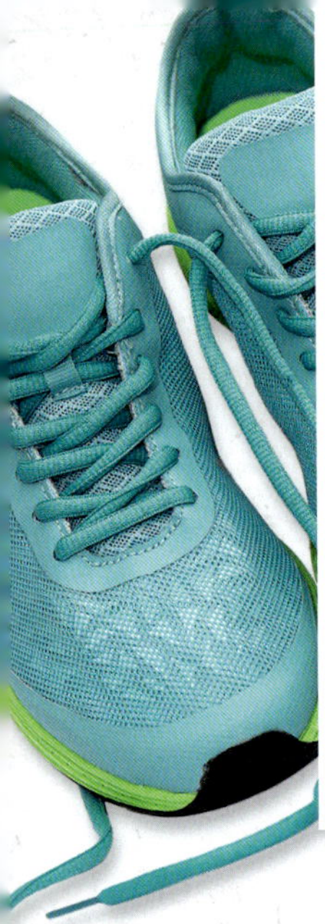

NIE MEHR OHNE – BEWEGUNG

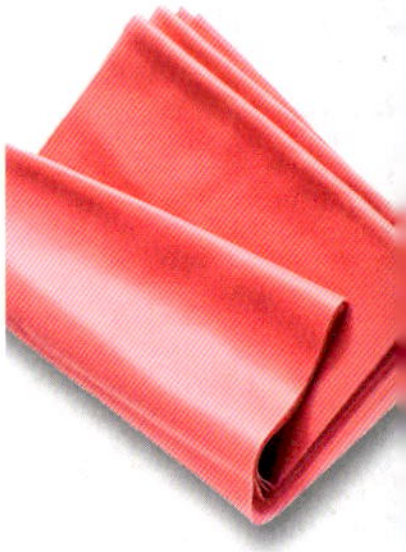

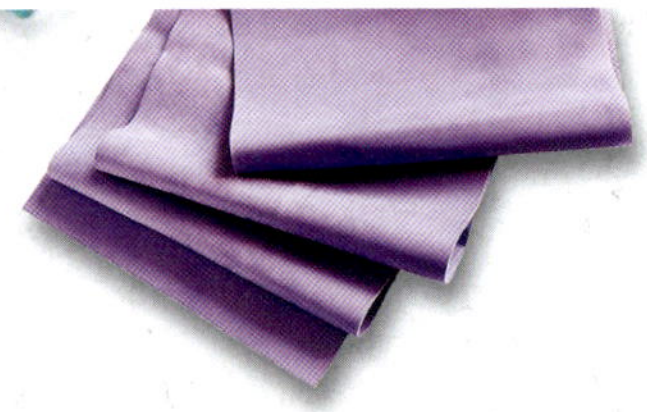

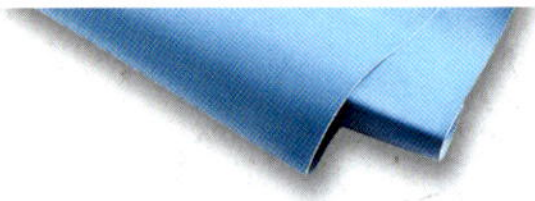

Zu einem gesunden Leben gehört selbstverständlich auch ein Mindestmaß an Bewegung. Auch wenn Sport nicht zwingend Teil von Keto-Power ist, möchten wir Ihnen regelmäßige Bewegungs- und Sporteinheiten unbedingt ans Herz legen. Sporteinheiten stärken unser Immunsystem. Sie führen zu einem strafferen Gewebe, einem besseren Körpergefühl und kräftigen die Herzmuskulatur und damit unser Herz-Kreislauf-System. Sport verbrennt Kalorien und hilft Ihnen dabei, Ihr neues Gewicht dauerhaft zu halten. Und das Beste: Er erhöht den Grundumsatz, sodass Sie selbst im Ruhezustand mehr Energie verbrauchen. Sport macht Körper und Geist munter und leistungsfähiger. Denken Sie allein an das wunderbar zufriedene Gefühl, das Sie nach einer Sporteinheit erwartet. Überlegen Sie nicht mehr lange. Machen Sie es einfach!

Sie müssen selbstverständlich nicht gleich zum Marathonläufer werden. Für den Anfang reicht es vollkommen aus, wenn Sie sich 15 bis 20 Minuten am Tag bewegen. Auf diese Weise gewöhnen Sie sich an die Belastung und lassen diese zu einem Teil Ihres Alltags werden. Zu einem späteren Zeitpunkt können Sie die Trainingsdauer langsam steigern. Wichtig ist, dass Sie Freude an der Bewegung haben und dass Sie sich dabei nicht überfordern.

TRIMMPFAD, TREPPE, TRAMPOLIN

Falls Sie bislang nicht genug Motivation für Sporteinheiten hatten, überlisten Sie sich selbst, indem Sie sich Ihre Laufschuhe am Wochenende direkt neben das Bett stellen und sofort nach dem Aufstehen anziehen. Unter der Woche nehmen Sie Ihre Sporttasche mit ins Büro, sodass Sie nach Feierabend direkt noch einen Abstecher ins Fitnessstudio machen können. Was zu Beginn noch eine bewusste Handlung ist, wird Ihnen nach einiger Zeit in Fleisch und Blut übergehen. Dass der Mensch ein Gewohnheitstier ist, gilt auch für gute Gewohnheiten! Wenn Sie feste Tage als Sporttage einplanen und diese zur Routine werden, läuft das Ganze wie von selbst.

Toll sind auch Tools, mit denen man zu Hause jederzeit seinem Bewegungsdrang nachgehen kann, etwa elastische Bänder, Springseil, Mini-Trampolin, Hanteln, Balance-Boards … (auf Seite 183 finden Sie einige Buchtipps).

Als zusätzlichen Motivationsbooster führen Sie eine Liste: Jedes Mal, wenn Sie Sport gemacht haben, setzen Sie einen Haken. Nach zehn Haken belohnen Sie sich und gönnen sich zum Beispiel eine Massage oder eine Auszeit in der Sauna. Natürlich können Sie dafür auch Ihr Keto-Power-Tagebuch nutzen (siehe Seite 45). Am besten planen Sie gleich feste Tage für die sportlichen Aktivitäten ein.

Falls es Ihnen möglich ist, sollten Sie sich morgens auf nüchternen Magen bewegen. Da die Glykogenspeicher dann vollkommen entleert sind und sich der Körper bereits in der Ketose befindet, wird der Fettstoffwechsel aktiviert. Der Körper schaltet auf maximale Fettverbrennung und selbst hartnäckige Fettpölsterchen werden durch die morgendliche Sporteinheit zum Schmelzen gebracht.

Das Bewegungspensum hochschrauben: Kleinvieh macht auch Mist!

Überlegen Sie mal, wie Sie mehr Bewegung in Ihren Alltag bringen können. Planen Sie Wegstrecken als Trainingszeiten, indem Sie den Weg zur Arbeit mit dem Rad zurücklegen oder eine Station früher aus der U-Bahn aussteigen und den Rest des Weges zu Fuß gehen.

Motivierend wirkt übrigens eine Schrittzähler-App, die Sie sich kostenlos auf Ihr Smartphone laden. Die App zeichnet die Anzahl der Schritte auf, die Sie gelaufen sind, zusammen mit der Anzahl der verbrauchten Kalorien, der Distanz, der Laufdauer und Laufgeschwindigkeit. Das Schöne daran ist, dass die Bewegung auf diese Weise sichtbar und messbar wird. Setzen Sie sich immer wieder neue Ziele. Wenn Sie es schaffen, 5000 Schritte pro Tag zu laufen, sind Sie schon gut dabei und können sich ein neues Ziel setzen.

Um das Bewegungspensum hochzuschrauben, mussen Sie sich also nicht gleich im nächsten Fitnessstudio anmelden. Altbewährte Kniebeugen, Liegestütze, Ausfallschritte und Bauchübungen haben überdies den besten Trainingseffekt und sind immer dabei. Natürlich können Sie auch die zahlreichen, oft hervorragend gemachten Workoutvideos im Internet ausprobieren, ob Yoga, Bauch-Beine-Po, Stretching, Zumba oder Hanteltraining.

»Bist du so weit?«

Es kann wie ein Turbo wirken, sich mit Menschen zusammenzutun, die ebenfalls ein paar Pfunde verlieren möchten und wissen, wie es ist, wenn man sich in der eigenen Haut nicht mehr wohlfühlt. Erfahrungsgemäß überwindet man den inneren Schweinehund sehr viel leichter, wenn man beispielsweise als Teil einer Lauf- oder Nordic-Walking-Gruppe an festen Terminen zusammenkommt. Oder wenn man mit der Nachbarin regelmäßig zum Yoga, Radfahren oder Schwimmen geht.

INFO: MUSKELN SCHÜTZEN VOR DEM JO-JO-EFFEKT

Bei herkömmlichen Diäten passt sich der Körper an die geringere Kalorienzufuhr an. Er greift zunächst auf die Zuckerdepots in den Muskeln zu und baut in der Folge Muskelmasse ab. Das Fatale dabei: Muskeln sind die Brennöfen unseres Körpers. Je weniger Muskeln wir haben, desto niedriger ist unsere Stoffwechselleistung im Ruhezustand. In der Folge sinkt der Grundumsatz und der Stoffwechsel arbeitet nur noch auf Sparflamme. Wer nach der Diät wieder in alte Ernährungsgewohnheiten zurückfällt, hat nicht nur die verlorenen Pfunde im Nu wieder auf den Rippen, sondern bringt durch den gedrosselten Stoffwechsel unter Umständen sogar noch mehr Gewicht auf die Waage als vor der Diät – ein Phänomen, das gemeinhin als Jo-Jo-Effekt bezeichnet wird. Bei Keto-Power ist das vollkommen anders. Hier verbrennt der Körper Fett, ohne Muskelmasse abzubauen oder den Stoffwechsel zu drosseln.

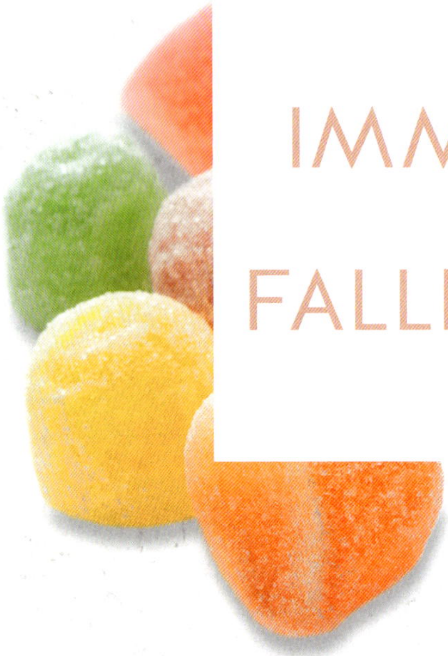

IMMER WEITER! – FALLEN UMGEHEN

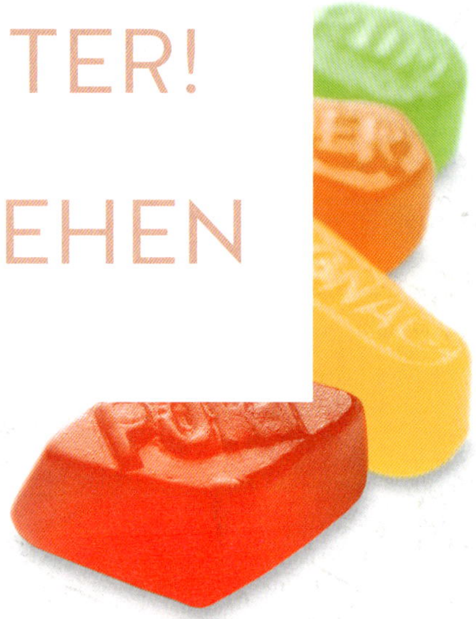

Unser Unterbewusstes ist schon ein Hund … Ein ziemlich fauler noch dazu. Wie Sie Ihren inneren Schweinehund immer wieder überwinden können, lesen Sie hier.

ERREICHBARE ZIELE SETZEN

Große Ziele setzen uns unter Druck. Wenn wir sie nicht erreichen, macht sich schnell Enttäuschung breit und wir können uns kaum noch motivieren, weiterzumachen.

Um mit Motivation und Willenskraft bei der Sache zu sein, sollten Sie lieber ein bisschen tiefstapeln. Setzen Sie sich kleine, erreichbare Etappenziele. Was möchten Sie in 4 Wochen erreichen? Was sind Ihre Ziele für die nächsten 3, 6 beziehungsweise 12 Monate?

Sobald Sie ein Zwischenziel erreicht haben, ist es höchste Zeit, sich auf die Schultern zu klopfen und sich zu belohnen. Nach den ersten 5 Kilo kaufen Sie sich die tolle Hose, die Sie schon immer haben wollten. Oder Sie belohnen sich mit einer kleinen Auszeit im Wellnesshotel, wo Sie Ihre neuen Formen im Schwimmbad oder in der Sauna zeigen und sich anschließend mit einer Massage verwöhnen lassen. Oder Sie kaufen sich endlich richtig gute, schicke Laufschuhe – was uns gefällt und was wir mögen, wollen wir auch benutzen.

Ganz entscheidend ist, dass Sie Ihre Fortschritte bewusst wahrnehmen und würdigen. Erfolge wollen schließlich gebührend gefeiert werden! Nutzen Sie hierfür auch Ihr kleines Tagebuch (siehe Seite 45).

TIPP: OPTIMAL IST, WENN ES SICH GUT ANFÜHLT

Entgegen dem Trend zur Selbstoptimierung möchten wir Sie mit Keto-Power dafür begeistern, Ihr individuelles Wohlfühlgewicht zu finden, mit dem Sie sich rundum wohl in Ihrer Haut fühlen. Das Idealgewicht für alle gibt es nicht. Verschwenden Sie daher keine Zeit dafür, dem Schlankheitsideal aus der Werbung nachzueifern. Machen Sie es sich lieber zum Ziel, Ihr Wohlfühlgewicht zu erreichen. So schützen Sie sich wirkungsvoll vor Frust und Motivationsmangel!

SCHWACHE MOMENTE GELASSEN MEISTERN

Woran müssen Sie denken, wenn Sie aufgefordert werden, nicht an einen rosa Elefanten zu denken? Genau … Dieses Phänomen kennen wir alle nur zu gut. Wer versucht, den Gedanken an Süßigkeiten oder Essen im Allgemeinen aus seinem Kopf zu verbannen, wird an nichts anderes mehr denken können. Genau deshalb enden viele Diäten in noch mehr Übergewicht.

Aber wie lenkt man die Gedanken wieder in die richtigen Bahnen? Das Zauberwort lautet Ablenkung, und zwar fokussierte Ablenkung. Beschäftigen Sie sich mit etwas, das Ihre ganze Aufmerksamkeit beansprucht. Lesen Sie zum Beispiel ein fesselndes Buch, malen Sie an einem Bild weiter, gehen Sie Ihrem Sport nach, der Ihre volle Konzentration fordert, oder vertiefen Sie sich im Büro in eine Arbeit, für die Sie ganz bei der Sache sein müssen.

Genau dasselbe gilt auch für Langeweile – den natürlichen Feind einer jeden Ernährungsumstellung. Wer gerade nichts mit sich anzufangen weiß, schaut bekanntlich gerne mal nach, »ob im Kühlschrank noch Licht brennt«. Lassen Sie es erst gar nicht zu der Langeweile kommen. Nutzen Sie Ihre freie Zeit und verabreden Sie sich mit Freunden zum Spaziergang im Park. Gehen Sie mal wieder bummeln, besuchen Sie eine Ausstellung oder das Naturkundemuseum. Gestalten Sie Ihre Freizeit möglichst abwechslungsreich, damit Sie erst gar nicht auf die Idee kommen, im Kühlschrank nach Abwechslung zu suchen.

Körperlichen von emotionalem Hunger unterscheiden

Gerade zu Beginn der Ernährungsumstellung muss sich der Körper erst an den neuen Mahlzeitenrhythmus gewöhnen. Diejenigen unter uns, die ständiges Naschen gewöhnt sind, haben eventuell mit einem knurrenden Magen zu kämpfen. Natürlich ist es dann schwer, sich auf etwas anderes zu konzentrieren als auf das Hungergefühl. Aber mal Hand aufs Herz: Haben Sie tatsächlich Hunger oder ist es am Ende nur die Gewohnheit, die Sie zum Essen verleitet? Es kann sehr hilfreich sein, sich diesen Unterschied bewusst zu machen.

TIPP: WAS ICH WILL

Bevor Sie zur Schokolade oder in die Chipstüte greifen, nehmen Sie sich bitte einen Moment Zeit und machen Sie sich Ihre Beweggründe, die Sie zu Keto-Power geführt haben, klar. Erinnern Sie sich daran und visualisieren Sie, wo Sie hinwollen. Entwickeln Sie ein Bild und malen Sie sich aus, was Sie konkret erreichen möchten. Dabei können durchaus Vorher-Nachher-Bilder helfen. Auf diese Weise finden Sie auch in schwachen Momenten die Motivation und den Antrieb, Ihr großes Ziel nicht dem »Schweinehund« zu opfern.

Heißhunger mit Xylit, Pfefferminze und Tee bekämpfen

In der Regel verfliegt eine Heißhungerattacke genauso schnell, wie sie gekommen ist. Hält sich das Verlangen nach Süßem hartnäckig, wirkt ein scharfer Pfefferminzkaugummi wahre Wunder. Auch eine Mundspülung mit Xylit in etwas Wasser kann hilfreich sein.

Falls Sie der Heißhunger abends packt, putzen Sie sich einfach mit Pfefferminzzahnpasta die Zähne. So signalisieren Sie Ihrem Körper, dass für heute Schluss ist mit Essen.

Unbändiger Appetit lässt sich auch durch Tee ganz hervorragend eindämmen. Tee füllt den Magen und vertreibt das Hungergefühl. Als natürliche Appetitzügler haben sich besonders grüner Tee, Hibiskusblütentee sowie mit der frischen Wurzel zubereiteter Ingwertee erwiesen. Abwarten und Tee schlürfen kann eben manchmal genau das Richtige sein!

GEWICHTSPLATEAUS ÜBERWINDEN

Wie bei jeder Ernährungsumstellung können wir bei Keto-Power natürlich nicht garantieren, dass Sie von Rückschlägen verschont bleiben. Es wird immer wieder Phasen geben, in denen das Gewicht stagniert oder in denen Ihnen die Fastenintervalle etwas schwerer fallen.

Bewahren Sie die Ruhe und lassen Sie sich auf keinen Fall entmutigen. Halten Sie unbeeindruckt Kurs. Durch kleine Rückschläge lassen Sie sich doch nicht von Ihrem Weg abbringen! Stagnation und vermeintliche Rückschritte sind ganz normal und gehören zum Erfolg dazu. Es geht weiter. Sie müssen nur ein wenig Geduld haben. Schließlich sind die Fettpölsterchen auf Ihren Hüften auch nicht einfach von heute auf morgen entstanden.

Häufig sind es Wassereinlagerungen, die das Gewicht wieder ansteigen lassen. Gerade bei Frauen kommt es in der zweiten Zyklushälfte häufig zu Wasseransammlungen, die sich auch auf der Waage bemerkbar machen. Also: Abwarten und Tee trinken!

Seien Sie ehrlich zu sich

Manchmal ist aber tatsächlich eine kleine Kurskorrektur nötig. Zur Orientierung: Von einem Gewichtsplateau ist gemeinhin die Rede, wenn der Stillstand auf der Waage über mindestens zwei Wochen anhält. Ist das bei Ihnen der Fall?? Haben Sie die 16/8-Methode in der letzten Zeit eventuell etwas schleifen lassen? Haben sich Zucker, einfache Kohlenhydrate oder unkontrollierte Zwischenmahlzeiten wieder ihren Weg in Ihren Alltag gebahnt?

Überlegen Sie sich, wie Sie Ihre Ernährung wieder in die richtige Spur bringen und was Sie verändern müssen, um das Plateau zu durchbrechen! Indem Sie sich ein, zwei Wochen wieder konsequent ketogen ernähren, wird der Stoffwechsel angekurbelt, das Plateau wird durchbrochen und die unliebsamen Fettpölsterchen schwinden weiter im Nu.

»IMMER WENN DU MEINST, NICHT LÄNGER DURCHHALTEN ZU KÖNNEN, DARFST DU AUF KEINEN FALL AUFGEBEN, DENN JETZT IST DER AUGENBLICK GEKOMMEN, DA SICH ALLES ZUM GUTEN WENDEN WIRD.«

HARRIET BEECHER-STOWE

LECKER-FALLEN UND DIE GESUNDEN ALTERNATIVEN

Es wird sie geben, die Tage, an denen Sie in alte Ernährungsgewohnheiten zurückfallen oder an denen Sie unbedingt eine Tafel Schokolade essen müssen. Wenn das passiert und Sie mal über die Stränge schlagen, ist das alles nicht so wild. Lassen Sie sich bitte nicht entmutigen. Akzeptieren Sie den Ausrutscher und schauen Sie nach vorn. Am nächsten Tag starten Sie wieder mit voller Kraft und jeder Menge Motivation durch. Wichtig ist, dass Sie langfristig am Ball bleiben.

Bei Ausrutschern lautet das Zauberwort: positive Umkehrung. Kehren Sie den kalorienreichen Ausrutscher einfach um: Statt sich Vorwürfe zu machen, überlegen Sie, was Sie als Ausgleich tun können. Machen Sie nach der Arbeit einen langen Spaziergang, gehen Sie eine Runde joggen oder lassen Sie das Auto stehen und nehmen Sie stattdessen Ihr Rad, um Erledigungen und Einkäufe zu tätigen.

Schlechtes Gewissen macht dick!

Jeder von uns hat mal einen schlechten Tag. Wenn es also unbedingt mal ein Riegel Schokolade sein muss, dann geben Sie Ihren Gelüsten ohne schlechtes Gewissen nach. Genießen Sie die Schokolade in vollen Zügen, lassen Sie sie ganz langsam und vor allem bewusst im Mund zergehen. Das fühlt sich weitaus besser an, als wenn Sie die Schokolade in sich hineinstopfen und Ihnen das schlechte Gewissen schon im Nacken sitzt.

DER MEHL-VERGLEICH

NÄHRWERTE (100 G)	KALORIEN	KOHLEN-HYDRATE (G)	FETT (G)	EIWEISS (G)
Weizenmehl	349	72	1,1	10,6
Vollkornmehl	325	59,5	1,8	11,7
Mandelmehl	375	10,7	12	45,3

Clever einkaufen

Eine gesunde Ernährung fängt beim Einkauf an. Auf den folgenden Seiten zeigen wir Ihnen, wie Sie leere Kohlenhydrate und Kalorien ebenso wie andere ungesunde Lebensmittel langfristig aus Ihrem Leben verbannen und durch gesunde Alternativen ersetzen.

Dabei wird durch die Gegenüberstellung der Nährwerte deutlich, dass die Kalorien als Indikator für den Wert eines Lebensmittels zweitrangig sind. In erster Linie zählt die Qualität im Sinne der Nährstoffdichte.

Hell ausgemahlenes Weizenmehl: keineswegs unersetzlich

Weizenmehl Type 405 ist das in Deutschland bevorzugte Haushaltsmehl. Es ist vielseitig einsetzbar und bringt gute Backeigenschaften mit. Allerdings ist es auch ein echter Dickmacher, da es unserem Körper jede Menge leere Kalorien liefert und unseren Insulinspiegel rasch in die Höhe schnellen lässt. Die Zuckerbestandteile aus dem Weizenmehl sind jedoch im Nu wieder verbraucht und der Insulinspiegel sinkt schnell wieder in den Keller. In der Folge bekommen wir wieder Hunger und essen mehr als eigentlich notwendig.

Aus ernährungsphysiologischer Sicht ist Vollkornmehl die bessere und vor allem die weitaus gesündere Alternative. Bei der Herstellung von Weizenmehl werden vor dem Mahlen die Schalenschichten und der wertvolle Keim entfernt. Zurück bleibt der Mehlkörper, der nur noch aus Stärke und Gluten besteht, allerdings kaum noch wertvolle Mineralstoffe aufweist. Beim Vollkornmehl hingegen wird das volle Korn verwendet. Das ist insofern sinnvoll, als dass gerade in der Schale viele B-Vitamine, Mineralstoffe, Ballaststoffe und Proteine stecken. Gleichzeitig hält Vollkornmehl viel länger satt, da es im Vergleich zu herkömmlichem Weizenmehl mehr verdauungsfördernde Ballaststoffe enthält. Dabei gilt: Je höher die auf der Packung angegebene Typennummer, desto mehr Ballaststoffe, Vitamine und Mineralstoffe sind noch im Mehl enthalten.

Auch Mandelmehl ist eine tolle und gesunde Alternative zum Weizenmehl. Das glutenfreie, kohlenhydratarme Mehl ist nicht nur äußerst wohlschmeckend und sättigend, es hat auch ein Vielfaches mehr an Nährstoffen zu bieten. Es enthält viel Vitamin A und E ebenso wie wertvolles Eisen, Magnesium und Kalzium. Sie können es pur verwenden oder halb und halb mit Vollkornmehl mischen. Dasselbe gilt auch für Buchweizenmehl, Hirsemehl und andere Alternativen. Besonders beim Backen von Brot oder Kuchen ist ein gewisser Glutenanteil nötig, sodass die Mischung mit Weizen- oder Dinkelvollkornmehl vorteilhaft ist.

SÜSSUNGSMITTEL IM TEST

NÄHRWERTE (100 G)	KALORIEN	KOHLEN-HYDRATE (G)	FETT (G)	EIWEISS (G)
Zucker	387	100	0	0
Erythrit	0	99*	0	0

*Wird insulinunabhängig verstoffwechselt

DIE PASTA-CHALLENGE

NÄHRWERTE (100 G)	KALORIEN	KOHLEN-HYDRATE (G)	FETT (G)	EIWEISS (G)
Helle Pasta	372	75,0	1,5	12
Vollkornpasta	351	66,7	1,5	12,5
Zoodles	17	3,1	0,3	1,2
Konjaknudeln	7	0	0	0

Zucker: Kann dann mal weg

Weißer Zucker ist der Inbegriff leerer Kalorien. Er enthält keinerlei Nährstoffe und sättigt nicht, macht dick und schädigt die Zähne. Viele von uns sind regelrecht zuckersüchtig. Doch der schnelle Energiekick hält nicht lange vor und wir futtern einfach immer weiter.

Zucker ist nicht nur in Süßigkeiten, sondern mittlerweile so gut wie überall zu finden – in Brot, Gewürzgurken, Wurstwaren, Ketchup und fast allen Fertigprodukten. Je stärker etwas industriell verarbeitet ist, desto höher ist die Wahrscheinlichkeit, dass es Zucker enthält.

Wir haben diverse Zuckeraustauschstoffe getestet und sind beim Erythrit geblieben. Es ist chemisch ein Zuckeralkohol und kommt zum Beispiel in Trauben, Birnen oder Melonen vor. Da es zu aufwendig wäre, Erythrit daraus zu isolieren, gewinnt man es durch Vergärung.

Optisch ist Erythrit kaum von Zucker zu unterscheiden. Es hat eine etwas schwächere Süßkraft als dieser und ist gut verdaulich. Anders als Xylit, das zu einem leichten Blutzuckeranstieg führt, wird Erythrit insulinunabhängig verstoffwechselt. Daher ist es bei Keto-Power uneingeschränkt zu empfehlen.

REIS KANN AUCH ANDERS

NÄHRWERTE (100 G)	KALORIEN	KOHLEN-HYDRATE (G)	FETT (G)	EIWEISS (G)
Weißer Reis	344	77,7	0,6	7,4
Naturreis	344	69	2,5	9,1
Blumen-kohl-Reis	20	1,7	0,3	2,4

Nudeln: »O pasta mia …!«

Nudeln gehören zu den Grundzutaten der italienischen Küche. Auch von unseren Tellern sind die geliebten Teigwaren nicht wegzudenken. Jeder Deutsche isst im Schnitt etwa 8 Kilo Nudeln pro Jahr. Pasta besteht traditionell aus Hartweizengrieß und Wasser und fällt damit unter die Kategorie der leeren Kohlenhydrate. Allerdings gibt es ein paar Tricks.

Nudeln aus dem vollen Korn liefern nur unwesentlich weniger Energie als Nudeln aus Hartweizengrieß. Allerdings sättigen sie deutlich länger, da sie weniger schnell verfügbare Kohlenhydrate und mehr wertvolle Ballaststoffe enthalten.

Auch Konjaknudeln können eine gute und gesunde Alternative zur herkömmlichen Nudel darstellen. Insbesondere für asiatisch geprägte Gerichte eignen sich die aus dem Mehl der Konjakwurzel hergestellten Nudeln ganz hervorragend. Konjaknudeln haben so gut wie keine Kalorien und Kohlenhydrate. Außerdem beeinflusst der enthaltene Quellstoff Glucomannan die Cholesterinwerte positiv, wie zahlreiche Studien bestätigen.[19, 20, 21, 22, 23]

Kohlenhydratarme Stars der Keto-Küche sind Zucchininudeln. Einfach einen Spiralschneider der Länge nach über die Zucchini ziehen (der innere, weniger feste Teil wird nicht verwendet) und die »Zoodles« kurz in heißem Salzwasser ziehen lassen. Gut abtropfen lassen, fertig. Mit einer guten Soße steht dem mediterranen Pastagenuss nichts mehr im Weg. Zoodles sind außerdem toll in Form von »Lasagneplatten«. Dazu die Zucchini längs in dünne Scheiben hobeln, diese mit einem Küchentuch abtupfen, dann abwechselnd mit der Bolognesesoße in die Auflaufform schichten.

Reis: ungeschält … oder ganz anders

Reis ist eine der sieben wichtigsten Getreidearten und in Asien Grundnahrungsmittel. Bei uns erfreut er sich als Beilage, die sich auf dem Teller besonders schön mit der Soße vermischen lässt, großer Beliebtheit. Weißer Reis ist poliert, ein Großteil des nährstoff- und ballaststoffreichen Keims wurde entfernt. Zurück bleibt das Endosperm, das stärkehaltige weiße Nährgewebe. Ungeschälter Naturreis enthält im Vergleich weitaus mehr Nährstoffe wie Vitamine, Mineralstoffe und lang anhaltend sättigende Ballaststoffe.

Auch Blumenkohl eignet sich hervorragend als Reisersatz! Einfach in Röschen teilen und im Mixer so lange zerkleinern, bis die Röschen Reiskorngröße haben. Nun zusammen mit etwas Wasser und einer Prise Salz 3 bis 5 Minuten garen. Fertig ist die »Reisbeilage«.

KNABBERZEUG: SO GEHT'S AUCH!

NÄHRWERTE (100 G)	KALORIEN	KOHLENHYDRATE (G)	FETT (G)	EIWEISS (G)
Kartoffelchips	536	53	35	7
Mandeln	620	21	55	21
Käsechips	331	1	25,4	25,5

FETT VOM BAUM IST TOP

NÄHRWERTE (100 G)	KALORIEN	KOHLENHYDRATE (G)	FETT (G)	EIWEISS (G)
Margarine	717	0,7	81	0,2
Butter	717	0,1	81	0,8
Avocado	138	3	12	1

Raus aus der Knabberfalle

Chips und Flips: klassische Diät-Stolperfallen! Wer schafft es schon, nur ein paar zu essen? Probieren Sie es stattdessen mit einer Handvoll Mandeln oder Walnüsse. Die sind reich an Vitalstoffen und ungesättigten Fettsäuren. Frisch geknackt schmecken Nüsse am besten und beschäftigen Sie schon mal eine Weile.

Ein herzhafter Knabberspaß sind Käsechips: Hartkäse raspeln, nach Belieben würzen, esslöffelweise auf ein mit Backpapier ausgelegtes Backblech geben und Ofen bei 170° zu knusprigen Chips anschmelzen lassen.

Auch Gemüsesticks mit Dip (»Pinzimonio«, siehe Seite 73) sind ein knackiges Vergnügen.

Streichfette: Grün ist erste Wahl

Manch einem steht der Sinn nach cremigem Fett, Margarine enthält aber fast immer ungesunde Transfettsäuren und künstliche Aromen. Butter ist zwar nicht ganz so ungesund, kann aber die Blutgefäße verstopfen und den Cholesterinspiegel erhöhen.

Greifen Sie doch stattdessen zur vollreifen Avocado! Die Frucht, die von den indigenen Völkern Südamerikas »grüne Butter des Waldes« genannt wird, ist ein wahrer Alleskönner. Ob als Brotaufstrich, als Topping oder Dip, im Salat oder beim Backen – Avocados sind vielseitig einsetzbar. Sie enthalten zahlreiche essenzielle Vitamine, Mineralstoffe und viele

WELCHE MILCH MACHT'S BESSER?

NÄHRWERTE (100 G)	KALORIEN	KOHLENHYDRATE (G)	FETT (G)	EIWEISS (G)
Kuhmilch	42	5	1	3,4
Mandelmilch, ungesüßt	24	3,0	1,1	0,5
Sojamilch, ungesüßt	38	2,3	1,8	3,0
Kokosmilch, ungesüßt	176	1,4	18,2	1,5

wertvolle ungesättigte Fettsäuren. Sie beugt sogar Herz-Kreislauf-Erkrankungen vor.

Während Butter und Margarine mit über 700 Kalorien pro 100 Gramm zu den Schwergewichten gehören, glänzt die Avocado mit schlanken 138 Kalorien. Ein weiterer Pluspunkt: Die mit der Avocado zugeführte Energie wird langsam verbrannt, sodass wir uns länger gesättigt fühlen – perfekt also für Keto-Power!

Auch für Kuhmilch gibt's Alternativen

Als fett- und eiweißreiches Lebensmittel mit einem Kohlenhydratgehalt von 5 Gramm pro 100 Gramm erscheint Kuhmilch unbedenklich. Gegen einen Schluck Milch im morgendlichen Kaffee spricht natürlich nichts. Sie sollten aber – besonders wenn es um größere Mengen geht, etwa pur getrunken oder im Müsli – auf Alternativen ausweichen. Denn die Molkeproteine in der Milch können die Insulinproduktion anregen, und zwar stark über das durch den Milchzucker zu erwartende Maß hinaus. Neben seiner Wirkung auf den Blutzucker (Stichwort Heißhunger) kurbelt Insulin die Produktion männlicher Wachstumshormone an, was mit einer verstärkten Talgproduktion und dadurch bedingt mit unreiner Haut einhergeht.

Eine tolle Alternative ist Mandelmilch! Die finden Sie in jedem gut sortierten Supermarkt. Sie können sie auch selbst machen, indem Sie 3 Esslöffel pures Mandelmus mit 500 Milliliter Wasser mixen. Bei Bedarf mit Erythrit und einer Prise Salz abschmecken. Mandelmilch schmeckt super im Müsli. Für Lebensmittelallergiker interessant: Sie enthält weder Laktose noch Sojaprotein, Milcheiweiß oder Gluten.

Anders als Mandelmilch, die im Kaffee ausflocken kann, eignet sich dafür Sojamilch. Sie ist eine hochwertige Eiweißquelle und enthält deutlich mehr Vitamine als Kuhmilch. Mittlerweile gibt es sie in allen Supermärkten. Greifen Sie bitte zu der ungesüßten Variante.

Eine weitere nährstoffreiche Alternative ist Kokosmilch. Sie eignet sich für den Kaffee, für Desserts und zum Kochen und ist nicht nur reich an Vitaminen, Nährstoffen und Mineralstoffen, sondern auch an mittelkettigen Triglyzeriden. Diese Fettsäuren unterstützen die Bildung von Ketonkörpern und werden vom Körper schnell in Energie umgewandelt.

GETRÄNKE FRISCH UND FRUCHTIG

HERRLICH ERFRISCHEND: INGWERLIMONADE

Probieren Sie statt übersüßter Limonaden oder ihren Lightversionen voll ungesunder Zusatzstoffe doch einmal die köstliche selbst gemachte Ingwerlimonade.
Ingwer ist reich an Vitamin C, Kalium, Kalzium, Phosphor und Eisen. Die Wunderwurzel ist nicht nur gesund, sie hilft uns auch beim Abnehmen. Denn Ingwer kurbelt den Stoffwechsel ähnlich stark an wie besonders scharfe Lebensmittel. Zugleich wirkt er appetitzügelnd. Darüber hinaus hilft er bei der (Fett-)Verdauung, was uns besonders zu Beginn der Ernährungsumstellung zugutekommt.
Einfach 70 Gramm frischen Ingwer in dünne Scheiben schneiden, mit 1 Liter kochendem Wasser überbrühen und abkühlen lassen. Den Saft von 4 Limetten dazugeben sowie ein paar Zweige frische Minze. Anschließend mit Erythrit abschmecken und bei Bedarf mit ein paar Eiswürfeln servieren.
Schälen Sie den Ingwer nicht, wenn Sie von der gesundheitsfördernden Wirkung der Wurzel profitieren möchten. Ähnlich wie beim Apfel sitzen auch beim Ingwer die meisten Nährstoffe direkt unter der Schale. Um den Ingwer mit Schale verwenden zu können, kaufen Sie ihn in Bioqualität. Dies ist nur minimal teurer, Sie können auf diese Weise aber sicher sein, dass die Ingwerwurzel frei von Schadstoffen ist.

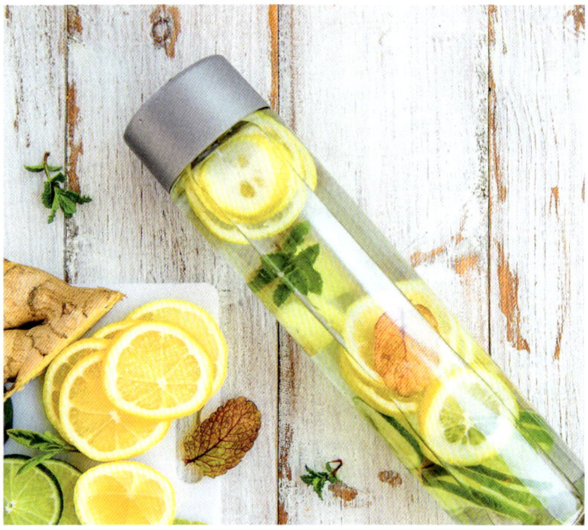

Minze küsst Zitrone-Ingwer …

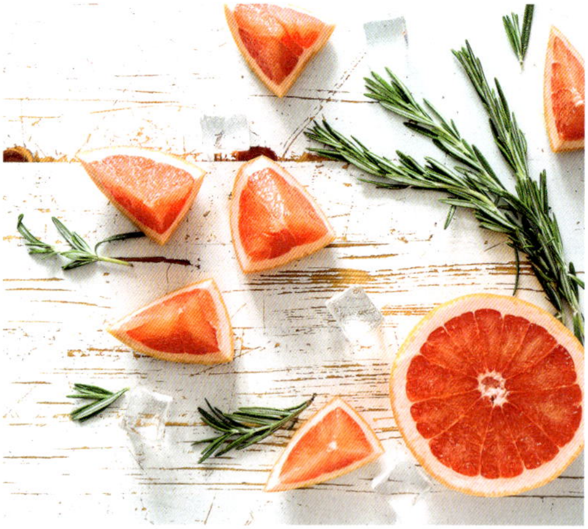

… und Grapefruit liebt Rosmarin.

WASSER MIT KRAUT & FRÜCHTEN

Als weitere gesunde und vor allem erfrischende Alternative zu herkömmlicher Limonade eignet sich auch aromatisiertes Wasser. Dieses lässt sich mit den unterschiedlichsten Geschmacksrichtungen zubereiten.

Auf diese Weise kommt man nicht nur gut hydriert durch den Tag, sondern bringt auch Abwechslung in die Trinkroutine. Wenn man das Vitamin-Wasser selbst herstellt, weiß man zudem sicher, dass es frei von Zucker, Farb- und Konservierungsstoffen sowie von weiteren künstlichen Zusätzen ist.

Befüllen Sie einen Krug oder ein Schraubglas mit Wasser, geben Sie je zwei Esslöffel Frucht – zerkleinert oder angedrückt (Beeren) – und/oder frische Kräuter hinzu. Lassen Sie die Mischung mindestens zwei Stunden ziehen. Dann schütteln oder gut rühren und genießen.

Dies sind nur einige der möglichen Kombinationen, bestimmt fallen Ihnen noch welche ein:

- Gurke und Minze
- Zitrone, Ingwer und Minze
- Melone und Salbei
- Blaubeeren, Zitrone und Minze
- Zitrone, Minze, Gurke und Rosmarin
- Erdbeere, Zitrone und Basilikum
- Gurke und Orange
- Grapefruit und Rosmarin
- Zitrone und Thymian
- Orange und Rosmarin
- Himbeere und Zitronenmelisse
- Limette und Apfel
- Schwarze Johannisbeere und Zimtrinde
- Erdbeere und Rhabarber

Falls Sie die Zitrusfrüchte mit Schale verwenden, kaufen Sie bitte die unbehandelte Biovariante. Waschen Sie die Frucht heiß ab. Wenn Sie das Wasser morgens mit zur Arbeit nehmen möchten, bereiten Sie es am Vorabend zu. So können Sie sich am Morgen einfach die Flasche schnappen und einpacken.

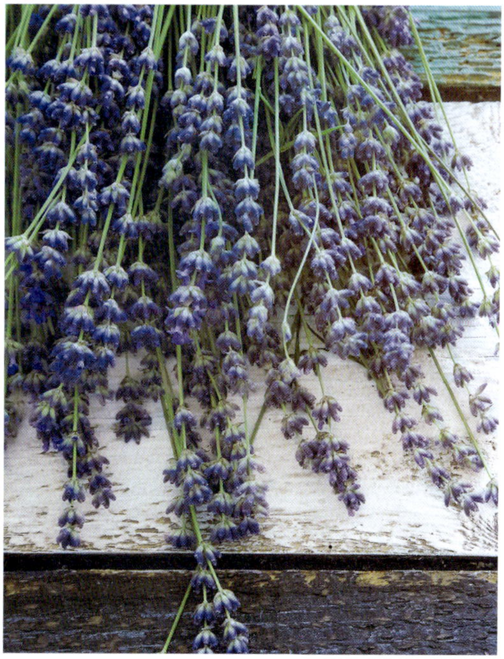

Harmoniert perfekt mit Zitrusfrüchten: Lavendel.

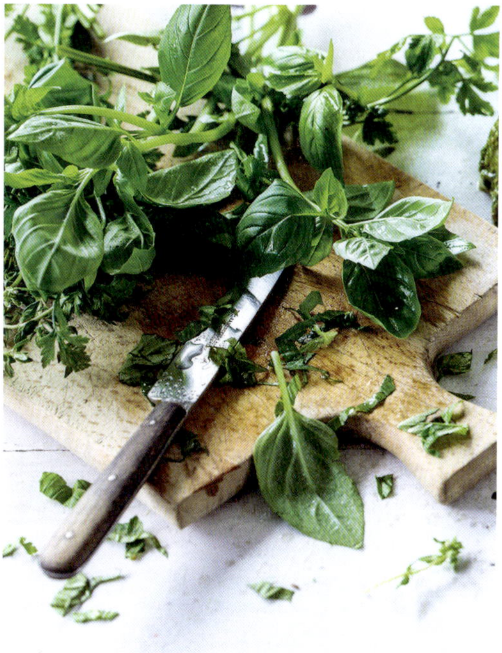

Der Star der Wasser-Bar: Basilikum.

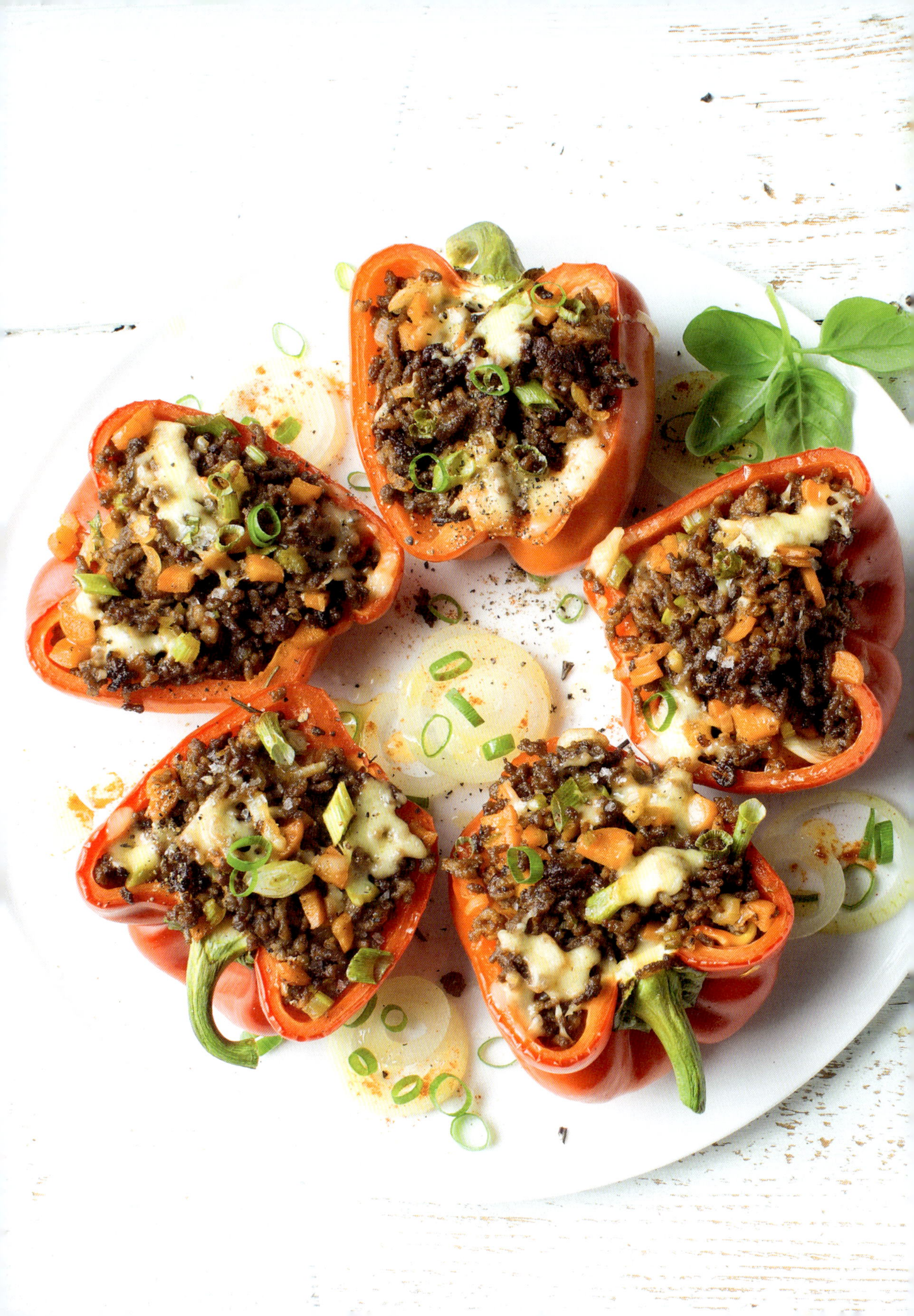

DIE REZEPTE

–

4 WOCHEN, 70 IDEEN

Jetzt geht es ans Kochen und Zubereiten und – ja! – ans Schlemmen. Mit diesen Rezepten vergessen Sie alles, was Sie bisher über Essen, das schlank macht, zu wissen glaubten. Schwelgen Sie in köstlichen Zutaten von Aubergine bis Ziegenkäse, essen Sie sich richtig satt. So gehen Sie gestärkt und entspannt Ihrem Ziel entgegen.

START MIT GENUSS – WOCHE 1

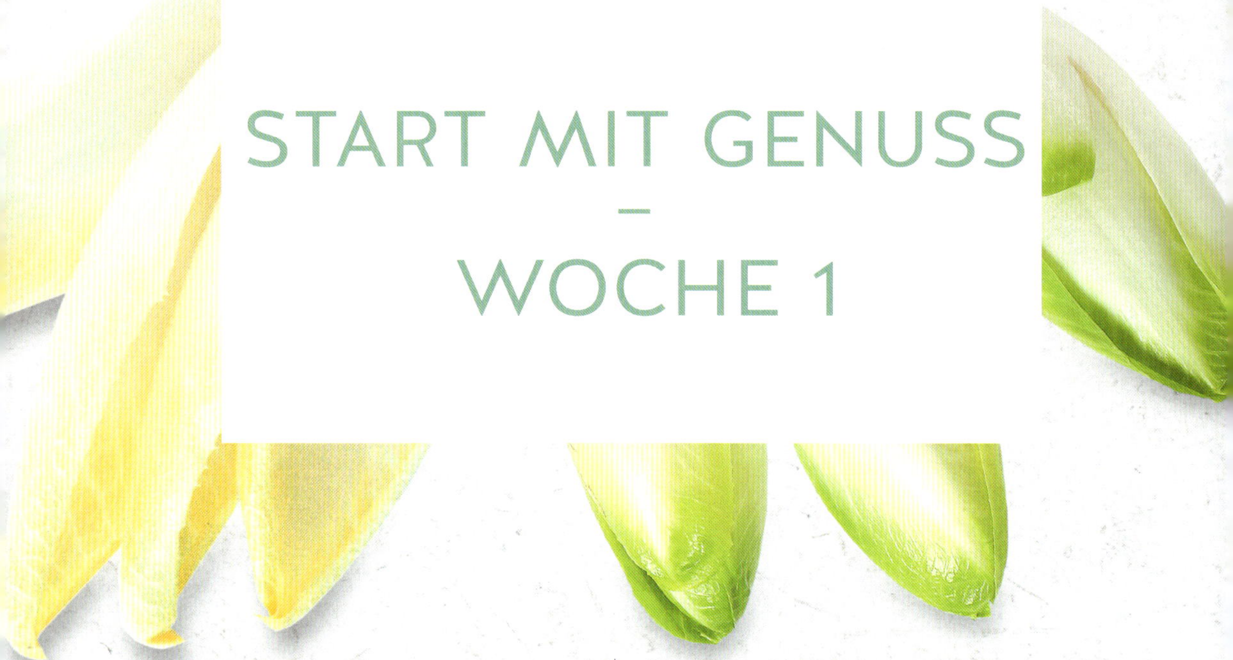

In der Einführungsphase beginnen Sie ganz gemütlich mit der Ernährungsumstellung. Sie nehmen in dieser Woche maximal 50 Gramm Kohlenhydrate pro Tag zu sich. Das ist genau die richtige Menge, damit sich Ihr Stoffwechsel ganz allmählich und ohne Stress auf die alternative Energiegewinnung umstellen kann.

MORGENS, MITTAGS, ABENDS SCHÖN SATT

Die größte Umstellung wird für Sie wahrscheinlich das kohlenhydratarme Frühstück bedeuten, besonders wenn Sie es bisher gewohnt waren, Brot, Brötchen oder Müsli zu frühstücken und sich nicht allzu viele Gedanken um das Frühstück zu machen. Sie werden aber bald merken: Die Energie hält länger vor und Sie fallen nicht ins vormittägliche Leistungstief. Das liegt daran, dass der Körper seine Energie aus den gesunden Proteinen und Fetten der leckeren Morgenmahlzeit gewinnt statt aus schnellen Kohlenhydraten und dass er gut mit Vitaminen und Mineralstoffen versorgt ist.

Wichtig ist, dass Sie sich Zeit für jede Mahlzeit nehmen. Denn auch das ist ein wichtiger Teil der Ernährungsumstellung: Richten Sie alles liebevoll her und genießen Sie Bissen für Bissen. Nehmen Sie sich auch und gerade im größten Alltagsstress wenigstens eine Viertelstunde Zeit dafür. Versuchen Sie auf Snacks und Zwischenmahlzeiten zu verzichten. Was in der ersten Woche sonst noch wichtig ist, haben Sie bereits ab Seite 52 gelesen.

Falls Sie durch die ungewohnte Ernährung leichte Verdauungsprobleme bekommen, hilft bei Bedarf eine Tasse Ingwertee aus der frischen Ingwerwurzel. Auch Schafgarben- und Kümmeltee sind empfehlenswert.

Hinweis zu den Rezepten

Alle Rezepte sind für zwei Portionen berechnet. Sie können innerhalb einer Woche Rezepte derselben Tageszeit tauschen. Achten Sie dabei darauf, dass Sie eine Alternative mit ähnlichem Kohlenhydratgehalt wählen, damit die Tagesbilanz stimmt.

Sie finden die Mahlzeiten für die erste Woche auf den folgenden Seiten:

- Seite 97 bis 103: Frühstück.
- Seite 104 bis 111: Mittagessen.
- Seite 112 bis 119: Abendessen.

Viel Spaß beim Zubereiten und Genießen!

Schokoladencreme mit Waldbeeren

FÜR DIE CREME:
300 g griechischer Joghurt • 4 EL reines Kakaopulver, schwach entölt • Erythrit nach Belieben

FÜR DAS TOPPING:
200 g Waldbeeren, frisch oder TK

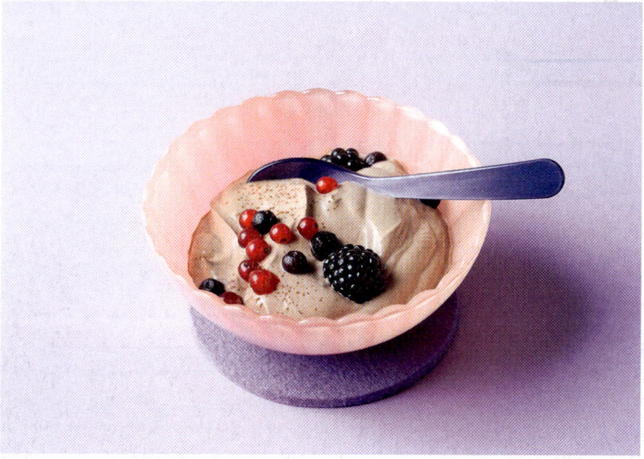

ZUBEREITUNG:

1. Den Joghurt mit einem Schneebesen oder dem Handrührgerät mit dem Kakaopulver glatt rühren. Nach Geschmack mit etwas Erythrit süßen (bezüglich der Menge bitte die Packungsangabe beachten). Die Creme auf zwei Müslischalen verteilen.

2. Frische Waldbeeren waschen und verlesen, tiefgekühlte auftauen. Die Beeren dekorativ auf der Joghurtcreme anrichten.

BEEREN-SWIRL: Sie können die Waldbeeren auch pürieren und mit einer Gabel als fruchtigen »Quirl« unter die Kakaocreme ziehen.

NÄHRWERTE	KALORIEN (KCAL)	KOHLENHYDRATE (G)	FETT (G)	EIWEISS (G)
PRO PORTION	332	16	21	12

Feine Eiermuffins mit Gemüse und Käse

FÜR DIE MUFFINS:
6 Scheiben Frühstücksspeck • 5 Eier • 2 EL Frischkäse, Doppelrahmstufe • Meersalz • Pfeffer aus der Mühle • 1 EL Schnittlauchröllchen oder Kresse

ZUGABEN (EINE AUSWÄHLEN):
Brokkoliröschen und geriebener Gouda • Blattspinat und Schafskäse (Feta) • Cherrytomaten, geraspelter Mozzarella und Frühlingszwiebeln • klein geschnittene Paprika und Schalotte

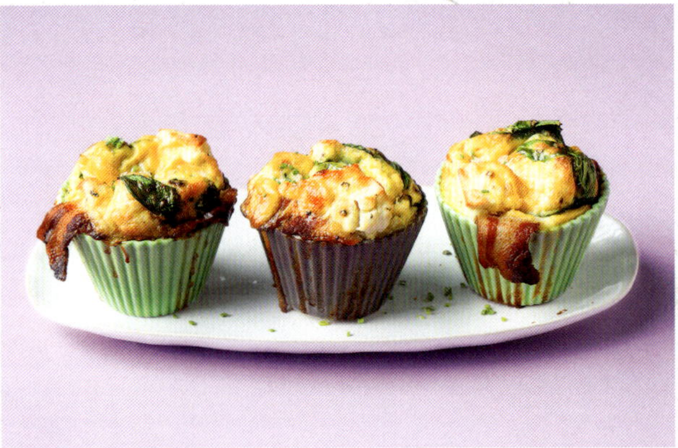

ZUBEREITUNG:

1. Den Ofen auf 180° (Umluft) vorheizen.
2. Sechs Mulden eines Muffinblechs mit je 1 Scheibe Frühstücksspeck leicht einfetten und auskleiden.
3. Die Mulden jeweils zu einem Drittel nach Belieben mit den Zugaben füllen.
4. Eier, Frischkäse, Salz und Pfeffer verquirlen und jeweils bis knapp unter die Oberkante der Muffinform füllen. Im vorgeheizten Ofen in 15 bis 20 Min. goldgelb backen.
5. Das Blech aus dem Ofen nehmen, etwas abkühlen lassen. Die Muffins vorsichtig aus den Mulden lösen und vor dem Servieren Schnittlauch oder Kresse daraufgeben.

KLEINER VORRAT: Übrig gebliebene Muffins können Sie mehrere Tage lang im Kühlschrank aufbewahren. Zum Genießen einfach 1 Minute in der Mikrowelle erwärmen.

NÄHRWERTE	KALORIEN (KCAL)	KOHLENHYDRATE (G)	FETT (G)	EIWEISS (G)
PRO PORTION	288	2,6	22	21

Beeren-Smoothie mit Avocado und Radieschengrün

ZUTATEN:

500 g TK-Beerenmix • ½ Zitrone • 1 gut reife Avocado • 2 Handvoll frisches Radieschengrün • 500 ml Buttermilch • 100 ml naturtrüber Apfelsaft • Erythrit nach Belieben

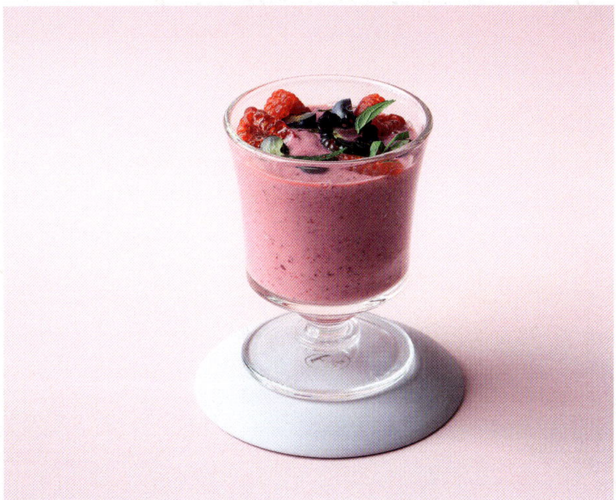

ZUBEREITUNG:

1. Den Beerenmix kurz antauen lassen, einige Beeren für die Dekoration beiseitelegen.
2. Die Zitrone auspressen. Die Avocado längs halbieren, den Kern entfernen, das Fruchtfleisch mit einem Esslöffel herausheben und sofort mit dem Zitronensaft beträufeln.
3. Das Radieschengrün abbrausen, trocken schütteln, etwas klein zupfen und im Mixer zirka 30 Sek. auf höchster Stufe pürieren.
4. Die Beeren und das Avocadofruchtfleisch zusammen mit der Buttermilch und dem Apfelsaft ebenfalls in den Mixer geben und alles zu einem cremigen Smoothie pürieren.
5. Nach Belieben noch mit etwas Erythrit süßen. In zwei Gläser füllen, mit Beeren dekorieren und mit Strohhalm genießen.

KOSTBARES GRÜN: Frische Bio-Radieschenblätter sind vitalstoffreich und sehr lecker.

NÄHRWERTE	KALORIEN (KCAL)	KOHLENHYDRATE (G)	FETT (G)	EIWEISS (G)
PRO PORTION	269	22	13	5,7

Mozzarella-Antipasti mit Räucherlachs

ZUTATEN

2 Kugeln Mozzarella à 125 g • 80 g getrocknete Tomaten in Öl • 50 g Artischockenherzen in Öl • 40 g schwarze Oliven • 200 g geräucherter Lachs • ½ Bund Basilikum • Meersalz • Pfeffer aus der Mühle • 1 EL Olivenöl

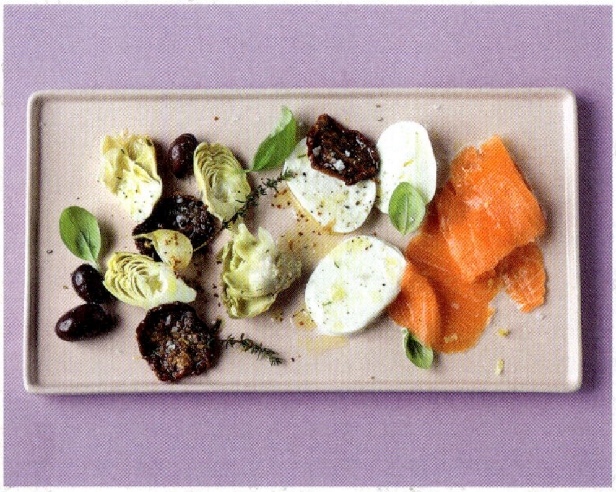

ZUBEREITUNG:

1. Den Mozzarella abtropfen lassen und in dickere Scheiben schneiden. Die Tomaten und die Artischockenherzen ebenfalls etwas abtropfen lassen. Die Tomaten in Streifen schneiden, die Artischocken halbieren.

2. Den Mozzarella mit den Tomaten, den Artischockenherzen, den Oliven und dem Räucherlachs auf zwei Tellern anrichten.

3. Das Basilikum abbrausen und trocken schütteln. Die Blättchen abzupfen und auf den vorbereiteten Tellern verteilen. Pfeffer und nach Belieben etwas Salz darüberstreuen und mit dem Olivenöl beträufeln.

ECHT ODER GEFÄRBT? Echte schwarze Oliven sind am Baum gereift, künstlich geschwärzte erkennen Sie an der Zutat Eisengluconat. Dieses ist zwar gesundheitlich unbedenklich, Sie können dann aber auch gleich die günstigeren grünen Oliven nehmen. Die haben sogar noch etwas weniger Kohlenhydrate, da sie eine kürzere Reifezeit am Baum hatten und deshalb weniger Zucker ausbilden konnten.

ZARTSCHMELZEND: Statt Mozzarella können Sie auch Burrata verwenden, eine Sonderform des Mozzarella mit flüssig-sahnigem Innenleben. Man bekommt sie manchmal im italienischen Feinkostladen, meist frisch aus der Lake. Der köstliche Käse wird erst auf dem Teller mit der Gabel zerteilt.

NÄHRWERTE	KALORIEN (KCAL)	KOHLENHYDRATE (G)	FETT (G)	EIWEISS (G)
PRO PORTION	698	15	53	46

Bacon and Eggs vom Muffinblech

ZUTATEN:

24 Scheiben Frühstücksspeck • 6 Eier • Meersalz • Pfeffer aus der Mühle • 3 EL geriebener Käse • Olivenöl für die Form

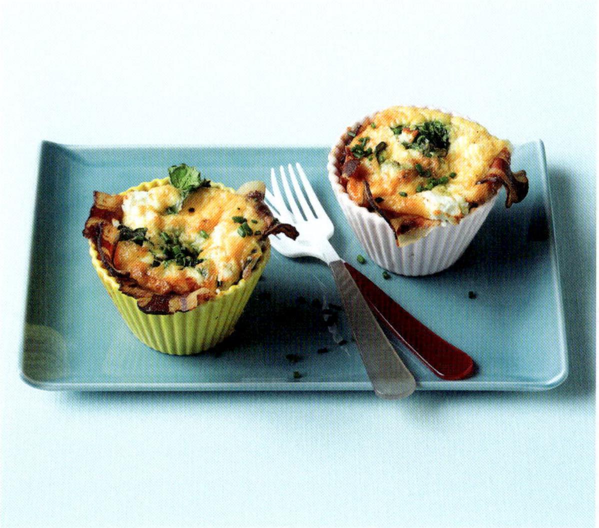

ZUBEREITUNG:

1. Den Backofen auf 180° vorheizen.

2. Sechs Mulden eines Muffinblechs mit etwas Öl einpinseln und jede Mulde so mit 4 Streifen Frühstücksspeck auslegen, dass kleine Körbchen entstehen.

3. In jedes Speckkörbchen ein Ei aufschlagen, mit etwas Salz, Pfeffer und geriebenem Käse bestreuen.

4. Im vorgeheizten Backofen in etwa 10 Min. goldgelb backen.

FÜR SPÄTER: Eine große Schüssel zarter Kopfsalat mit etwas Olivenöl, Zitronensaft, Meersalz und Pfeffer verwandelt dieses Frühstück in eine Hauptmahlzeit, die Sie auch nach unserem 4-Wochen-Programm immer wieder einmal genießen können.

NÄHRWERTE	KALORIEN (KCAL)	KOHLENHYDRATE (G)	FETT (G)	EIWEISS (G)
PRO PORTION	475	2,5	45	34

Kokos-Chiapudding mit Blaubeeren und Knuspermandeln

FÜR DEN PUDDING:
100 ml cremige Kokosmilch • 50 g Chia-Samen

FÜR DAS TOPPING:
150 g Blaubeeren, frisch oder TK • nach Belieben etwas Erythrit • 50 g Mandelstifte • 1 EL Butter

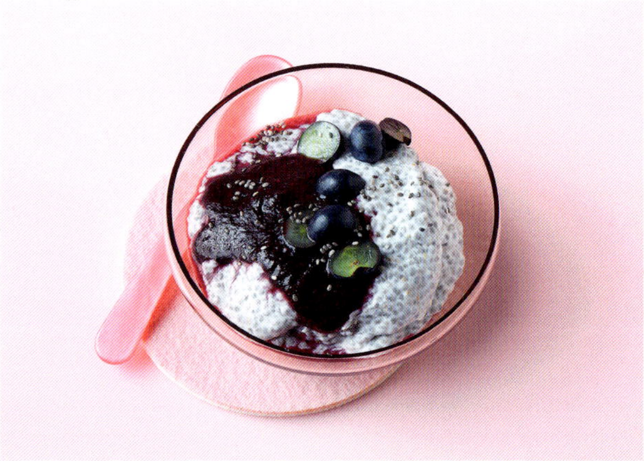

ZUBEREITUNG:

1. Bereits am Vortag die Kokosmilch in einer kleinen Schüssel oder Frischhaltebox mit 100 ml kaltem Wasser mischen. Die Chia-Samen einrühren und zugedeckt über Nacht im Kühlschrank quellen lassen.

2. Morgens die Blaubeeren verlesen beziehungsweise auftauen und cremig pürieren, nach Belieben mit Erythrit süßen.

3. Die Mandelstifte in einer kleinen trockenen Pfanne bei mittlerer Hitze unter gelegentlichem Wenden goldbraun und duftend anrösten. Die Butter unterrühren und die Pfanne vom Herd nehmen.

4. Den Chiapudding auf zwei Gläser verteilen. Das Blaubeerpüree daraufgeben und mit den gerösteten Mandelstiften bestreuen.

NÄHRWERTE	KALORIEN (KCAL)	KOHLENHYDRATE (G)	FETT (G)	EIWEISS (G)
PRO PORTION	380	8,5	31	11,5

Pfannkuchen mit Quarkcreme und Himbeersoße

FÜR DIE PFANNKUCHEN:

3 Eiweiß • 50 g Mandelmehl • 100 ml ungesüßter Mandeldrink • 2 Prisen Salz • ½ TL Natron • Erythrit • 1 EL Kokosöl

FÜR DAS TOPPING:

120 g Himbeeren, frisch oder TK • 2 EL Zitronensaft • Erythrit nach Belieben • 150 g Sahne, 30 % Fett • 100 g Quark, 40 % Fett

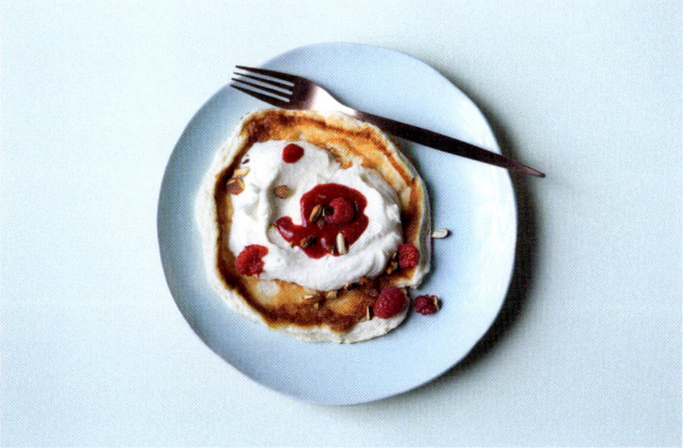

ZUBEREITUNG:

1. Für die Soße die Himbeeren verlesen beziehungsweise antauen lassen, zusammen mit dem Zitronensaft und nach Belieben etwas Erythrit im Mixer fein pürieren.

2. Für die Creme die Sahne steif schlagen und mit dem Quark und Erythrit verrühren.

3. Für die Pfannkuchen die drei Eiweiße zu festem Eischnee schlagen, beiseitestellen. Mandelmehl, Mandeldrink, Salz, Natron und Erythrit in einer Rührschüssel zu einer cremigen Masse verrühren. Den Eischnee unterheben. Nun das Kokosöl in einer beschichteten Pfanne erhitzen und den Teig darin in zwei Portionen zu großen Pfannkuchen ausbacken.

4. Die Pfannkuchen auf zwei Teller geben, mit der Quarkcreme bestreichen und mit der Himbeersoße krönen.

NÄHRWERTE	KALORIEN (KCAL)	KOHLENHYDRATE (G)	FETT (G)	EIWEISS (G)
PRO PORTION	571	9	50	19,5

Lachssteaks auf Blattspinat aus dem Backofen

ZUTATEN:

2 mittelgroße Tomaten • 2 Knoblauchzehen • 1 EL Butter • 150 g TK-Blattspinat, aufgetaut • 2 Lachssteaks à ca. 150 g, frisch oder aufgetaut • Meersalz • Pfeffer aus der Mühle • ½ Becher Schmand • ½ Becher Sahne • 50 g geriebener Parmesan • 2 Prisen frisch geriebene Muskatnuss

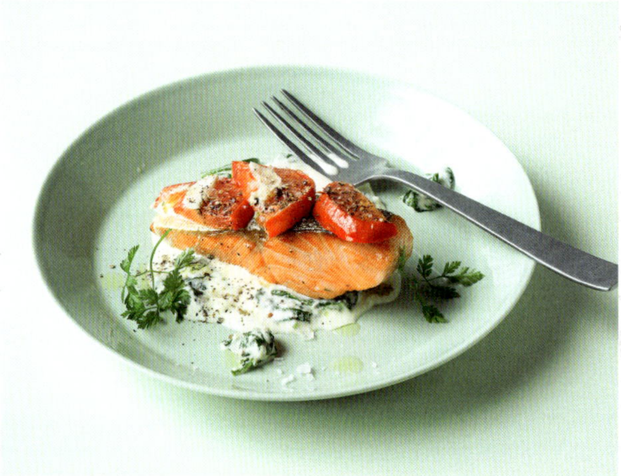

ZUBEREITUNG:

1. Den Backofen auf 200° vorheizen.
2. Die Tomaten waschen, vom Stielansatz befreien und in dicke Scheiben schneiden.
3. Den Knoblauch schälen und fein würfeln. Die Butter in einer Pfanne sanft erhitzen und den Knoblauch darin anschwitzen. Spinat und Knoblauch in einer Auflaufform mischen.
4. Die Lachssteaks kalt abspülen, mit Küchenpapier trocken tupfen. Salzen, pfeffern und auf den Blattspinat legen.
5. Schmand, Sahne und Parmesan in einem kleinen Topf kurz erhitzen, sodass der Käse schmilzt. Vom Herd nehmen, mit Muskatnuss, Salz und Pfeffer würzen. In die Auflaufform über Lachs und Spinat geben.
6. Die Tomatenscheiben auf den Lachssteaks verteilen und alles 20 Min. im vorgeheizten Ofen backen.

NÄHRWERTE	KALORIEN (KCAL)	KOHLEN-HYDRATE (G)	FETT (G)	EIWEISS (G)
PRO PORTION	654	6	47	40

Wurstsalat mit »Musik« und Emmentaler

FÜR DEN SALAT:
200 g Lyoner • 150 g Emmentaler am Stück • 1 Schalotte • 1 rote Paprika • 5 Radieschen

FÜR DAS DRESSING:
2 mittelgroße Essiggurken • 2 EL Olivenöl • 2 EL Essiggurkenwasser • 1½ EL Balsamico bianco • 1 TL gelber Senf • Meersalz • Pfeffer aus der Mühle

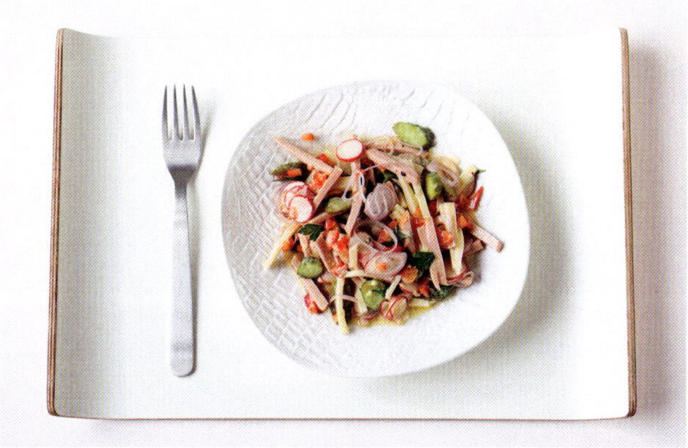

ZUBEREITUNG:

1. Für das Dressing die Gurken in Scheiben hobeln. Alle Zutaten verrühren, nochmals mit Salz und Pfeffer abschmecken.

2. Für den Salat die Lyoner und den Emmentaler erst in Scheiben, dann in feine Streifen schneiden. Das frische Gemüse waschen und putzen, die Schalotte in dünne Ringe, die Paprika in Würfel und die Radieschen in feine Scheiben schneiden.

3. Alle Salatzutaten in einer Schüssel mit dem Dressing vermischen und mindestens 1 Std. durchziehen lassen.

OFT ZU SÜSS: Essiggurken enthalten fast immer Zucker oder ungesunde Süßstoffe. Machen Sie sich im Internet schlau, welche Produkte frei davon sind – oder nehmen Sie gleich selbst eingelegte.

NÄHRWERTE	KALORIEN (KCAL)	KOHLEN-HYDRATE (G)	FETT (G)	EIWEISS (G)
PRO PORTION	794	12	66	36

Käse-Wraps mit Tomaten-Oliven-Füllung

FÜR DEN WRAP:
120 g geriebener Gouda • 4 Eier • 2 EL geschroteter Leinsamen • 4 Stängel Basilikum • 20 ml Kokosöl • Meersalz • Pfeffer aus der Mühle

FÜR DIE FÜLLUNG:
50 g getrocknete Tomaten in Öl • 50 g grüne Oliven, entsteint • 150 g Frischkäse • Meersalz • Pfeffer aus der Mühle

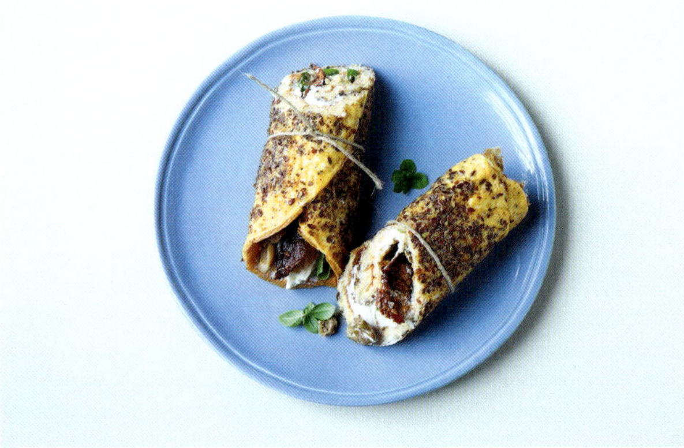

ZUBEREITUNG:

1. Den Backofen auf 180° (Umluft) vorheizen.

2. Den Gouda mit den Eiern, den Leinsamen, dem Basilikum und dem Kokosöl mit etwas Salz und Pfeffer im Mixer fein pürieren.

3. Ein Backblech mit Backpapier auslegen. Den Teig darauf tellergroß ausstreichen, im vorgeheizten Ofen 10 Min. backen.

4. Inzwischen für die Füllung die Tomaten und Oliven abtropfen lassen. Tomaten in Streifen, Oliven in Ringe schneiden und beides mit dem Frischkäse verrühren. Mit Salz und Pfeffer abschmecken.

5. Das Backblech aus dem Ofen nehmen und den Fladen darauf auskühlen lassen.

6. Den Fladen halbieren, die Hälften anteilig mit der Füllung bestreichen, fest aufrollen.

ZUM ANBEISSEN: Die Wraps lassen sich, fest in Alufolie oder Wachspapier eingewickelt, super mitnehmen und aus der halb abgestreiften Verpackung essen.

NÄHRWERTE	KALORIEN (KCAL)	KOHLEN-HYDRATE (G)	FETT (G)	EIWEISS (G)
PRO PORTION	781	14	66	35

Tomaten-Feta-Salat mit gerösteten Pinienkernen

ZUTATEN:

400 g Tomaten • 3 Stängel Basilikum • 1 Schalotte • 40 g schwarze Oliven, entsteint • 150 g Schafskäse (Feta) • 5 EL Olivenöl • 1 EL Zitronensaft • Meersalz • Pfeffer aus der Mühle • 1 Prise Erythrit • 20 g Pinienkerne

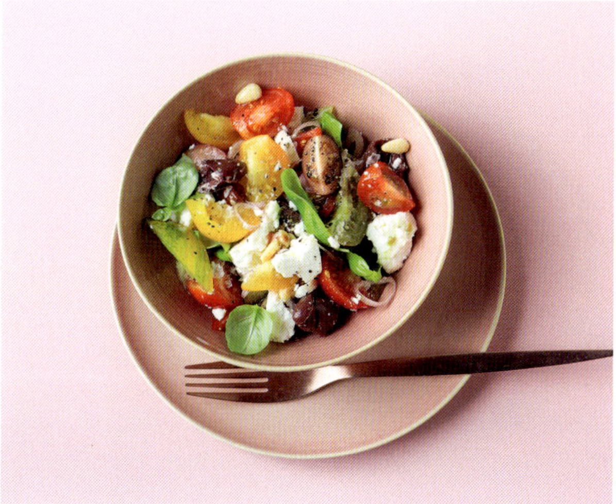

ZUBEREITUNG:

1. Die Tomaten waschen, vom Stielansatz befreien, in Scheiben oder Achtel schneiden. Das Basilikum abbrausen, trocken schütteln und die Blättchen von den Stängeln zupfen. Die Schalotte schälen und in feine Ringe schneiden, die Oliven halbieren, den Feta würfeln. Alles in eine Schüssel geben.

2. Aus 3 EL Olivenöl, dem Zitronensaft, Meersalz, Pfeffer und Erythrit ein Dressing rühren und unter den Schüsselinhalt mischen. Anschließend den Salat nochmals mit Salz und Pfeffer abschmecken.

3. Die Pinienkerne in einer Pfanne ohne Fett goldgelb rösten, bis sie duften, dabei die Pfanne öfter schütteln. Die Pinienkerne über den Salat geben. Das restliche Olivenöl darüberträufeln und servieren.

KLEIN & FEIN: Eine köstlich würzige Alternative zu Pinienkernen sind Zedernnüsschen, die es zum Beispiel im Biomarkt gibt.

NÄHRWERTE	KALORIEN (KCAL)	KOHLEN-HYDRATE (G)	FETT (G)	EIWEISS (G)
PRO PORTION	649	8,4	61	16

Gefüllte Zucchini mit Schinken und Champignons

ZUTATEN:

2 mittelgroße Zucchini • 1 Zwiebel • 1 Knoblauchzehe • 4 große Champignons • 1 EL Butter • 75 g Schinkenwürfel • ½ Bund Petersilie • 100 g Kräuterfrischkäse • 1 EL Zitronensaft • Meersalz • Pfeffer aus der Mühle • 20 g geriebener Gouda

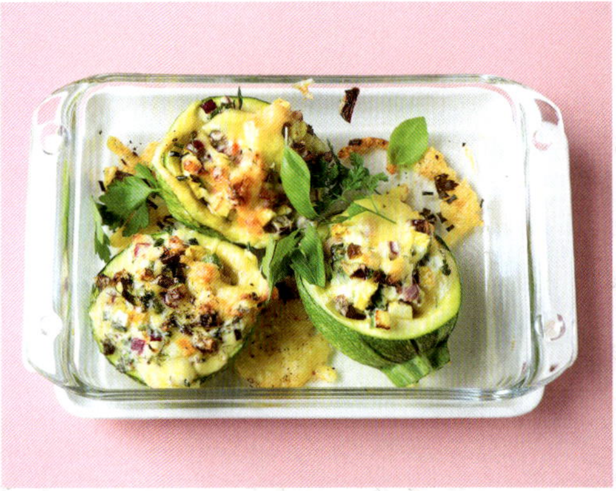

ZUBEREITUNG:

1. Den Backofen auf 200 °C vorheizen.

2. Die Zucchini waschen, putzen, längs halbieren und mit einem kleinen Löffel den weicheren Mittelteil, der die Samen enthält, herausschaben. Die Zwiebel und den Knoblauch schälen und in kleine Würfel schneiden. Die Champignons putzen und in feine Scheiben schneiden.

3. Die Butter in einer Pfanne zerlassen, Zwiebel und Knoblauch darin glasig andünsten. Die Champignons und die Schinkenwürfel kurz mit anbraten, dann die Pfanne vom Herd nehmen.

4. Die Petersilie abbrausen, trocken schütteln, die Blättchen von den Stielen zupfen und fein hacken. Anschließend den Frischkäse mit der Petersilie und dem Zitronensaft in einer Rührschüssel glatt rühren. Den Pfanneninhalt dazugeben und alles gut mischen. Mit Salz und Pfeffer würzig abschmecken.

5. Die Zucchinihälften anteilig mit der Champignon-Schinken-Mischung füllen, in eine Auflaufform setzen und mit dem geriebenen Gouda bestreuen. Die Form in den vorgeheizten Backofen schieben und zirka 20 Min. backen, bis der Käse eine schöne goldgelbe Kruste bildet.

ITALIENISCHES FLAIR: Mediterrane Würze samt Urlaubsfeeling bekommen die Zucchini, wenn Sie in die Füllung zusätzlich etwas Oregano mischen und die Hälfte des Goudas durch Parmesan ersetzen.

NÄHRWERTE	KALORIEN (KCAL)	KOHLENHYDRATE (G)	FETT (G)	EIWEISS (G)
PRO PORTION	315	11	21	20

Low-Carb-Lasagne für Schlemmer

ZUTATEN:

2 kleinere Zucchini • Meersalz • 1 Zwiebel • 2 Knoblauchzehen • 250 g gemischtes Hackfleisch • 2 EL Tomatenmark • 250 g passierte Tomaten • Pfeffer • ½ TL Oregano • ½ TL Thymian • 1 Handvoll frisches Basilikum • 250 g Ricotta • 1 Ei • 125 g geriebener Mozzarella • 25 g geriebener Parmesan • Olivenöl zum Braten und für die Form

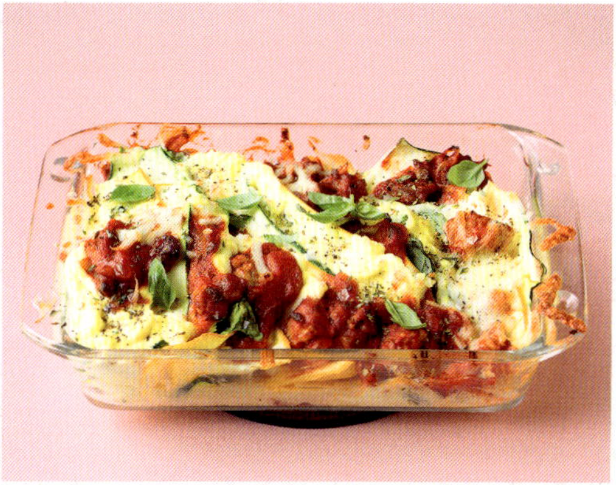

ZUBEREITUNG:

1. Den Backofen auf 180° (Umluft) vorheizen.
2. Die Zucchini waschen, putzen und der Länge nach mit einem Sparschäler oder auf dem Gemüsehobel in dünne Scheiben schneiden. Auf einer Lage Küchenpapier ausbreiten und von beiden Seiten salzen, um das Fruchtfleisch ein wenig zu entwässern. Nach zirka 10 Min. mit Küchenpapier abtupfen. Etwas Öl in einer Pfanne erhitzen und die Zucchinistreifen darin goldbraun anbraten. Die so vorbereiteten »Lasagnezoodles« aus der Pfanne nehmen und beiseitestellen.
3. Die Zwiebel und den Knoblauch schälen, fein würfeln und in einer zweiten Pfanne in etwas Öl anbraten. Das Hackfleisch zusammen mit dem Tomatenmark dazugeben, scharf anbraten. Mit den passierten Tomaten ablöschen, mit Salz, Pfeffer, Oregano und Thymian würzen, beiseitestellen.
4. Das Basilikum mit einem scharfen Messer in feine Streifen schneiden. Mit dem Ricotta in eine Rührschüssel geben, das Ei hineinschlagen, leicht mit Salz und Pfeffer würzen und vermischen.
5. Eine Auflaufform mit Öl ausstreichen, dann abwechselnd Zucchinistreifen, Ricotta und Hackfleischsoße hineinschichten, bis alle Zutaten aufgebraucht sind.
6. Die Lasagne mit dem Mozzarella und dem Parmesan bestreuen und im vorgeheizten Ofen in zirka 30 Min. goldgelb backen.

NÄHRWERTE	KALORIEN (KCAL)	KOHLENHYDRATE (G)	FETT (G)	EIWEISS (G)
PRO PORTION	880	23	59	62

Shiratakinudeln mit Rindfleisch aus dem Wok

ZUTATEN:
1 Packung Shiratakinudeln (200 g) • 150 g durchwachsenes Rindersteak • 1 rote Chilischote • 1 Möhre • 1 mittelgroße Zucchini • 1 Knoblauchzehe • 4 EL geröstetes Sesamöl • Meersalz • Pfeffer aus der Mühle • 2 EL Sojasoße • 1 EL Austernsoße • 1 EL schwarzer Sesam • etwas Koriandergrün (nach Belieben)

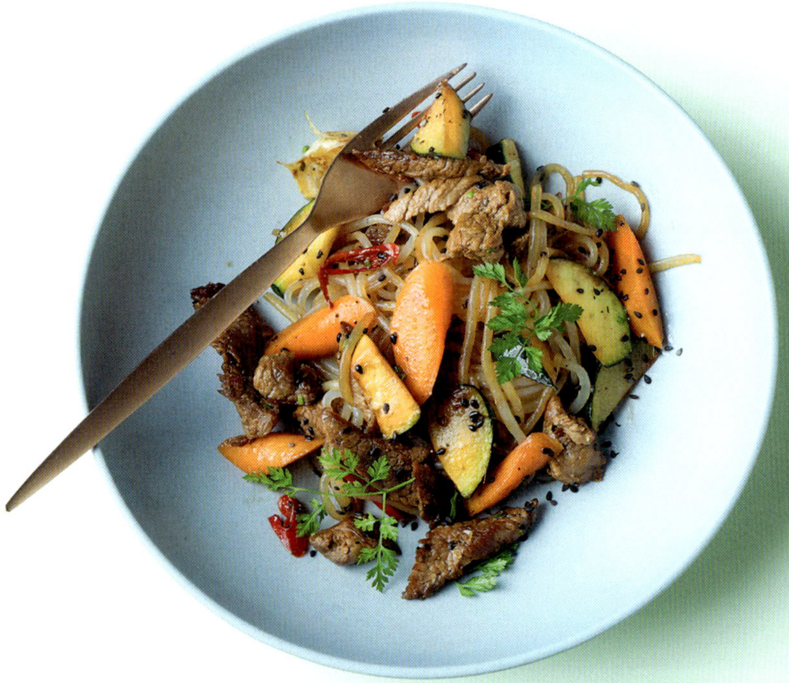

ZUBEREITUNG:

1. Die Shiratakinudeln in ein Sieb geben, kurz abbrausen und nach Packungsanleitung garen, beiseitestellen.

2. Das Fleisch kalt abspülen, trocken tupfen und quer zu den Fasern in dünne, mundgerechte Stücke schneiden.

3. Die Chilischote waschen, putzen, längs halbieren und fein hacken, die Kerne je nach der gewünschten Schärfe entfernen oder mitverwenden. Die Möhre und die Zucchini waschen, putzen und mithilfe eines Sparschälers in feine Streifen schneiden. Den Knoblauch schälen und fein hacken.

4. 2 EL Sesamöl im Wok erhitzen, das Fleisch darin rundum kurz anbraten. Das Gemüse kurz mitbraten, es sollte noch knackig sein. Mit Salz und Pfeffer würzen.

5. Die Nudeln in den Wok geben und noch kurz erhitzen. Das restliche Sesamöl, die Sojasauce und die Austernsoße hinzugeben, kurz umrühren und vom Herd nehmen.

6. Auf zwei Tellern anrichten und mit schwarzem Sesam und nach Belieben mit Koriandergrün bestreuen.

IDEALE ZUTAT: Shirataki- oder Konjaknudeln sind ein traditionelles japanisches Lebensmittel aus der Wurzel der südostasiatischen Teufelszunge. Konjak hat kaum Kalorien und keine schnell verfügbaren Kohlenhydrate. Die Konsistenz ist ähnlich wie bei Glasnudeln. Sie sind ein idealer Ersatz für Nudeln aus Hartweizengrieß. Konjaknudeln bringen keinen ausgeprägten Eigengeschmack mit, sie nehmen aber das Aroma der anderen Zutaten hervorragend auf.

SOME LIKE IT HOT: Wer scharfes Essen liebt (und gut verträgt), der sollte nicht mit Chili sparen, denn der enthaltene »Scharfmacher« Capsaicin unterstützt nachweislich den Vorgang der Fettverbrennung.

NÄHRWERTE	KALORIEN (KCAL)	KOHLEN-HYDRATE (G)	FETT (G)	EIWEISS (G)
PRO PORTION	357	9,6	24	16,5

Zoodles mit Pulled Chicken in würziger Sesamsoße

ZUTATEN:

350 g Hähnchenbrustfilet • Meersalz • 1 TL gekörnte Bio-Gemüsebrühe • 2 Zucchini • 1 Knoblauchzehe • 2 Frühlingszwiebeln • 2 TL Chiliöl (ersatzweise Olivenöl mit ein paar frischen Chiliringen) • 1 TL Sesamöl • 2 EL Tahin (Sesampaste) • 3 EL Sojasoße • 2 EL Rotweinessig • Pfeffer aus der Mühle

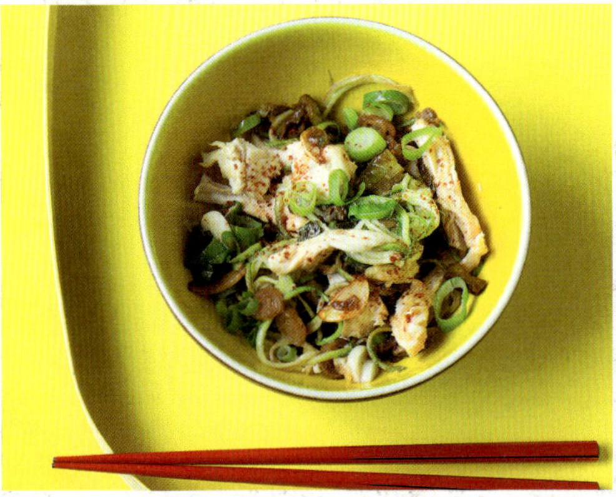

ZUBEREITUNG:

1. Das Fleisch kalt abspülen, in einen Topf geben und knapp mit Wasser bedecken. ½ TL Salz und die Gemüsebrühe hinzugeben und das Wasser zum Kochen bringen. Die Temperatur reduzieren und die Filets bei geschlossenem Deckel in 8 bis 12 Min. gar ziehen lassen. Anschließend aus dem Topf nehmen und mit zwei Gabeln in mundgerechte Stücke zupfen, beiseitestellen.

2. Die Zucchini waschen und die Enden entfernen. Mit dem Spiralschneider oder ersatzweise einem Julienneschneider »Zucchinispaghetti« herstellen.

3. Den Knoblauch schälen und fein schneiden, die Frühlingszwiebeln waschen, putzen und in feine Ringe schneiden. Das Chiliöl in einer Pfanne erhitzen, Knoblauch und Frühlingszwiebeln darin andünsten.

4. Inzwischen das Sesamöl, das Tahin, die Sojasoße und den Rotweinessig verrühren, mit den Zoodles vermischen. Alles zusammen in die Pfanne geben und 1 Min. anbraten.

5. Die gezupfte Hähnchenbrust hinzugeben und alles vorsichtig miteinander vermischen. Sofort servieren.

FEINHERBE WÜRZE: Tahin ist eine prima Zutat für Soßen und toll im Topping von Bowls (siehe Seite 74). Auf der Zutatenliste sollten nur Sesam und Salz stehen.

NÄHRWERTE	KALORIEN (KCAL)	KOHLENHYDRATE (G)	FETT (G)	EIWEISS (G)
PRO PORTION	451	13	22	51

Radicchiosalat mit Ziegenkäsetalern und Himbeerdressing

FÜR DEN SALAT:

1 mittelgroßer Kopf Radicchio • 1 TL Rosmarin • 1 TL Thymian • 4 kleine Ziegenfrischkäsetaler • 100 g frische Himbeeren (ersatzweise TK) • 80 g Walnusskerne

FÜR DAS DRESSING:

2 EL Olivenöl • 2 EL Himbeeressig • 1 TL süßer Senf • Meersalz • schwarzer oder rosa Pfeffer aus der Mühle

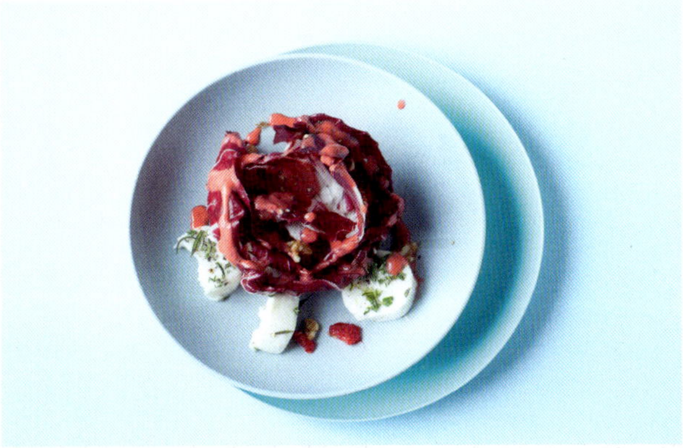

ZUBEREITUNG:

1. Den Backofen auf 180° (Umluft) vorheizen.

2. Den Radicchio vom Strunk und unschönen äußeren Blättern befreien, waschen und die Blätter trocken schleudern, etwas klein zupfen oder in Streifen schneiden.

3. Den Rosmarin und den Thymian in einem Teller mischen und die Ziegenkäsetaler darin rundum wälzen. Anschließend auf ein mit Backpapier ausgelegtes Backblech setzen und 3 bis 5 Min. im vorgeheizten Backofen leicht anschmelzen.

4. Inzwischen aus dem Olivenöl, dem Himbeeressig und dem süßen Senf ein Dressing rühren. Mit Salz und Pfeffer würzen.

5. Zwei Teller mit den Radicchioblättern auslegen. Den Ziegenkäse mit den Himbeeren und den Walnüssen darauf anrichten und alles mit dem Dressing beträufeln.

NÄHRWERTE	KALORIEN (KCAL)	KOHLEN-HYDRATE (G)	FETT (G)	EIWEISS (G)
PRO PORTION	518	9	46	14

Omelette mit Bergkäse und Tomaten

ZUTATEN:

4 kleine Tomaten oder 8 Kirschtomaten • 4 Eier • 100 ml Sahne • 1 EL Zitronensaft • 100 g geriebener Bergkäse • Meersalz • Pfeffer • Muskatnuss • 2 EL Butter • 4 EL frische Schnittlauchröllchen

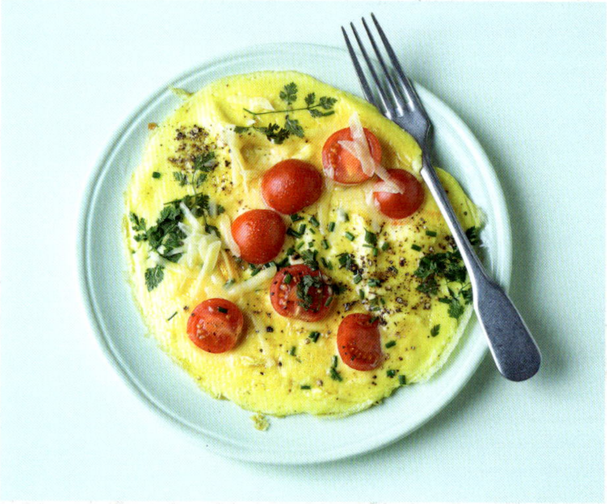

ZUBEREITUNG:

1. Die Tomaten waschen, vom Stielansatz befreien und mit einem sehr scharfen Messer in möglichst dünne Scheiben schneiden beziehungsweise die Kirschtomaten waschen und halbieren.

2. Die Eier in eine Rührschüssel aufschlagen und mit der Sahne und dem Zitronensaft verquirlen. Den geriebenen Bergkäse unterrühren und die Mischung mit Salz, Pfeffer und Muskatnuss kräftig würzen.

3. Die Butter bei mittlerer Hitze in einer beschichteten Pfanne schmelzen. Die Eiermasse in die Pfanne geben und bei geringer Hitze leicht stocken lassen. Die Tomaten darübergeben und die Omelette bei geschlossenem Deckel fertig garen. Die Pfanne vom Herd nehmen und die Omelette mit einem Holzspatel zerteilen. Auf zwei Tellern anrichten und mit den Schnittlauchröllchen bestreut servieren.

NÄHRWERTE	KALORIEN (KCAL)	KOHLENHYDRATE (G)	FETT (G)	EIWEISS (G)
PRO PORTION	563	4,5	48	29

Shakshuka mit Champignons und Feta

ZUTATEN:

50 g Champignons • 1 rote Paprika • 1 Zwiebel • 2 Knoblauchzehen • 2 EL Olivenöl • 200 g stückige Tomaten (Dose) • 1 EL Tomatenmark • Chilipulver • ½ TL gemahlener Kreuzkümmel • ½ TL edelsüßes Paprikapulver • Meersalz • Pfeffer aus der Mühle • 2 Eier • 50 g Schafskäse (Feta) • ½ Bund Petersilie

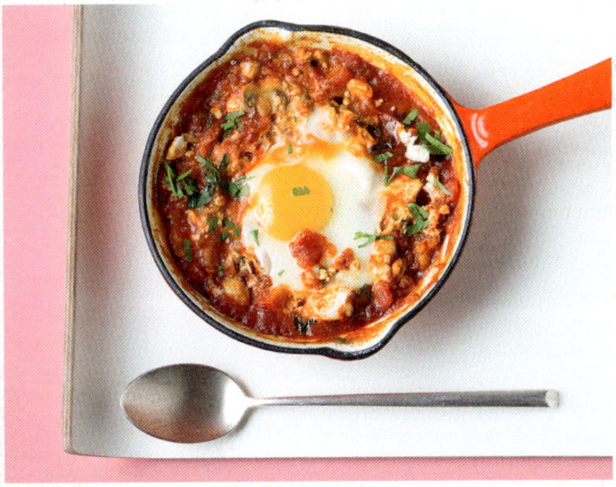

ZUBEREITUNG:

1. Die Champignons putzen, die Paprika waschen, längs halbieren und auch innen gründlich putzen und waschen. Die Champignons in dünne Scheiben, die Paprika in kleine Würfel schneiden.

2. Die Zwiebel und den Knoblauch schälen, fein hacken und in einer Pfanne in dem Olivenöl glasig dünsten. Paprika und Champignons hinzugeben. Die Tomaten, das Tomatenmark und die Gewürze ebenfalls in die Pfanne geben, alles etwa 10 Min. bei mittlerer Hitze köcheln.

3. Nun mit einem Esslöffel vier Mulden in die Tomatenmasse drücken und jeweils ein Ei hineinschlagen. Den Deckel auflegen und alles zirka 5 Min. weiterköcheln, bis die Eier die gewünschte Konsistenz haben.

4. Inzwischen den Feta würfeln. Die Petersilie abbrausen, trocken schütteln, die Blättchen abzupfen und fein hacken. Feta und Petersilie vor dem Servieren über das Gericht streuen.

WEIT GEREIST: Die Shakshuka ist ein interessantes Stück Küchenkulturgeschichte. Das unkomplizierte Gericht wurde wohl von nordafrikanischen Juden nach Israel eingeführt und gilt heute als eine israelische Nationalspeise. Oft genießt man sie dort schon zum Frühstück.

WANDELBAR: Probieren Sie auch mal Varianten mit Aubergine oder Spinat aus.

NÄHRWERTE	KALORIEN (KCAL)	KOHLENHYDRATE (G)	FETT (G)	EIWEISS (G)
PRO PORTION	346	13,5	24	15

Indisches Butter Chicken aus Delhis Küchen

FÜR DAS MARINIERTE FLEISCH:

350 g Hähnchenbrustfilet • 1 daumengroßes Stück frische Ingwerwurzel • 1 Knoblauchzehe • 150 g griechischer Joghurt • 1 EL Garam Masala • 1 EL Limettensaft • 1 TL Pfeffer aus der Mühle • 1 TL Meersalz • 1 TL Paprikapulver

FÜR DIE SOSSE:

1 Zwiebel • 2 Knoblauchzehen • 2 EL Kokosöl • 400 g stückige Tomaten (Dose) • 1 TL Pfeffer • 1 TL Salz • 1 TL Zimt • 1 Prise Erythrit • 150 ml Kokosmilch • 1 EL Butter

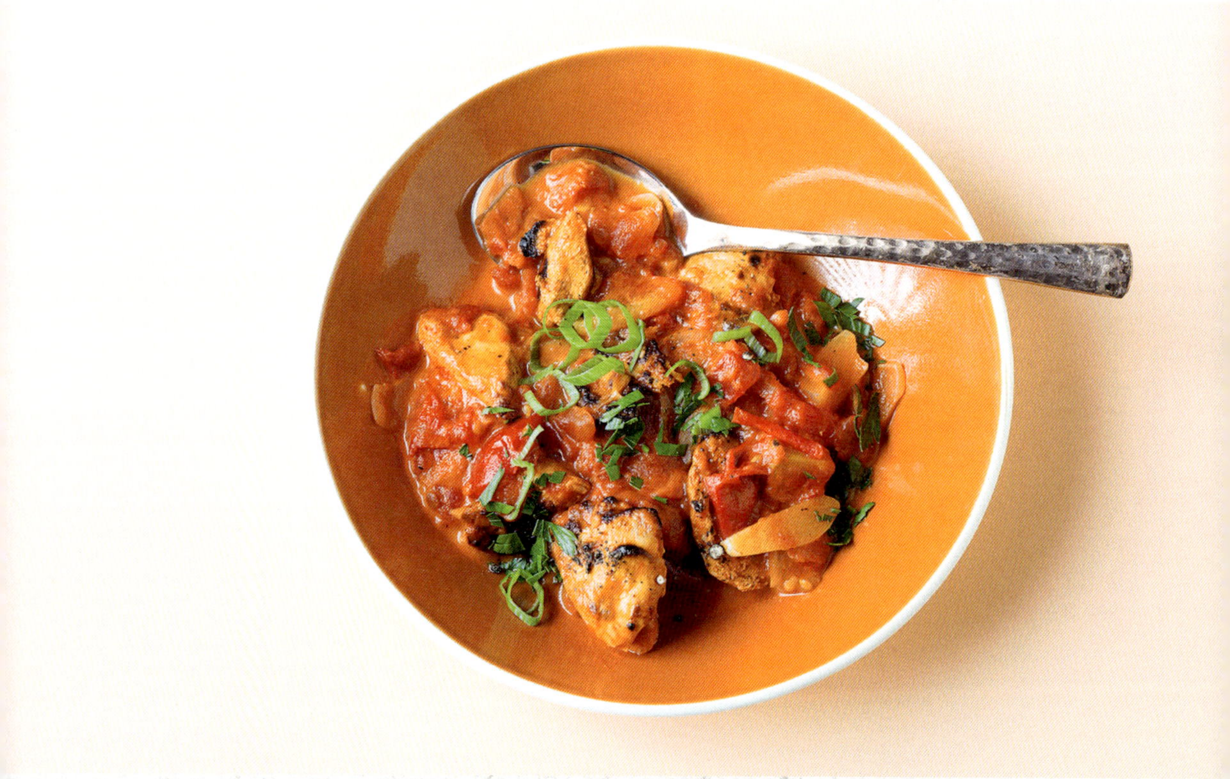

ZUBEREITUNG:

1. Das Fleisch kalt abspülen, trocken tupfen und mundgerecht schneiden. Den Ingwer und den Knoblauch schälen und fein hacken. Mit den übrigen Zutaten für die Marinade in einer flachen Schale vermischen. Das Fleisch hineinlegen, mit Marinade bedecken und mindestens 1 Std., besser über Nacht im Kühlschrank durchziehen lassen.

2. Für die Zubereitung den Backofen auf 200° (Umluft) vorheizen.

3. Das Fleisch zusammen mit der Marinade in eine Auflaufform geben. Die Marinade noch mal über das Fleisch streichen. 25 Min. im vorgeheizten Ofen backen.

4. Inzwischen für die Soße die Zwiebel und den Knoblauch schälen und würfeln, den Ingwer schälen und fein reiben. Das Kokosöl in einer Pfanne erhitzen, Zwiebel und Knoblauch darin andünsten, Ingwer unterrühren. Die Tomaten, die Gewürze und das Erythrit unterrühren und alles 20 Min. bei geschlossenem Deckel köcheln. Dann die Kokosmilch und die Butter hinzufügen.

5. Das Fleisch samt der Marinade in die Tomatensoße geben und zirka 15 Min. köcheln, bis die Soße etwas eingedickt ist.

EDEL-FASTFOOD: Das Gericht (indisch: Murgh Makhani) ist ein sehr beliebter, noch recht junger Klassiker der indischen Schnellküche. Kein Wunder, denn das einfache Rezept ist einfach nur köstlich. In Indien wird es meist auf dem Feuer eines Tandoor, dem traditionellen Tonofen, zubereitet.

GEWÜRZVIELFALT: Auch Kardamom, Kreuzkümmel, Koriander, Nelken und Fenchel passen gut dazu.

FÜR SPÄTER: Ab beziehungsweise nach Woche 4 können Sie 60 Gramm Wildreis pro Portion als Beilage servieren.

NÄHRWERTE	KALORIEN (KCAL)	KOHLENHYDRATE (G)	FETT (G)	EIWEISS (G)
PRO PORTION	656	14	46	47

Schinken-Wrap mit Gorgonzola und Blattspinat

ZUTATEN:

300 g Blattspinat, TK oder frisch • 1 Knoblauchzehe (alternativ etwas Knoblauchgranulat) • 25 g Gorgonzola • Meersalz • Pfeffer aus der Mühle • 4 Eier • 4 große Scheiben gekochter Schinken

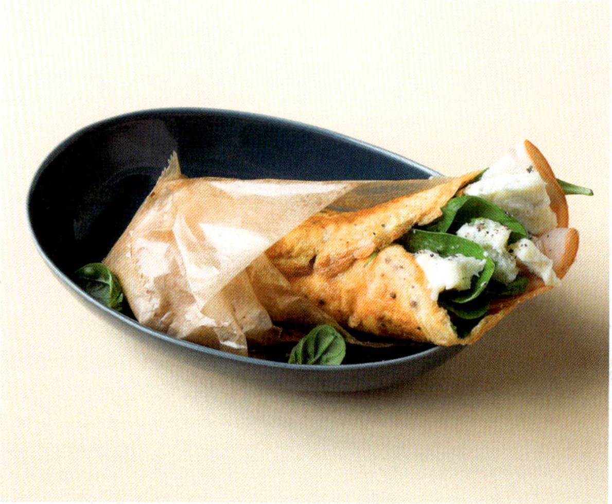

ZUBEREITUNG:

1. Den Blattspinat waschen und putzen beziehungsweise etwas antauen lassen und mit sehr wenig Wasser bei mittlerer Hitze zirka 3 Min. garen.

2. Inzwischen den Knoblauch schälen und fein würfeln. Den Gorgonzola zum Spinat in die Pfanne geben und schmelzen lassen. Mit Knoblauch, Salz und Pfeffer würzen.

3. Die Eier in eine Schüssel aufschlagen, verquirlen, mit Salz und Pfeffer würzen und ebenfalls in die Pfanne über den Blattspinat geben, leicht stocken lassen.

4. Je 2 Scheiben Kochschinken überlappend auf zwei flache Teller legen. Den Pfanneninhalt anteilig daraufgeben und einrollen. Eventuell mithilfe eines Zahnstochers fixieren.

FÜR SPÄTER: Als nachhaltig sättigende Mahlzeit zum Mitnehmen können Sie die Schinken-Wraps nach Woche 4 zusätzlich in einen Teigfladen (siehe Seite 106) einrollen.

NÄHRWERTE	KALORIEN (KCAL)	KOHLEN-HYDRATE (G)	FETT (G)	EIWEISS (G)
PRO PORTION	543	3	27	21

Hüttenkäsesalat mit buntem Gemüse und Walnüssen

ZUTATEN:

250 g Cherrytomaten • 1 rote Paprika • 1 Schlangengurke • 140 g Mais (Dose) • einige Zweige frischer Dill (alternativ Petersilie) • 300 g Hüttenkäse • 1 EL Olivenöl • Knoblauchgranulat • Meersalz • Pfeffer aus der Mühle • 50 g gehackte Walnusskerne

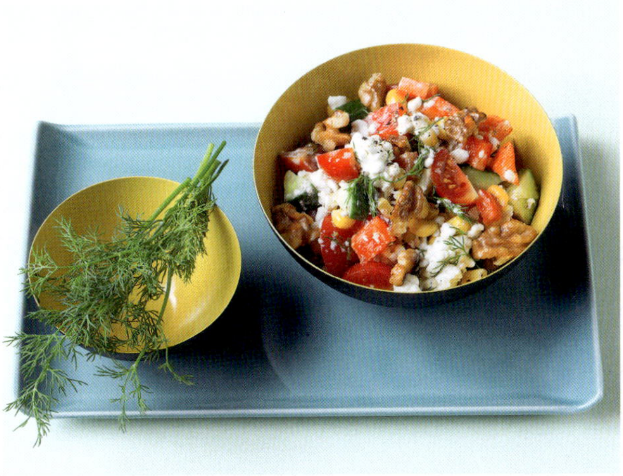

ZUBEREITUNG:

1. Die Cherrytomaten, die Paprika und die Schlangengurke waschen, putzen und in mundgerechte Stücke schneiden, den Mais in einem Sieb abtropfen lassen.

2. Den Dill abbrausen und trocken schütteln, nach Belieben einige Zweige zum Garnieren beiseitelegen. Die Blättchen von den Stielen zupfen und fein hacken.

3. Den Hüttenkäse mit dem Olivenöl und dem vorbereiteten Gemüse in einer Schüssel vermischen und den Salat mit Dill, Knoblauchgranulat, Salz und Pfeffer kräftig würzen. Mit den gehackten Walnüssen bestreuen.

DUFTE NUSSAROMA: Wenn Sie die gehackten Walnusskerne vor der Verwendung kurz in einer trockenen Pfanne anrösten, bis sie zu duften beginnen, schmecken sie besonders aromatisch.

NÄHRWERTE	KALORIEN (KCAL)	KOHLENHYDRATE (G)	FETT (G)	EIWEISS (G)
PRO PORTION	530	25	33	28

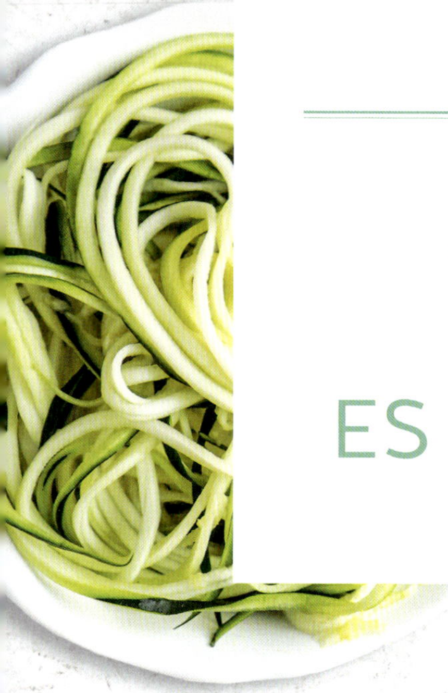

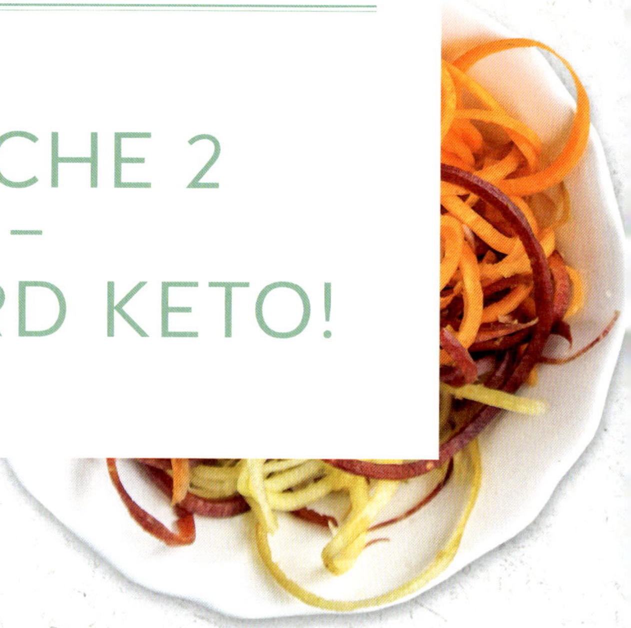

WOCHE 2 – ES WIRD KETO!

Jetzt, in der Umstellungsphase, wird es richtig spannend, denn Sie steigen nun von der kohlenhydratreduzierten Ernährung aus der ersten Woche auf eine ketogene Ernährung um. Die maximale Kohlenhydratmenge beschränkt sich in dieser Phase auf 30 Gramm Kohlenhydrate pro Tag. Dabei schaltet der Körper spürbar um in den Stoffwechselzustand der Ketose (siehe auch Seite 13).

DREIMAL TÄGLICH INTENSIV GENIESSEN

Mit den Mahlzeiten in dieser Woche werden Sie immer mehr zu der Überzeugung kommen, dass es sich auch mit wenig Kohlenhydraten gut schlemmen lässt. Schließlich fällt auch das »Fettaugenzählen« weg – oder hätten Sie zum Beispiel griechischen Joghurt, Sahne, Avocados, Eier, vollfetten Gouda, Lachs und Schinkenwürfel bisher zu den Diätspeisen gezählt? Zusammen mit frischen Beeren und knackigem Gemüse wird daraus ein Speiseplan, der kaum einen Wunsch offenlässt.

Immer wichtiger wird es jetzt, dass Sie auf Snacks und Zwischenmahlzeiten komplett verzichten. Die gute Nachricht lautet: Sie brauchen sie auch gar nicht mehr. Wenn Sie sich an den Speiseplan halten und jede Mahlzeit bewusst und in Ruhe genießen, sind Sie bis zur nächsten Mahlzeit schön satt und zufrieden. Unsere Rezepte sind genau dafür konzipiert. Es steht Ihnen aber jederzeit frei, die Gemüseportionen zu erweitern.

Vergessen Sie bitte nicht, zwischen den Mahlzeiten genug zu trinken (siehe Seite 54 und 92)! Was in der zweiten Woche sonst noch wichtig ist, haben Sie ab Seite 56 gelesen.

Hinweis zu den Rezepten

Alle Rezepte sind für zwei Portionen berechnet. Sie können innerhalb der Woche Rezepte derselben Tageszeit tauschen. Achten Sie dabei darauf, dass Sie eine Alternative mit ähnlichem Kohlenhydratgehalt wählen, damit die Tagesbilanz stimmt.

Sie finden die Mahlzeiten für die zweite Woche auf den folgenden Seiten:

- Seite 121 bis 128: Frühstück.
- Seite 129 bis 135: Mittagessen.
- Seite 136 bis 143: Abendessen.

Wir wünschen Ihnen eine schöne und genussvolle zweite Keto-Küchen-Woche!

Cremiger Schoko-Smoothie mit Avocado

ZUTATEN:

1 schön reife Avocado • 150 ml ungesüßter Mandeldrink • 300 ml ungesüßte Kokosmilch • 4 EL schwach entöltes reines Kakaopulver • Erythrit

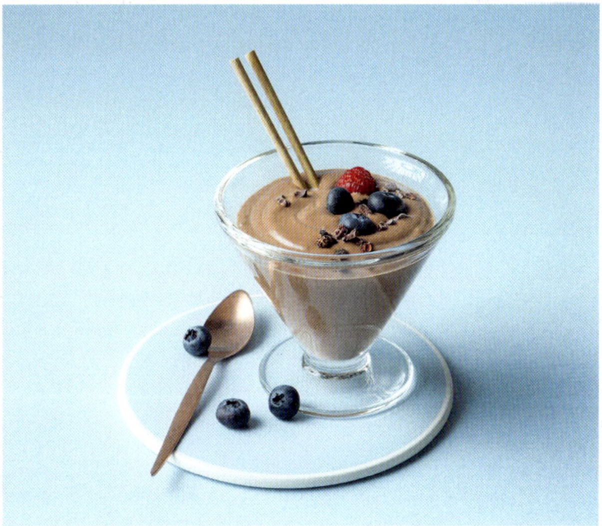

ZUBEREITUNG:

1. Die Avocado längs halbieren und den Kern herausnehmen. Das Fruchtfleisch mit einem Löffel aus der Schale heben und gleich in den Mixer geben.

2. Den Mandeldrink, die Kokosmilch und das Kakaopulver ebenfalls in den Mixer geben, nach Geschmack mit Erythrit süßen (Packungsangabe beachten). Alles in 60 Sek. auf höchster Stufe zu einem cremigen Smoothie pürieren. In zwei Gläser füllen und nach Belieben mit einigen frischen Beeren oder ungesüßten Kokoschips dekorieren.

NÄHRWERTE	KALORIEN (KCAL)	KOHLEN-HYDRATE (G)	FETT (G)	EIWEISS (G)
PRO PORTION	592	6,5	56	10,6

Sahniges Rührei mit Räucherlachs

ZUTATEN:

100 g geräucherter Lachs • 6 Eier • 3 EL Sahne • Meersalz • Pfeffer aus der Mühle • 2 TL Butter • 2 EL frische Schnittlauchröllchen

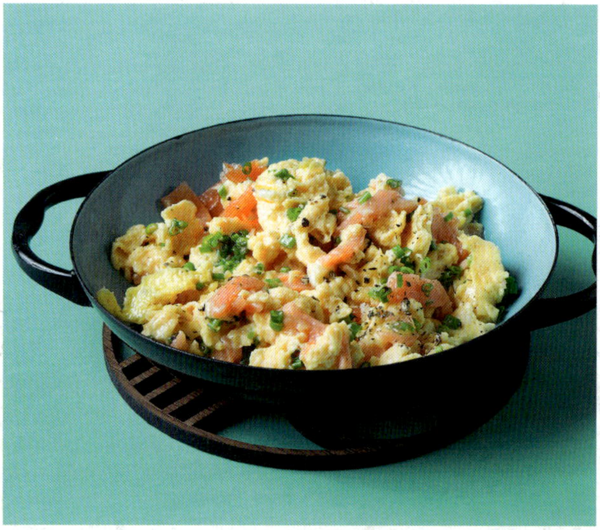

ZUBEREITUNG:

1. Den geräucherten Lachs in mundgerechte Stücke schneiden und beiseitestellen.

2. Die Eier in eine Rührschüssel aufschlagen, die Sahne dazugeben und alles mit einer Gabel locker verquirlen. Mit Meersalz und Pfeffer kräftig würzen.

3. Die Butter bei mittlerer Hitze in einer beschichteten Pfanne sanft erhitzen. Die Eiermasse darin bei geringer Hitze leicht stocken lassen. Dabei immer mal mit dem Pfannenwender vom Pfannenboden lösen, damit das Ei nicht ansetzt. Kurz vor Ende der Garzeit den Räucherlachs darauf verteilen.

4. Sobald das Sahne-Rührei gestockt ist, aber noch eine leicht feuchte, cremige Konsistenz hat, ist es fertig. Richten Sie es auf zwei Tellern an und streuen Sie die Schnittlauchröllchen darüber.

NÄHRWERTE	KALORIEN (KCAL)	KOHLEN-HYDRATE (G)	FETT (G)	EIWEISS (G)
PRO PORTION	521	3,2	43	31

Crunchy Nussmüsli

ZUTATEN (11 PORTIONEN À 50 GRAMM):

120 g gehackte Mandeln • 120 g gehackte Paranusskerne • 120 g Kokosraspel • 120 g gehackte Walnusskerne • 40 g Leinsamen • 30 g Sonnenblumenkerne • 7 EL Erythrit • 1 Prise Salz • 6 EL Kokosöl

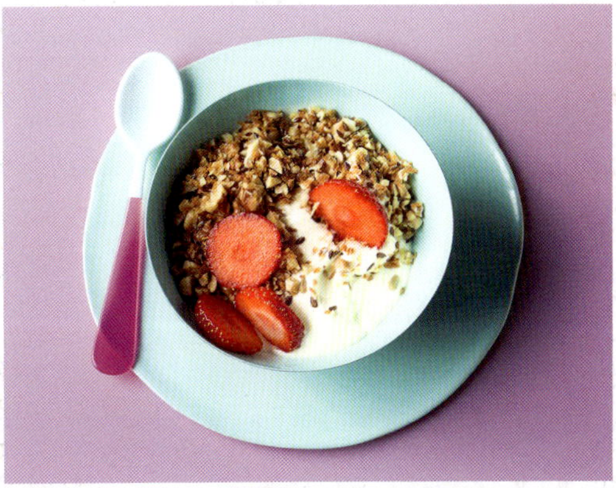

ZUBEREITUNG:

1. Den Backofen auf 180° (Umluft) vorheizen.

2. Alle Zutaten bis auf das Kokosöl in einer Schüssel gut mischen.

3. Das Kokosöl, falls es aufgrund der Umgebungstemperatur fest geworden ist, in einem kleinen Topf bei geringer Hitze schmelzen. Das flüssige Kokosöl über die Nussmischung geben und alles gut miteinander vermischen.

4. Ein Backblech mit Backpapier auslegen, die Nussmischung darauf verteilen und im vorgeheizten Backofen in 20 bis 25 Min. knusprig backen. Dabei 2- bis 3-mal kurz aus dem Ofen ziehen und gut durchmischen, sodass die Nüsse von allen Seiten Farbe bekommen. Gegen Ende der Backzeit den Mix nicht mehr aus den Augen lassen, damit er nicht zu dunkel wird!

5. Sobald die Nussmischung schön goldbraun-knusprig ist und appetitlich duftet, den Backofen ausschalten und die Müslimischung bei geöffneter Ofentür auf dem Backblech auskühlen lassen.

6. Anschließend füllen Sie das Nussmüsli in eine luftdicht verschließbare Weißblechdose.

7. Zum Frühstück eine Portion Müsli (50 Gramm) zusammen mit einer Handvoll Beeren (frisch oder TK) in eine Müslischale geben und nach Belieben mit etwas ungesüßtem Mandeldrink oder griechischem Joghurt genießen.

HALTBARKEIT: Dunkel und kühl aufbewahrt, ist die Müslimischung zirka 5 Wochen haltbar.

NÄHRWERTE	KALORIEN (KCAL)	KOHLEN-HYDRATE (G)	FETT (G)	EIWEISS (G)
PRO PORTION	401	2,7	39	8,1

In der Avocado gebackene Frühstückseier mit Speck

ZUTATEN:

2 Avocados • 100 g Frühstücksspeck • 4 Eier • Meersalz • Pfeffer aus der Mühle

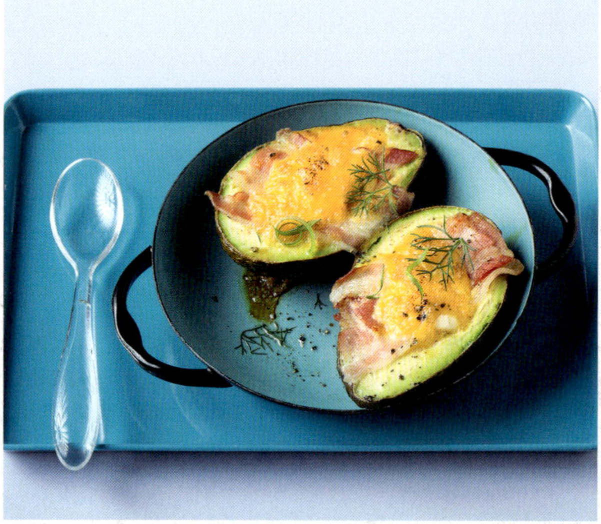

ZUBEREITUNG:

1. Den Backofen auf 200° (Umluft) vorheizen.
2. Die Avocados längs halbieren, den Kern entfernen und die Kernmulden mithilfe eines Teelöffels ein wenig vergrößern. Die Avocadohälften in eine Auflaufform setzen.
3. Mit dem Frühstücksspeck anteilig die Mulden der Avocadohälften auslegen. Die Eier einzeln in eine Tasse aufschlagen und jedes vorsichtig in eine Mulde geben, mit Salz und Pfeffer würzen.
4. Die Avocado-Frühstückseier je nach der gewünschten Konsistenz der Eier 15 bis 20 Minuten im vorgeheizten Backofen garen.
5. Aus dem Backofen holen, auf Teller geben und genüsslich auslöffeln.

ENTSPANNTER LÖFFELN: Natürlich können Sie den Frühstücksspeck auch etwas zerkleinern, bevor Sie ihn in die Avocados füllen.

NÄHRWERTE	KALORIEN (KCAL)	KOHLEN-HYDRATE (G)	FETT (G)	EIWEISS (G)
PRO PORTION	742	2,7	70	26

Kokos-Quarkcreme mit Himbeerwölkchen

ZUTATEN:

150 g Himbeeren, frisch oder TK • 1 TL Zitronensaft • Erythrit • 250 g Speisequark, 40 % Fett • 80 ml ungesüßte Kokosmilch • 2 EL Kokosflocken

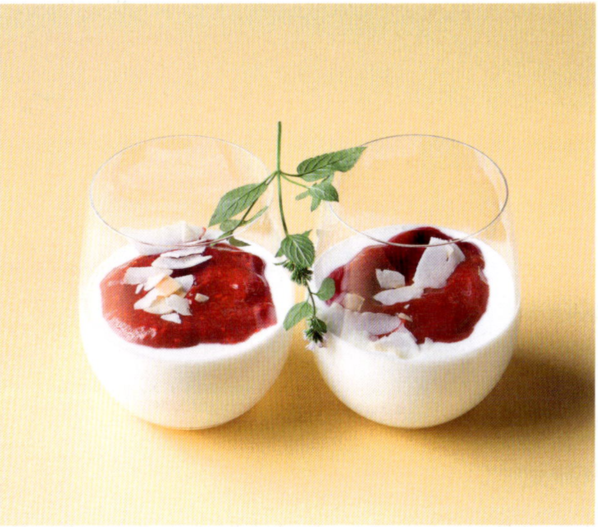

ZUBEREITUNG:

1. Frische Himbeeren waschen und verlesen, tiefgekühlte etwas antauen lassen, dann im Mixer zusammen mit dem Zitronensaft und dem Erythrit (Menge nach Belieben, bitte die Packungsangabe beachten) zu einer feinen, luftigen Soße pürieren.

2. Den Quark und die Kokosmilch in eine Schüssel geben und zu einer homogenen Masse verrühren, nach Belieben noch mit etwas Erythrit abschmecken. Die Kokos-Quarkcreme auf zwei Gläser verteilen, den Himbeerschaum darübergeben und mit Kokosflocken bestreuen.

BEERENHUNGER: Statt der Himbeeren können Sie auch andere Beeren verwenden (Erdbeeren, Brombeeren, Blaubeeren, Beerenmix …).

KRÄUTERKICK: Ein paar frische Blättchen Minze oder Zitronenmelisse passen als Garnitur perfekt dazu.

NÄHRWERTE	KALORIEN (KCAL)	KOHLENHYDRATE (G)	FETT (G)	EIWEISS (G)
PRO PORTION	375	9	31	16

Eier auf Wolken mit Ofentomaten und Speck

ZUTATEN:

100 g Cherrytomaten • Meersalz • Pfeffer aus der Mühle • 4 Eier • 2 Frühlingszwiebeln • 140 g geriebener Gouda • 4 Scheiben Frühstücksspeck

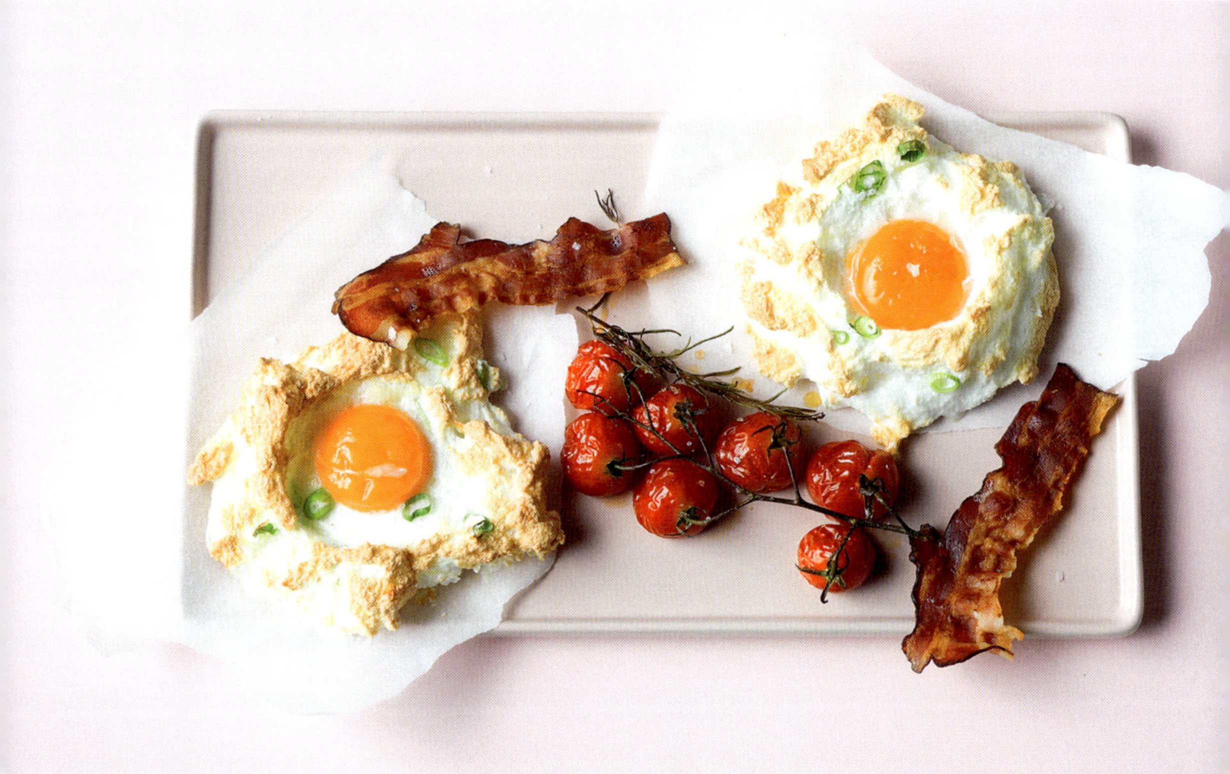

ZUBEREITUNG:

1. Den Backofen auf 220° (Umluft) vorheizen.

2. Ein Backblech mit Backpapier auslegen. Die Cherrytomaten waschen, nach Belieben halbieren und seitlich auf das Blech setzen. Mit Salz und Pfeffer bestreuen.

3. Die Eier vorsichtig trennen, das Eiweiß zusammen mit einer Prise Salz zu festem Eischnee schlagen.

4. Die Frühlingszwiebeln waschen, putzen und in dünne Ringe schneiden. Mit dem geriebenen Käse vermischen und vorsichtig unter den Eischnee heben.

5. Auf dem Backblech vier gleich große Häufchen Eischnee platzieren. Mithilfe eines Esslöffels vorsichtig eine Mulde in der Mitte jedes Eischneewölkchens vorbereiten.

6. Das Backblech zunächst für 3 Min. in den Ofen geben. Dann kurz herausnehmen, um mit einem Esslöffel vorsichtig jeweils ein Eigelb in jede der Eischneemulden gleiten zu lassen. Das Blech wieder in den Ofen schieben und die Eier je nach gewünschter Konsistenz weitere 3 bis 5 Min. garen.

7. In der Zwischenzeit den Frühstücksspeck in eine beschichtete Pfanne geben und – ohne die Zugabe von Fett – schön knusprig braten. Aus der Pfanne nehmen und auf einer Lage Küchenpapier ausbreiten, sodass der Speck vollständig kross werden kann.

8. Die Eier auf Wolken und die gebackenen Tomaten aus dem Ofen nehmen, zusammen mit dem knusprigen Speck auf zwei Tellern anrichten und sofort servieren.

SAUBER TRENNEN: Gehen Sie beim Trennen der Eier sehr sorgfältig vor, denn schon das kleinste bisschen Eigelb im Eiweiß sorgt dafür, dass sich das Eiweiß nicht richtig schön »wolkig« steif schlagen lässt.

NÄHRWERTE	KALORIEN (KCAL)	KOHLEN-HYDRATE (G)	FETT (G)	EIWEISS (G)
PRO PORTION	473	8,1	34	32

Blaubeer-Smoothie-Bowl mit Knuspertopping

FÜR DIE BOWL:

200 g TK-Heidelbeeren (noch gefroren, wichtig für die Konsistenz!) • Fruchtfleisch von ½ Avocado • 120 ml ungesüßte Kokosmilch • 120 ml ungesüßter Mandeldrink • ½ TL Zimt • Erythrit nach Belieben

FÜR DAS TOPPING:

2 EL gehackte Mandeln • 2 EL Chia-Samen oder Leinsamen • 2 EL Kokosflocken

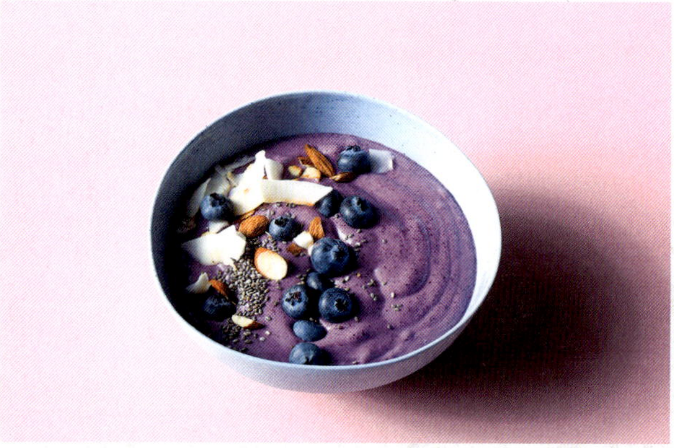

ZUBEREITUNG:

1. Einige Blaubeeren für das Topping beiseitelegen. Dann die Bowl-Zutaten in den Mixer geben und darin in 60 Sek. auf der höchsten Stufe feincremig pürieren.

2. Die Blaubeercreme auf zwei Schalen oder Gläser verteilen und mit den Nüssen und den Samen sowie den beiseitegelegten Blaubeeren garnieren.

MANDELDUFT: Sie können die Mandeln vor der Verwendung kurz ohne Fett anrösten.

NÄHRWERTE	KALORIEN (KCAL)	KOHLEN-HYDRATE (G)	FETT (G)	EIWEISS (G)
PRO PORTION	420	10	38	7,6

Ofenomelette mit Lauch, Schinken und Käse

ZUTATEN:

200 g Lauch • 200 g gekochter Schinken • 1 EL Butter • 50 g Sahne • 100 g Crème fraîche • 50 g geriebener Parmesan • 3 Eier • 2 Eigelb • Meersalz • Pfeffer aus der Mühle • frisch geriebene Muskatnuss

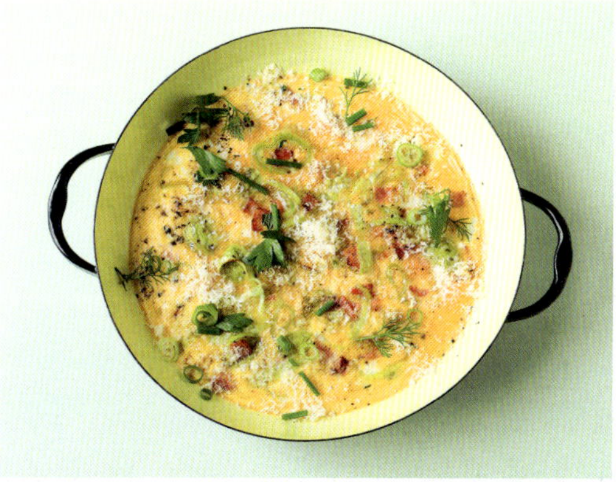

ZUBEREITUNG:

1. Den Backofen auf 160° (Umluft) vorheizen.

2. Den Lauch putzen, längs aufschlitzen und auch innen gut waschen, anschließend in dünne Ringe schneiden. Den gekochten Schinken in mundgerechte Stücke schneiden. In einer Pfanne die Butter sanft erhitzen, den Lauch und den Schinken darin andünsten, dabei nicht braun werden lassen. Den Pfanneninhalt anschließend in eine kleine Auflaufform geben.

3. Nun die Sahne und die Crème fraîche in einem kleineren Topf verrühren und kurz aufkochen. Anschließend die Hitze reduzieren und etwa zwei Drittel des Parmesans unterrühren, sodass er langsam schmilzt. Den Topf vom Herd nehmen, die Eier und das Eigelb hineingeben und alles mit dem Schneebesen schnell zu einer homogenen Masse verrühren (das Ei soll nicht stocken). Den Topfinhalt mit Salz, Pfeffer und Muskatnuss kräftig würzen und zur Schinken-Lauch-Mischung in die Auflaufform geben.

4. Den restlichen Parmesan über die Eiermasse geben und die Auflaufform in den vorgeheizten Ofen schieben und die Omelette etwa 20 Min. stocken lassen.

KRÄUTERKICK: Streuen Sie nach Belieben vor dem Servieren Schnittlauchröllchen, gehackte Petersilie, gehackten Liebstöckel oder frische Kresse über die Omelette.

KLEINER VORRAT: Schmeckt auch kalt prima und eignet sich perfekt zum Mitnehmen.

NÄHRWERTE	KALORIEN (KCAL)	KOHLENHYDRATE (G)	FETT (G)	EIWEISS (G)
PRO PORTION	625	8,9	46	45

Goudasalat »von Nord nach Süd«

ZUTATEN:

250 g mittelalter Gouda am Stück • 1 kleiner Zweig Rosmarin • 50 g getrocknete Tomaten • 25 g schwarze Oliven, entsteint • 25 g grüne Oliven, entsteint • 3 EL Olivenöl • 1 EL Weißweinessig • Knoblauchgranulat • Meersalz • Pfeffer aus der Mühle

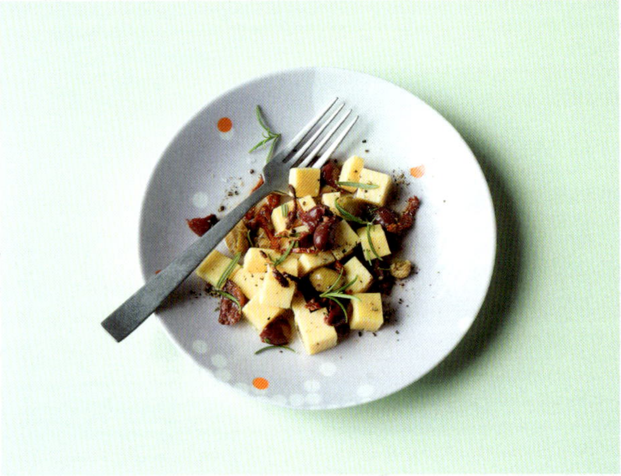

ZUBEREITUNG:

1. Den Gouda in kleine mundgerechte Würfel oder Streifen schneiden.

2. Den Rosmarin abbrausen, trocken schütteln, die Blättchen abzupfen und fein hacken.

3. Die getrockneten Tomaten in sehr feine Streifen, die Oliven in Ringe schneiden.

4. Das Olivenöl mit dem Weißweinessig, dem Rosmarin, etwas Knoblauchgranulat, Salz und Pfeffer in einer Schüssel verrühren. Getrocknete Tomaten, Oliven und Käsewürfel hineingeben, alles gut vermischen und nochmals mit Salz und Pfeffer abschmecken.

GUT DURCHGEZOGEN: Am besten schmeckt der Salat, wenn Sie ihn über Nacht zugedeckt in den Kühlschrank stellen – perfekt, um ihn abends vorzubereiten und am Morgen ins Büro mitzunehmen.

NOCH MEHR AROMA: Besonders würzig wird es, wenn Sie den mittelalten Gouda teils durch goldgelben alten Gouda ersetzen.

NÄHRWERTE	KALORIEN (KCAL)	KOHLEN-HYDRATE (G)	FETT (G)	EIWEISS (G)
PRO PORTION	740	5	66	31

Käse-Wrap mit Schinken-Rucola-Füllung

FÜR DEN WRAP:
120 g geriebener Bergkäse • 4 Eier • 2 EL geschrotete Leinsamen • einige Basilikumblättchen • 20 ml Kokosöl • Meersalz • Pfeffer aus der Mühle

FÜR DIE FÜLLUNG:
6 Scheiben gekochter Schinken • einige Rucolablätter • ½ gelbe Paprika • 150 g Kräuterfrischkäse

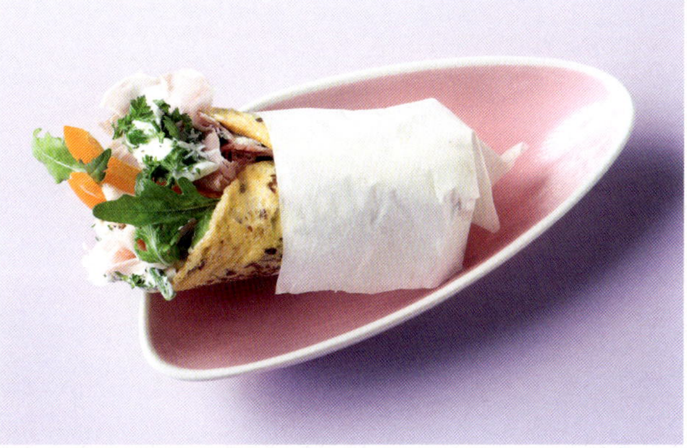

ZUBEREITUNG:

1. Den Backofen auf 180° (Umluft) vorheizen.
2. Den Käse, die aufgeschlagenen Eier, die Leinsamen, das Basilikum und das Kokosöl in den Mixer geben, mit Salz und Pfeffer würzen und zu einem feinen Teig pürieren.
3. Ein Blech mit Backpapier auslegen, den Teig darauf dünn ausstreichen. In 10 Min. zu einem goldgelben Fladen backen.
4. Inzwischen für die Füllung den Schinken in Streifen schneiden. Den Rucola waschen und trocken schütteln, von harten Stielenden befreien. Die Paprika längs halbieren, innen und außen waschen und putzen, in feine Streifen schneiden.
5. Das Backblech aus dem Ofen nehmen, den Teigfladen auskühlen lassen. Anschließend mit dem Frischkäse bestreichen, mit Schinken, Paprika und Rucola belegen und fest zusammenrollen.

NÄHRWERTE	KALORIEN (KCAL)	KOHLENHYDRATE (G)	FETT (G)	EIWEISS (G)
PRO PORTION	800	7,8	60	54

Roastbeef-Salat mit Wilder Rauke

ZUTATEN:

1 kleines Bund Wilde Rauke (ersatzweise Rucola) • 200 g Roastbeef, dünn aufgeschnitten • 50 g Schafskäse (Feta) • 1 reife Avocado • 2 EL Aceto balsamico • 2 EL Olivenöl • Meersalz • Pfeffer aus der Mühle

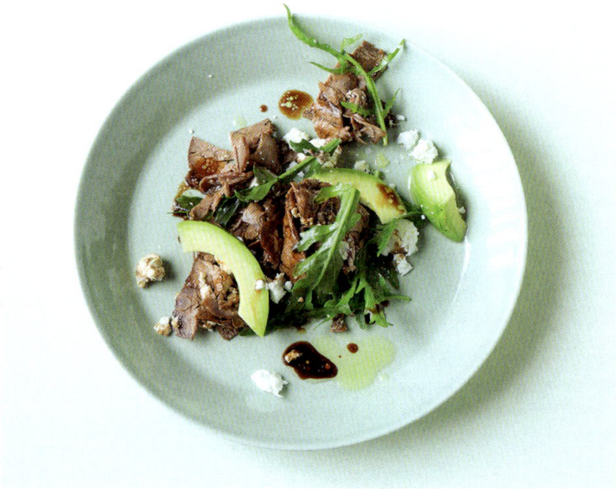

ZUBEREITUNG:

1. Die Rauke putzen, trocken schütteln und zwei Teller damit auslegen. Das Roastbeef darauf anrichten.

2. Den Feta klein schneiden. Die Avocado längs halbieren, den Kern entfernen, das Fruchtfleisch aus der Schale heben und in dünne Scheiben schneiden. Beides ebenfalls auf dem Salatbett anrichten.

3. Aus Essig, Öl, Salz und Pfeffer ein Dressing rühren und alles gut damit beträufeln.

WILDFORM: Wilde Rauke ist fester und noch aromatischer als Rucola.

NÄHRWERTE	KALORIEN (KCAL)	KOHLENHYDRATE (G)	FETT (G)	EIWEISS (G)
PRO PORTION	575	5,5	47	31

Hackbällchen auf mediterraner Tomatensauce

ZUTATEN:

½ Zwiebel • 500 g gemischtes Hackfleisch • 1 TL Senf • 1 gehäufter TL Oregano • Meersalz • Pfeffer aus der Mühle • 1 EL Butter • 400 g stückige Tomaten (Dose) • 2 gestrichene EL Tomatenmark • 100 g Sahne • 1 EL Aceto balsamico • 1 TL italienische Kräutermischung • 125 g Mozzarella

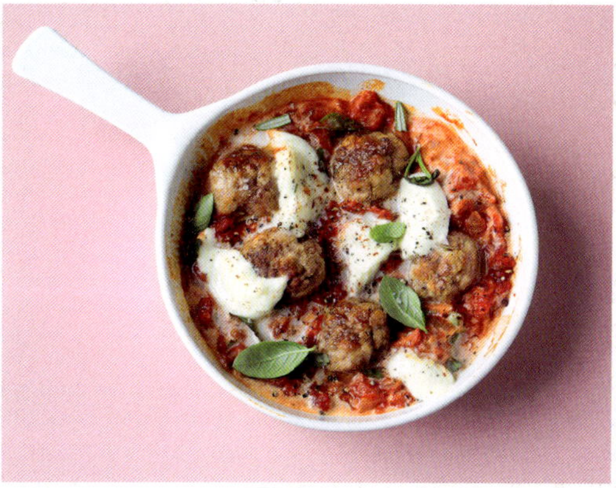

ZUBEREITUNG:

1. Den Backofen auf 180° (Umluft) vorheizen.
2. Die Zwiebel in feine Würfel schneiden. In eine Rührschüssel geben und das Hackfleisch, den Senf und den Oregano hinzufügen und mit Salz und Pfeffer kräftig würzen. Alles gut vermischen. Mit angefeuchteten Händen 12 Bällchen aus der Fleischmasse formen und mit regelmäßigem Abstand in eine kleine gebutterte Auflaufform setzen.
3. Für die Soße die Dosentomaten in einen Topf geben. Die Sahne, das Tomatenmark und den Balsamico unterrühren und alles kurz aufkochen. Mit italienischen Kräutern, Salz und Pfeffer würzen und in die Auflaufform über die Fleischbällchen geben.
4. Den Mozzarella abtropfen lassen und in dünne Scheiben schneiden. Über die Fleischbällchen verteilen.
5. Die Auflaufform für 30 Min. in den Ofen geben und die Fleischbällchen in Tomatensoße backen, bis der Käse eine schöne goldgelbe Farbe angenommen hat.

ALL'AMERICANA: Alternativ zur Zubereitung im Ofen können Sie die Fleischbällchen in einer gebutterten Pfanne rundum anbraten. Den Mozzarella raspeln (dafür am besten vorher kurz ins Gefrierfach geben) und auf den Fleischbällchen anschmelzen lassen, dann die Tomatenmischung hinzugeben und noch einige Minuten mitköcheln.

NÄHRWERTE	KALORIEN (KCAL)	KOHLEN-HYDRATE (G)	FETT (G)	EIWEISS (G)
PRO PORTION	879	13,7	64	60

Zoodles alla Carbonara

ZUTATEN:

1 Zwiebel • 2 Knoblauchzehen • 125 g Schinkenspeckwürfel • 300 g Sahne, 30 % Fett • 2 Zucchini • 2 Eigelb von ganz frischen Eiern • 75 g geriebener Parmesan • 2 EL gehackte Petersilie

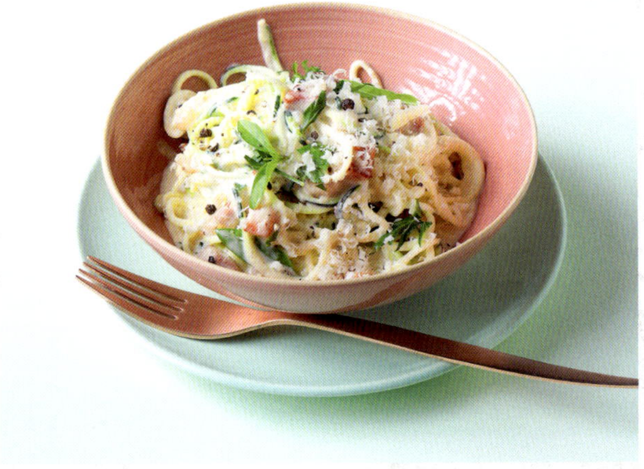

ZUBEREITUNG:

1. Die Zwiebel und den Knoblauch schälen und fein würfeln.

2. Den Schinkenspeck in einer tiefen Pfanne in etwas Öl kurz anbraten, dann die Zwiebel und etwas später den Knoblauch unter Rühren hinzugeben.

3. Sahne hinzufügen und kurz aufkochen. Bei geringer Hitze etwas einköcheln.

4. Inzwischen die Zucchini waschen, putzen und mit dem Spiralschneider zu »Spaghetti« verarbeiten. Das Eigelb mit einer Gabel unter den Pfanneninhalt rühren. Dann die Zucchinispaghetti in die Pfanne geben und 1 Min. in der Sahnesoße mitköcheln.

5. Die Pfanne vom Herd nehmen, den Parmesan untermischen. Alles auf zwei Teller verteilen und mit Petersilie garnieren.

FÜR SPÄTER: Ab Woche 4 können Sie statt der Zoodles oder zusätzlich 70 Gramm Vollkornspaghetti pro Person verwenden.

NÄHRWERTE	KALORIEN (KCAL)	KOHLENHYDRATE (G)	FETT (G)	EIWEISS (G)
PRO PORTION	928	17	78	43

Löffelavocados mit würziger Füllung

ZUTATEN:

2 essreife Avocados • Zitronensaft • Meersalz • Pfeffer aus der Mühle • 20 g Pinienkerne • ½ Zwiebel • 2 kleinere Tomaten • einige frische Basilikumblättchen • 4 EL Aceto balsamico • 1 EL Olivenöl • 25 g Parmesan am Stück

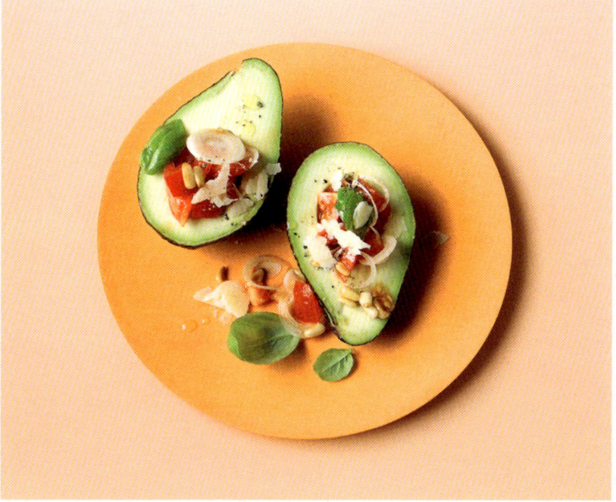

ZUBEREITUNG:

1. Die Avocados der Länge nach halbieren, den Kern herausnehmen. Etwas Zitronensaft über das Avocadofruchtfleisch träufeln, damit es nicht braun wird. Salzen und pfeffern.

2. Die Pinienkerne in einer Pfanne ohne Fett bei mittlerer Hitze und unter häufigem Wenden goldbraun rösten; sobald sie zu duften beginnen, sofort vom Herd nehmen.

3. Die Zwiebel in feine Halbringe schneiden. Die Tomaten waschen, trocken tupfen, vom Stielansatz befreien und in kleine Würfel schneiden. Das Basilikum mit einem sehr scharfen Messer grob hacken. Zwiebel, Tomaten, Basilikum und Pinienkerne in eine Schüssel geben. Den Balsamico und das Olivenöl mit Salz und Pfeffer verrühren und untermischen, nochmals abschmecken.

4. Die Tomatenmischung in die Avocadohälften füllen, den Parmesan darüberhobeln. Und jetzt genüsslich aus der Schale löffeln!

NÄHRWERTE	KALORIEN (KCAL)	KOHLEN-HYDRATE (G)	FETT (G)	EIWEISS (G)
PRO PORTION	630	11	59	8,2

Auberginenauflauf nach Lasagne-Art

ZUTATEN:
1 mittelgroße Aubergine • Meersalz • 2 EL Olivenöl • 1 Zwiebel • 2 Knoblauchzehen • 200 g stückige Tomaten (Dose) • 1 kleines Bund Basilikum • 1 TL Oregano • Pfeffer aus der Mühle • 50 g Pecorino • 125 g Mozzarella

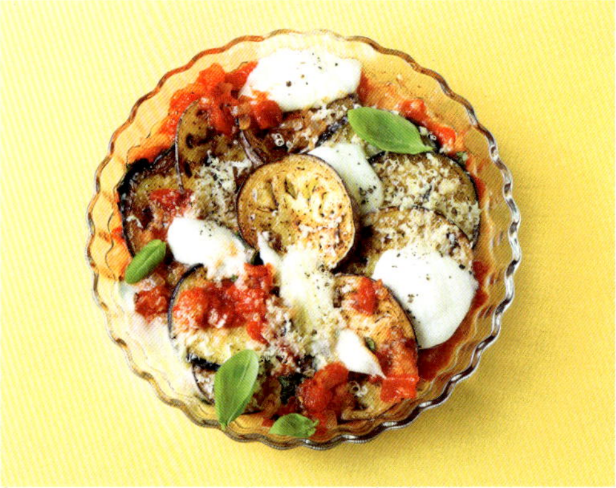

ZUBEREITUNG:
1. Den Backofen auf 200° (Umluft) vorheizen.
2. Die Aubergine waschen, putzen und der Länge nach oder quer in zirka 0,5 cm dicke Scheiben schneiden. Von beiden Seiten leicht salzen und auf zwei Lagen Küchenpapier ausbreiten, einige Minuten Wasser ziehen lassen, dann leicht abtupfen.
3. 1 EL Olivenöl in einer Pfanne erhitzen und die Auberginenscheiben darin von beiden Seiten kurz anbraten. Dann aus der Pfanne nehmen, rundum ein wenig pfeffern und beiseitestellen.
4. Die Zwiebel und den Knoblauch schälen und fein hacken. Das restliche Olivenöl in derselben Pfanne erhitzen, Zwiebel und Knoblauch darin andünsten. Die stückigen Tomaten hinzugeben und in zirka 10 Min. etwas einköcheln. Inzwischen das Basilikum abbrausen, trocken schütteln, die Blättchen abzupfen und mit einem sehr scharfen Messer fein hacken. Die Tomatensoße vom Herd nehmen und mit dem Basilikum, dem Oregano, Salz und Pfeffer würzen.
5. Den Pecorino fein reiben, den Mozzarella abtropfen lassen und in Scheiben schneiden.
6. Nun in eine Auflaufform abwechselnd die Tomatensoße und die Auberginenscheiben schichten, mit Tomatensoße und dem vorbereiteten Käse abschließen.
7. Die Auberginenlasagne zirka 20 Min. im vorgeheizten Ofen backen, bis der Käse schön goldgelb verlaufen ist.
FÜR SPÄTER: Ab Woche 4 können Sie pro Person 60 Gramm Couscous dazu reichen.

NÄHRWERTE	KALORIEN (KCAL)	KOHLEN-HYDRATE (G)	FETT (G)	EIWEISS (G)
PRO PORTION	453	11	34	20

Zucchini-Möhren-Puffer mit Kräuterquark

FÜR DIE PUFFER:
300 g Zucchini • Meersalz • 140 g Möhren • 1 Bund Schnittlauch • 1 Bund Petersilie • 200 g Hüttenkäse • 2 Eier • 40 g Kokosmehl • 1 TL Zitronensaft • Pfeffer • 2 EL Öl

FÜR DEN QUARK:
250 g Quark, 40 % Fett • 1 TL Zitronensaft • 1 Knoblauchzehe • Meersalz • Pfeffer

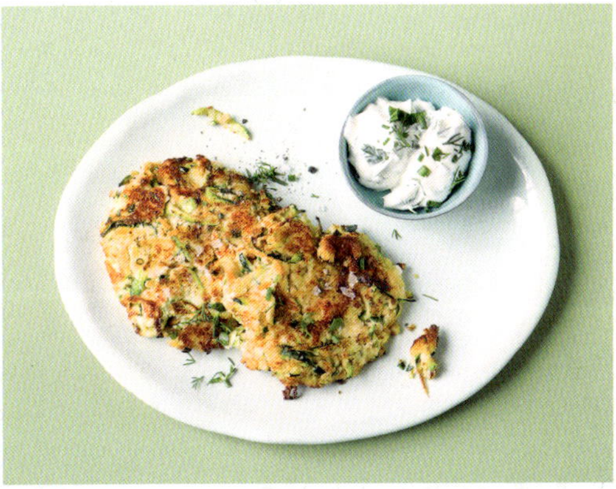

ZUBEREITUNG:

1. Die Zucchini waschen und putzen, auf der Gemüsereibe grob raspeln. Etwas Salz unter die Raspel mischen und das Ganze einige Minuten ruhen lassen.

2. In der Zwischenzeit die Möhren ebenfalls waschen und putzen oder schälen und grob raspeln. Den Schnittlauch und die Petersilie abbrausen und gut trocken schütteln. Den Schnittlauch in feine Röllchen schneiden, die Petersilie fein hacken.

3. Die Zucchiniraspel in ein sauberes Küchentuch geben und die entstandene Flüssigkeit gut ausdrücken.

4. Den Hüttenkäse mit den Eiern, dem Kokosmehl und dem Zitronensaft in eine Rührschüssel geben und alles gut vermischen. Die Zucchini- und Möhrenraspel sowie jeweils die Hälfte des Schnittlauchs und der Petersilie untermischen, die Masse mit Salz und Pfeffer abschmecken.

5. Das Öl in einer großen Pfanne erhitzen. Aus der Gemüsemasse kleine, dicke Puffer formen und bei mittlerer Hitze von beiden Seiten goldbraun ausbraten.

6. Inzwischen für den Kräuterquark den Quark mit 4 EL Wasser anrühren. Den restlichen Schnittlauch und die restliche Petersilie sowie den Zitronensaft und den geschälten, fein gehackten Knoblauch unterrühren. Mit Salz und Pfeffer würzen. Den Quark zusammen mit den fertigen Puffern auf zwei Tellern anrichten.

NÄHRWERTE	KALORIEN (KCAL)	KOHLEN-HYDRATE (G)	FETT (G)	EIWEISS (G)
PRO PORTION	556	20	35	39

Kabeljaufilet auf Oliven-Tomaten-Bett

ZUTATEN:

300 g Kabeljaufilet • Meersalz • Pfeffer aus der Mühle • Saft von ½ Zitrone • 1 Zwiebel • 1 Knoblauchzehe • 1 EL Öl • 300 g ganze Tomaten (Dose) • 70 g schwarze Oliven, entsteint • 1 EL Kräuter der Provence • 100 g Schafskäse (Feta) • einige frische Basilikumblättchen

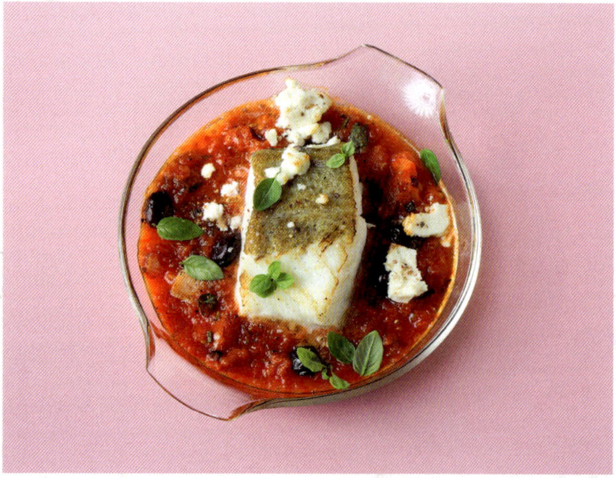

ZUBEREITUNG:

1. Das Kabeljaufilet waschen und trocken tupfen. Rundum salzen und pfeffern, dann in eine kleine Auflaufform geben und mit dem Zitronensaft beträufeln.

2. Den Backofen auf 200° (Ober-/Unterhitze) vorheizen.

3. Die Zwiebel und den Knoblauch schälen und in kleine Würfel schneiden. Das Öl in einer Pfanne erhitzen, Zwiebel und Knoblauch darin andünsten. Die Tomaten hinzugeben, dann die Hitze leicht reduzieren und die Soße etwas einköcheln.

4. Die Oliven in dicke Ringe schneiden und mit den Kräutern der Provence zu den Tomaten geben. Mit Salz und Pfeffer würzen.

5. Die Tomatensoße zu dem Kabeljaufilet in die Auflaufform geben, alles mit zerbröckeltem Feta bestreuen und 20 Min. im vorgeheizten Ofen garen. Zum Servieren mit dem Basilikum bestreuen.

NÄHRWERTE	KALORIEN (KCAL)	KOHLEN-HYDRATE (G)	FETT (G)	EIWEISS (G)
PRO PORTION	365	9,8	31	37

Blumenkohlpüree mit Hackfleischtopping

FÜR DAS PÜREE:

1 Blumenkohl • Meersalz • 1 EL Butter • 4 EL Doppelrahmfrischkäse • Pfeffer aus der Mühle • 2 Prisen frisch geriebene Muskatnuss

FÜR DAS TOPPING:

1 Zwiebel • 1 Stange Lauch • 1 EL Öl • 500 g gemischtes Hackfleisch • Salz • Pfeffer • Paprikapulver

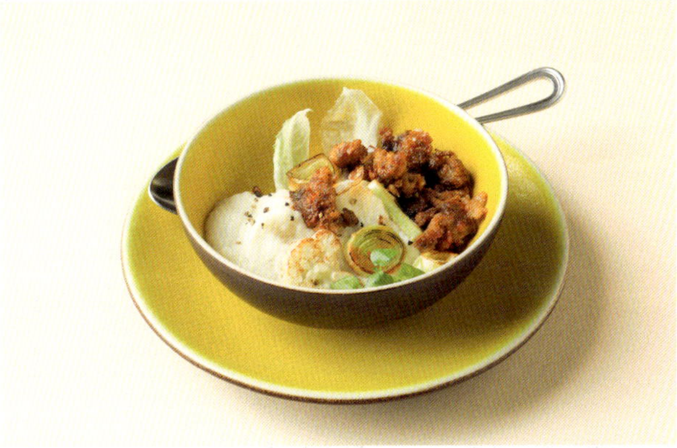

ZUBEREITUNG:

1. Den Blumenkohl putzen, gründlich waschen, in größere Röschen teilen und diese in etwas Salzwasser weich garen. Abgießen und den noch heißen Blumenkohl in einer Rührschüssel mit dem Kartoffelstampfer zu Püree verarbeiten. Die Butter und den Frischkäse hinzugeben und den Schüsselinhalt mit Salz, Pfeffer und Muskatnuss würzen. Alles gut vermischen und nochmals würzig abschmecken. Warm halten.

2. Für das Hackfleischtopping die Zwiebel schälen. Den Lauch putzen, der Länge nach aufschlitzen und auch innen gut waschen. Beides in feine Halbringe schneiden. Das Öl in einer Pfanne erhitzen, die Zwiebel darin andünsten, das Hackfleisch und den Lauch hinzugeben und scharf anbraten. Mit Salz, Pfeffer und Paprikapulver würzen und zum Servieren über das Blumenkohlpüree geben.

NÄHRWERTE	KALORIEN (KCAL)	KOHLENHYDRATE (G)	FETT (G)	EIWEISS (G)
PRO PORTION	892	16,5	58	64

Gemüse-Frittata mit Salami und Käse

ZUTATEN:

10 Cherrytomaten • 70 g Champignons • 6 Eier • 6 EL Sahne • Meersalz • Pfeffer aus der Mühle • 1 EL Butter • 70 g Salami, dünn aufgeschnitten • 70 g geriebener Gouda

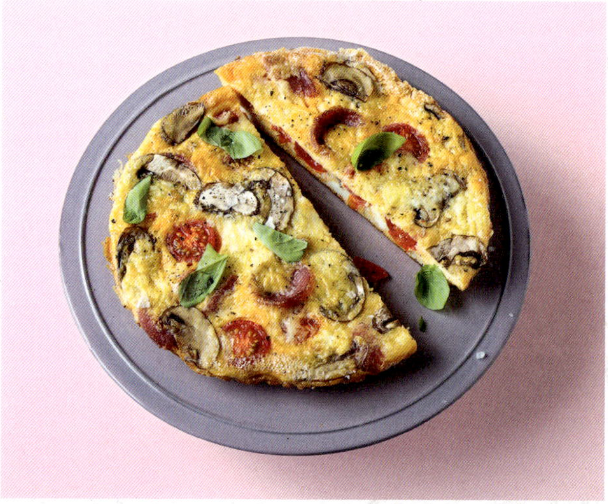

ZUBEREITUNG:

1. Die Tomaten waschen und halbieren, die Champignons eventuell mit Küchenpapier abreiben, dann putzen und vierteln.

2. Die Eier mit der Sahne in einer Rührschüssel verquirlen, mit Salz und Pfeffer würzen.

3. Die Butter in einer Pfanne zerlassen und die Eiermasse hineingeben. Kurz stocken lassen, dann mit Salami, Champignons und Tomaten belegen. Den Käse darüberstreuen und den Deckel auflegen. Bei mittlerer Hitze etwa 5 Min. garen, bis der Käse zerlaufen und die Frittata gestockt ist.

IMMER WIEDER NEU: Die italienische Omelette können Sie mit den unterschiedlichsten Zugaben zubereiten, wie Zucchiniwürfel, Zucchiniblüten, Zuckererbsen, Paprika, Radicchio, Blattspinat, Frühlingszwiebeln, blanchierter Brokkoli, Feta, Parmesan, Sardellenfilets, Schinken … Alle Varianten schmecken auch kalt vorzüglich!

NÄHRWERTE	KALORIEN (KCAL)	KOHLENHYDRATE (G)	FETT (G)	EIWEISS (G)
PRO PORTION	715	7	60	38

Involtini di Pollo auf Blattspinat-Tomaten-Gemüse

FÜR DIE INVOLTINI:

2 Hähnchenbrustfilets • Meersalz • Pfeffer aus der Mühle • Knoblauchgranulat • 2 Scheiben Provolone • 2 Scheiben Parmaschinken • 2 Basilikumblätter • 1 EL Öl

FÜR DAS GEMÜSE:

1 Zwiebel • 1 Knoblauchzehe • 1 EL Öl • 300 g TK-Blattspinat • 6 Cherrytomaten • 20 g Pinienkerne • frisch geriebene Muskatnuss • Salz • Pfeffer

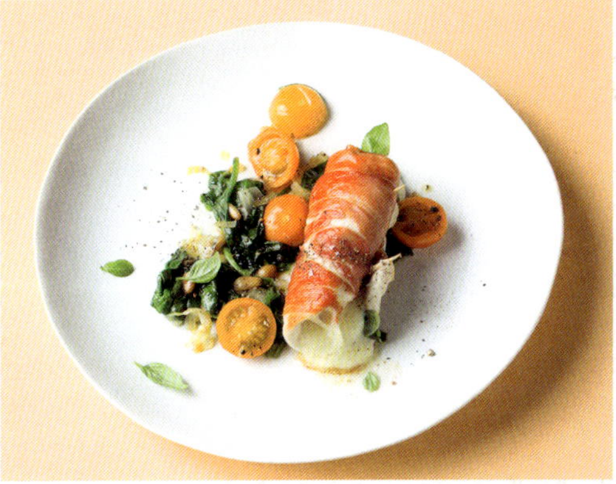

ZUBEREITUNG:

1. Den Backofen auf 200° (Umluft) vorheizen.

2. Die Hähnchenbrustfilets mit einem Fleischklopfer platt klopfen. Dazu etwa 30 cm Frischhaltefolie auf jedes Filet geben und das Fleisch vorsichtig von innen nach außen klopfen, bis es etwa doppelt so groß ist wie zuvor. Kräftig salzen, pfeffern und mit Knoblauchgranulat würzen.

3. Jedes der Hähnchenbrustfilets mit einer Scheibe Provolone, einer Scheibe Parmaschinken und einem Basilikumblatt belegen, möglichst eng zusammenrollen und mit Küchengarn fixieren.

4. Das Öl in einer Pfanne erhitzen und die Involtini darin etwa 4 Min. von allen Seiten anbraten. Anschließend in eine ofenfeste Form geben und im vorgeheizten Backofen in etwa 15 Min. zu Ende garen.

5. Inzwischen für das Gemüse die Zwiebel und den Knoblauch schälen und in feine Würfel schneiden. Das Öl in einem Topf erhitzen, Zwiebel und Knoblauch darin andünsten. Den Blattspinat hinzugeben, 100 ml Wasser angießen und alles zugedeckt etwa 15 Min. köcheln.

6. Die Tomaten waschen, halbieren und zum Spinat geben. Weitere 3 Min. köcheln.

7. Inzwischen die Pinienkerne in einer Pfanne ohne Fett goldgelb rösten. Den Spinat mit Muskatnuss, Salz und Pfeffer würzen. Auf zwei Teller verteilen, die Involtini darauf anrichten und mit den Pinienkernen bestreut servieren.

NÄHRWERTE	KALORIEN (KCAL)	KOHLEN-HYDRATE (G)	FETT (G)	EIWEISS (G)
PRO PORTION	520	5,5	30	49

Käse-Wrap mit Thunfischfüllung

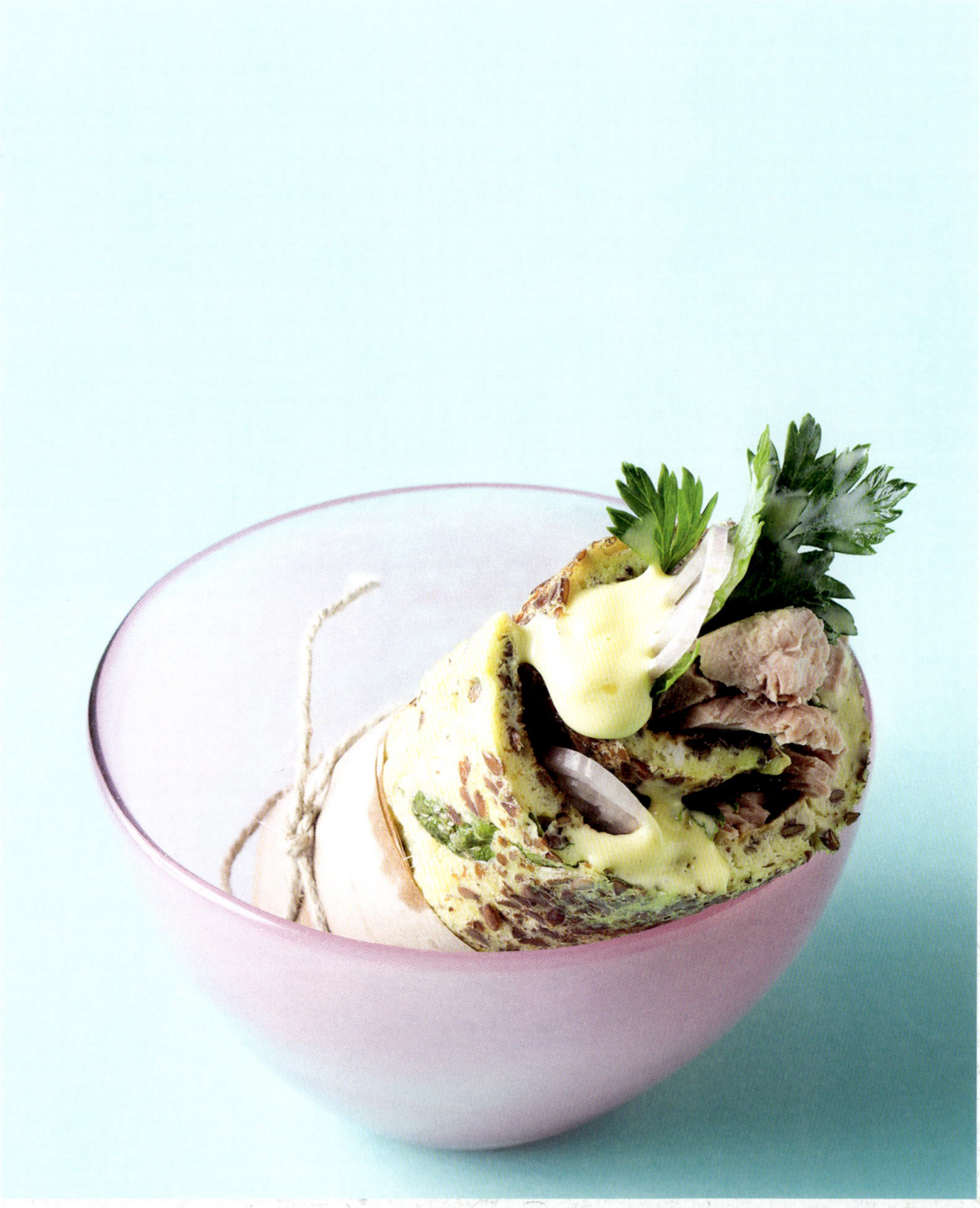

FÜR DEN WRAP:

4 Stängel Basilikum • 120 g geriebener Gouda • 4 Eier • 2 EL geschrotete Leinsamen • 20 ml Kokosöl • Meersalz • Pfeffer aus der Mühle

FÜR DIE FÜLLUNG:

1 Schalotte • 150 g Thunfisch im eigenen Saft (Dose) • 3 EL Mayonnaise • 1 EL Zitronensaft • Salz • Pfeffer

ZUBEREITUNG:

1. Den Backofen auf 180° (Umluft) vorheizen.

2. Das Basilikum abbrausen, trocken schütteln und die Blättchen abzupfen. Zusammen mit dem Käse, den aufgeschlagenen Eiern, den Leinsamen und dem Kokosöl in den Mixer geben, mit Salz und Pfeffer würzen und zu einem feinen Teig pürieren.

3. Ein Blech mit Backpapier auslegen, den Teig darauf dünn ausstreichen. In 10 Min. zu einem goldgelben Fladen backen.

4. Inzwischen für die Füllung die Schalotte schälen, fein würfeln und zusammen mit dem abgetropften Thunfisch, der Mayonnaise und dem Zitronensaft in eine Rührschüssel geben. Alles mit einer Gabel zu einer homogenen Masse verarbeiten. Mit Salz und Pfeffer würzen und abschmecken.

5. Den Wrap mit der Thunfischmasse bestreichen und fest zusammenrollen.

FÜR SPÄTER: Diesen leckeren Wrap möchten Sie bestimmt auch später immer wieder mal zubereiten. Er lässt sich gut variieren: Statt der Mayonnaise können Sie etwas Sauerrahm und zwei hart gekochte, gewürfelte Eier verwenden, den Thunfisch können Sie durch zwei kleine, zarte Matjesfilets ersetzen. Dazu passt dann wunderbar etwas frischer Dill.

NÄHRWERTE	KALORIEN (KCAL)	KOHLEN-HYDRATE (G)	FETT (G)	EIWEISS (G)
PRO PORTION	757	4,6	60	50

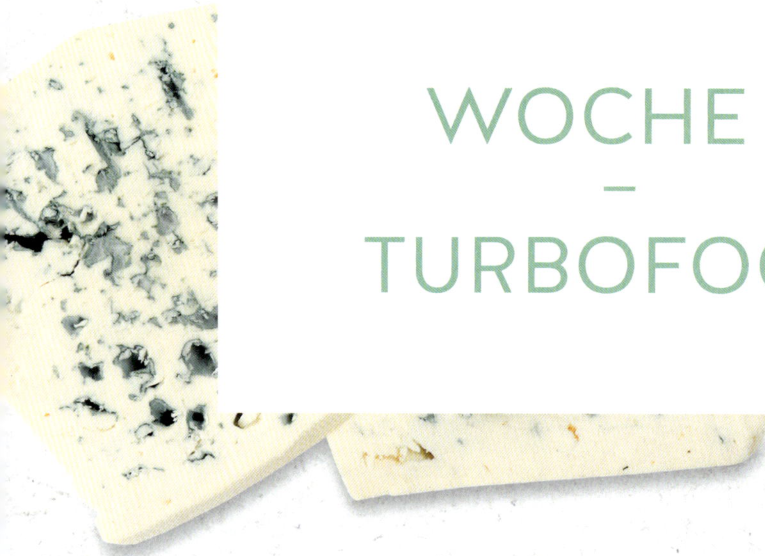

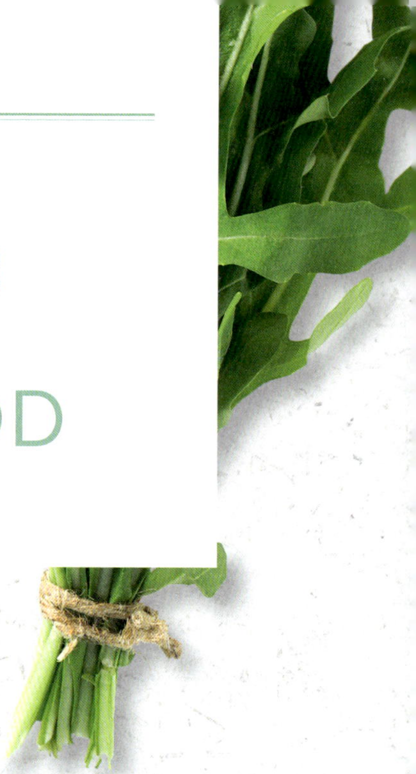

WOCHE 3 – TURBOFOOD

Ihr Stoffwechsel läuft jetzt bereits stabil wie ein gut geölter Motor – im wahrsten Sinne des Wortes, denn er hat inzwischen komplett auf die Energiegewinnung aus seinen Fettdepots und Ketonkörpern umgeschaltet. Sie werden deshalb mit zwei Mahlzeiten pro Tag satt und fasten in der übrigen Zeit.

ZWEIMAL TÄGLICH KÜCHENZAUBER!

Bis zur Stabilisierungsphase haben Sie schon etwas Routine in Ihrer Keto-Küche entwickelt und gewinnen jetzt noch mal an Zeit, weil Sie sich nicht mehr um die Zubereitung des Frühstücks kümmern müssen. Sie finden deshalb in diesem Abschnitt auch einige etwas aufwendigere Rezepte, die Ihnen womöglich bisher nicht so geläufig waren. Ihre Zubereitung ist aber keine Hexerei! Nehmen Sie die Einladung an, in hochwertigen Zutaten zu schwelgen, für neue Glanzlichter auf dem Esstisch zu sorgen – und mit allerbestem Gewissen auch solche Speisen zu genießen, die Sie sich bisher als »Kalorienbomben« verboten haben. Viele der Rezepte aus dieser Woche können Sie später, wenn es ans Erhalten Ihrer Erfolge geht, mit kleinen Mengen kohlenhydratreicher Beilagen ergänzen, zum Beispiel 70 Gramm Vollkornreis oder -nudeln pro Person. Das ist doch eine ganz nette Aussicht, oder?

Achten Sie weiterhin darauf, genug zu trinken (siehe Seite 54 und 92). Besonders am Vormittag hilft das gegebenenfalls auch über leichte Hungergefühle hinweg. Was in der dritten Woche sonst noch wichtig ist, haben Sie ab Seite 60 gelesen.

Hinweis zu den Rezepten

Alle Rezepte sind für zwei Portionen berechnet. Sie können innerhalb der Woche Rezepte derselben Tageszeit tauschen. Achten Sie dabei darauf, dass Sie eine Alternative mit ähnlichem Nährwerteprofil wählen, damit die Tagesbilanz stimmt.

Sie finden die Mahlzeiten für die zweite Woche auf den folgenden Seiten:

- Seite 145 bis 153: Mittagessen.
- Seite 154 bis 161: Abendessen.

Schwingen Sie nun Kochlöffel und Bratenwender und holen Sie sich die wohlverdienten Keto-Sterne für Ihre Kochkünste ab!

Rindercarpaccio mit Parmesan und Pinienkernen

ZUTATEN:

Aceto balsamico • 1 kleines Bund Rucola • 4 Cherrytomaten • 400 g Rinderfilet, vom Metzger hauchdünn aufgeschnitten • Olivenöl • Saft von 1 Zitrone • Meersalz • Pfeffer aus der Mühle • 75 g Parmesan am Stück • 50 g Pinienkerne

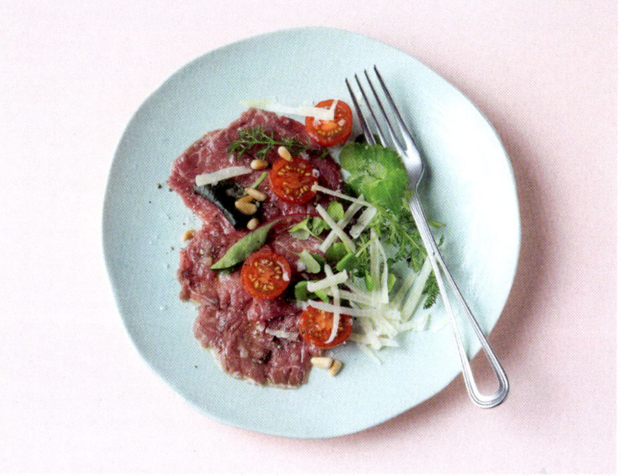

ZUBEREITUNG:

1. Den Balsamicoessig auf eine Servierplatte oder anteilig auf zwei Teller geben und mit dem Pinsel verstreichen.

2. Den Rucola abbrausen, gut trocken schütteln, von harten Stielenden befreien und gegebenenfalls etwas klein schneiden. Die Cherrytomaten waschen und halbieren.

3. Die vorbereitete Platte beziehungsweise die beiden Teller mit den Rinderfiletscheiben auslegen. Rucola und Tomaten dekorativ mit anrichten. Alles mit dem Olivenöl und dem Zitronensaft beträufeln und mit Salz und Pfeffer würzen. Den Parmesan in Spänen darüberhobeln.

4. Die Pinienkerne in einer Pfanne ohne Fett goldgelb und duftend anrösten und über das Carpaccio streuen. Buon appetito!

KÜHLKETTE: Achten Sie darauf, dass das Filet auch nach dem Kauf durchgehend gekühlt wird; verwenden Sie es am selben Tag.

NÄHRWERTE	KALORIEN (KCAL)	KOHLEN-HYDRATE (G)	FETT (G)	EIWEISS (G)
PRO PORTION	637	7,8	40	60

Thunfischsalat Tomate-Feta-Avocado

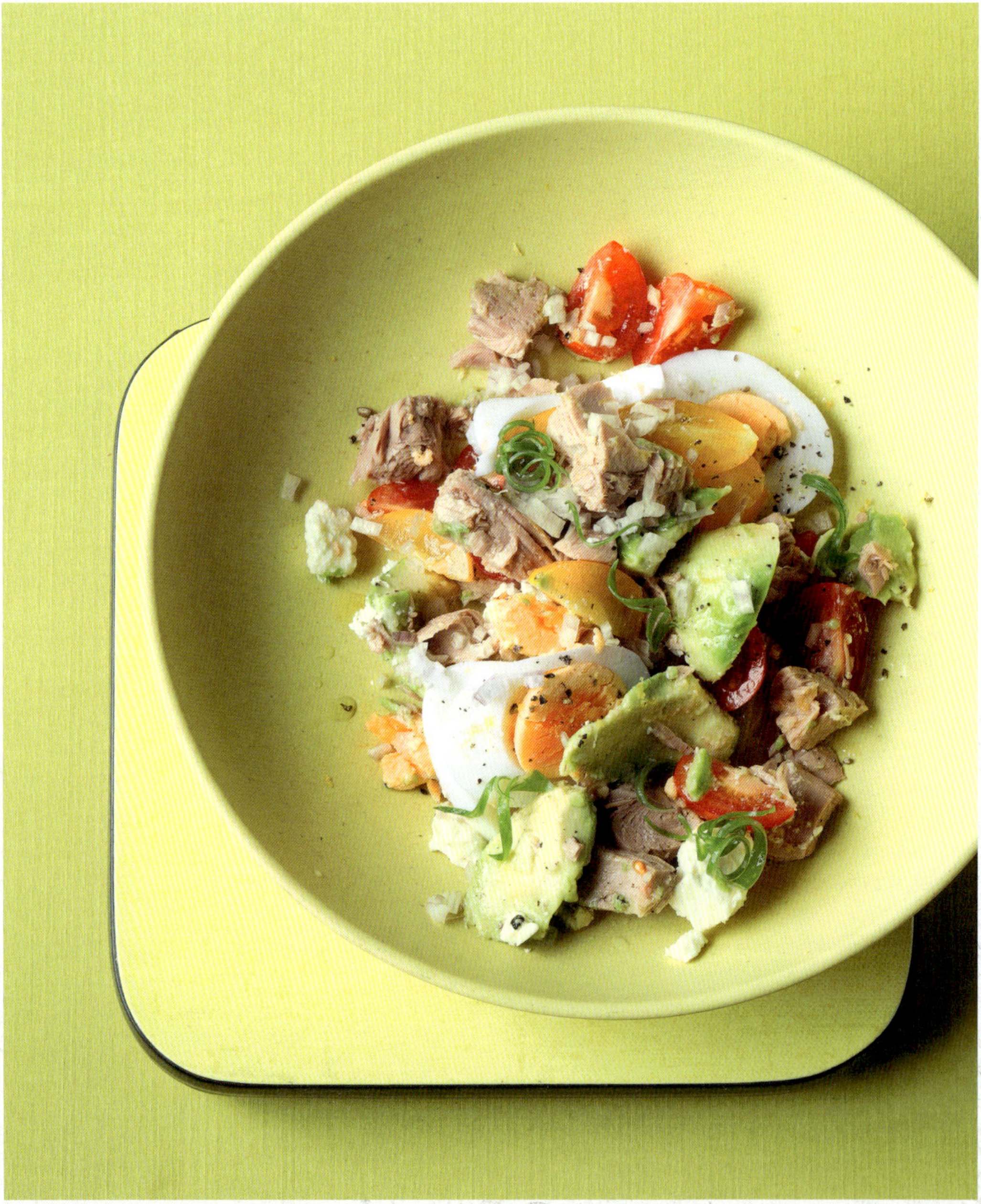

ZUTATEN:

1 Ei • 150 g Thunfisch im eigenen Saft (Dose) • 250 g Cherrytomaten • 1 Schalotte • 100 g Schafskäse (Feta) • 1 schön reife Avocado • 2 EL Olivenöl • Saft von ½ Zitrone • Meersalz • Pfeffer aus der Mühle

ZUBEREITUNG:

1. Das Ei in etwa 8 Minuten hart kochen, gut abschrecken und etwas abkühlen lassen. Dann pellen und in Scheiben schneiden, beiseitestellen.

2. Den Thunfisch mitsamt dem Saft in eine Rührschüssel geben.

3. Die Tomaten waschen und halbieren. Die Schalotte schälen und in feine Ringe schneiden. Den Feta in Würfel schneiden. Die Avocado längs halbieren und vom Kern befreien, dann das Fruchtfleisch mit einem Löffel aus der Schale heben und in Scheiben schneiden. Alle vorbereiteten Zutaten in die Schüssel zum Thunfisch geben.

4. Aus dem Olivenöl, dem Zitronensaft, Salz und Pfeffer ein Dressing rühren und unter die Salatzutaten mischen.

5. Den Salat auf zwei Schalen verteilen und mit dem hart gekochten Ei garnieren.

KRÄUTERKICK: Als Garnitur passen Frühlingszwiebelringe, frisch gehackte Petersilie oder ein paar zarte Dillzweige.

HINGUCKER: Schön festlich wird der Salat, wenn Sie die Zutaten dekorativ einzeln auf zwei Tellern anrichten. Lassen Sie dann den Thunfisch zuerst abtropfen und beträufeln Sie die Avocado nach dem Aufschneiden gleich mit etwas Zitronensaft.

NÄHRWERTE	KALORIEN (KCAL)	KOHLENHYDRATE (G)	FETT (G)	EIWEISS (G)
PRO PORTION	636	5,7	53	34

Lachsfilet auf mediterranem Ofengemüse

ZUTATEN:

1 Zwiebel • 2 Knoblauchzehen • 300 g Cherrytomaten • 1 mittelgroße Zucchini • 200 g weiße Champignons • 150 g Schafskäse (Feta) • Meersalz • ½ TL rosenscharfes Paprikapulver • 1 TL italienische Kräuter • 250 g Lachsfilet • 4 EL Olivenöl

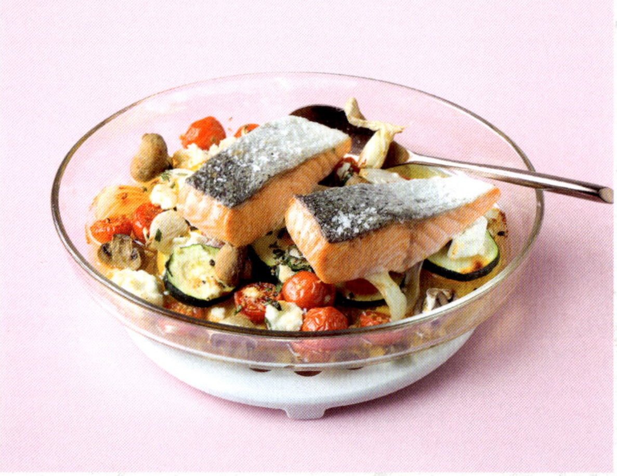

ZUBEREITUNG:

1. Den Backofen auf 180° (Umluft) vorheizen.
2. Die Zwiebel und die Knoblauchzehen schälen und würfeln. Die Tomaten waschen und halbieren. Die Zucchini waschen und putzen, die Champignons mit Küchenpapier abreiben, unschöne Stielenden abschneiden, Zucchini und Champignons mundgerecht schneiden. Den Feta in Würfel schneiden.
3. Alle vorbereiteten Zutaten in eine kleine Auflaufform geben und mit Salz und Pfeffer, dem Paprikapulver und den italienischen Kräutern würzen.
4. Die Lachsfilets waschen, trocken tupfen, salzen und pfeffern. In die Form auf das Gemüse legen (gegebenenfalls mit der Hautseite nach oben) und über Gemüse und Fisch das Olivenöl geben. 30 Min. im Ofen garen. Sollte der Fisch trocken zu werden beginnen, mit einem Löffel etwas Saft vom Gemüse darübergeben.

NÄHRWERTE	KALORIEN (KCAL)	KOHLEN-HYDRATE (G)	FETT (G)	EIWEISS (G)
PRO PORTION	779	12	61	44

Überbackene Schweinesteaks auf Tomatencarpaccio

ZUTATEN:
4 schön reife Tomaten • 400 g Minutensteaks vom Schwein • Meersalz • Pfeffer aus der Mühle • 1 EL Butter • 125 g Mozzarella • 2 EL Pinienkerne • 3 EL Olivenöl • 2 EL Aceto balsamico • Erythrit • 1 Schalotte • ½ Bund Basilikum

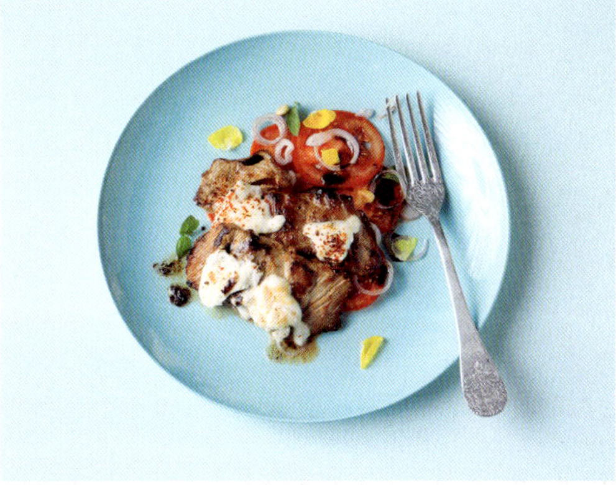

ZUBEREITUNG:

1. Den Ofen auf 200° (Umluft) vorheizen.

2. Die Tomaten waschen, trocken tupfen, in dünne Scheiben schneiden und kreisrund auf zwei Tellern auslegen.

3. Die Minutensteaks waschen, trocken tupfen und rundherum salzen und pfeffern. Die Butter in einer Pfanne erhitzen und die Steaks darin von beiden Seiten scharf anbraten. Aus der Pfanne nehmen und in eine kleine Auflaufform geben.

4. Den Mozzarella abtropfen lassen, in Scheiben schneiden, auf den Steaks verteilen und die Form etwa 15 Min. in den vorgeheizten Ofen geben, bis der Mozzarella schön verlaufen ist.

5. Inzwischen die Pinienkerne in einer Pfanne ohne Fett goldgelb und duftend anrösten. Aus der Pfanne nehmen und beiseitestellen.

6. Aus dem Olivenöl, dem Balsamico, Salz, Pfeffer und einer Prise Erythrit ein Dressing rühren. Die Schalotte schälen und fein würfeln. Das Basilikum abbrausen und trocken schütteln, die Blättchen abzupfen. Zwei schöne Blätter für die Garnitur beiseitelegen, die übrigen mit einem scharfen Messer in feine Streifen schneiden. Schalottenwürfel und Basilikumstreifen unter das Dressing mischen.

7. Das Dressing über das Tomatencarpaccio geben, die überbackenen Steaks aus dem Ofen nehmen, auf die Tomaten setzen und jeweils mit einem Blatt Basilikum sowie den gerösteten Pinienkernen garnieren.

NÄHRWERTE	KALORIEN (KCAL)	KOHLENHYDRATE (G)	FETT (G)	EIWEISS (G)
PRO PORTION	714	7,5	47	61

Putengeschnetzeltes mit Zucchini und Champignons

ZUTATEN:

400 g Putenschnitzel • Meersalz • Pfeffer aus der Mühle • 1 Zwiebel • 300 g Zucchini • 150 g Champignons • 1 EL Butter • 150 ml Gemüsebrühe • 50 g Kräuterfrischkäse • 1 EL Zitronensaft • 1 TL Kräuter der Provence

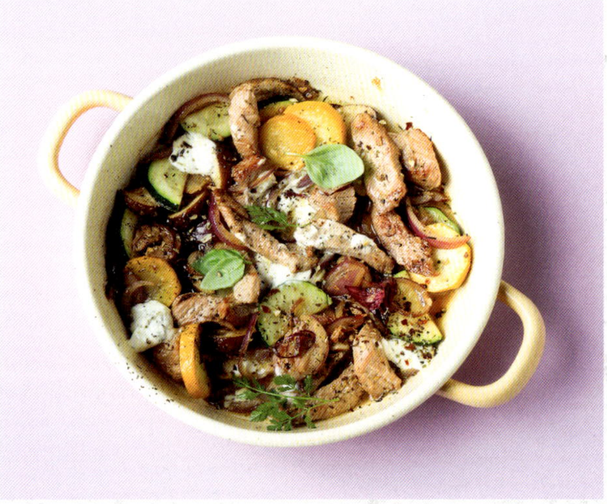

ZUBEREITUNG:

1. Die Putenschnitzel waschen, trocken tupfen und in mundgerechte Streifen schneiden. Salzen und pfeffern.

2. Die Zwiebel schälen und würfeln. Die Zucchini waschen und putzen, die Champignons mit Küchenpapier abreiben, unschöne Stielenden abschneiden. Zucchini und Champignons in Scheiben schneiden.

3. Die Butter in einer Pfanne erhitzen, das Fleisch darin anbraten, herausnehmen.

4. Nun in derselben Pfanne die Zwiebel andünsten. Zucchini und Champignons hinzugeben und kurz mitbraten. Mit der Gemüsebrühe ablöschen und etwa 5 Min. einköcheln. Den Kräuterfrischkäse unterrühren. Das Fleisch wieder in die Pfanne geben und alles mit dem Zitronensaft, den Kräutern der Provence sowie Salz und Pfeffer würzen.

ARTGERECHT: Kaufen Sie Fleisch aus Biohaltung, für Qualität und Tierwohl!

NÄHRWERTE	KALORIEN (KCAL)	KOHLENHYDRATE (G)	FETT (G)	EIWEISS (G)
PRO PORTION	369	5,7	14	54

Eiersalat mit knusprigem Bacon und Chicorée

ZUTATEN:

6 Eier • 4 Scheiben Frühstücksspeck • 1 reife Avocado • 6 Strauchtomaten • 2 Frühlingszwiebeln • Knoblauchgranulat • Meersalz • Pfeffer aus der Mühle • 250 g Chicorée

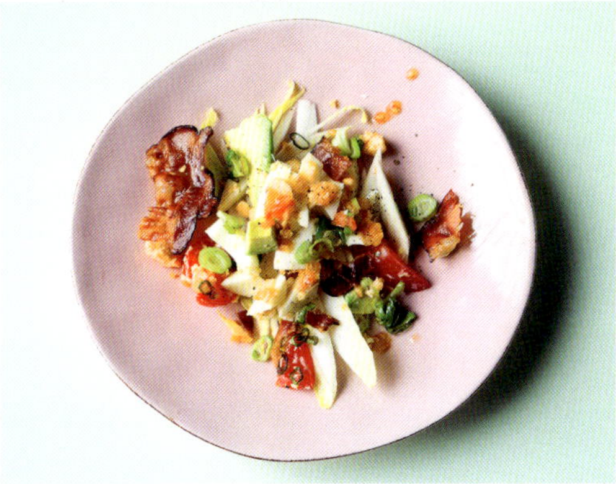

ZUBEREITUNG:

1. Die Eier in zirka 8 Min. hart kochen, dann gründlich abschrecken und etwas abkühlen lassen. Pellen und würfeln.

2. Den Frühstücksspeck in einer beschichteten Pfanne ohne weitere Fettzugabe knusprig braun braten. Auf eine Lage Küchenpapier geben, abkühlen lassen und dann in kleine Stücke brechen.

3. Die Avocado längs halbieren, den Kern entfernen, das Fruchtfleisch mit einem Löffel aus der Schale heben und in mundgerechte Stücke schneiden. Die Tomaten waschen, trocken tupfen, vierteln und vom Stielansatz befreien, dann klein schneiden.

4. Die Frühlingszwiebeln waschen, putzen, in feine Ringe schneiden und kurz im Speckfett in der Pfanne anbraten.

5. Die Eiwürfel zusammen mit Frühlingszwiebeln, Avocado und Tomaten in einer Schüssel mischen und mit Knoblauchgranulat, Salz und Pfeffer würzen.

6. Den Chicorée waschen, putzen und die Stauden längs halbieren. Die Blätter quer in Streifen schneiden.

7. Chicorée auf zwei Schalen verteilen und die Eiermischung daruntermischen. Mit dem Frühstücksspeck bestreut servieren.

SCHICKE SCHIFFCHEN: Alternativ können Sie die Chicoréeblätter im Ganzen voneinander lösen und mit der Eiermischung als kostbarer Fracht füllen. Das sieht schön aus und macht den Genuss noch ausgiebiger!

NÄHRWERTE	KALORIEN (KCAL)	KOHLEN-HYDRATE (G)	FETT (G)	EIWEISS (G)
PRO PORTION	536	11	43	26

Steak mit Avocado-Pommes und Crème fraîche

FÜR DIE STEAKS:

2 Rindersteaks à 200 g • 2 EL Kokosöl • Meersalz • Pfeffer aus der Mühle

FÜR DIE »POMMES«:

1 EL Kokosöl • 2 noch relativ feste Avocados • 1 Ei • 1 gestrichener TL rosenscharfes Paprikapulver • Meersalz • Pfeffer aus der Mühle • 60 g geriebener Parmesan • 60 g Sesam • 150 g Kräuter-Crème-fraîche

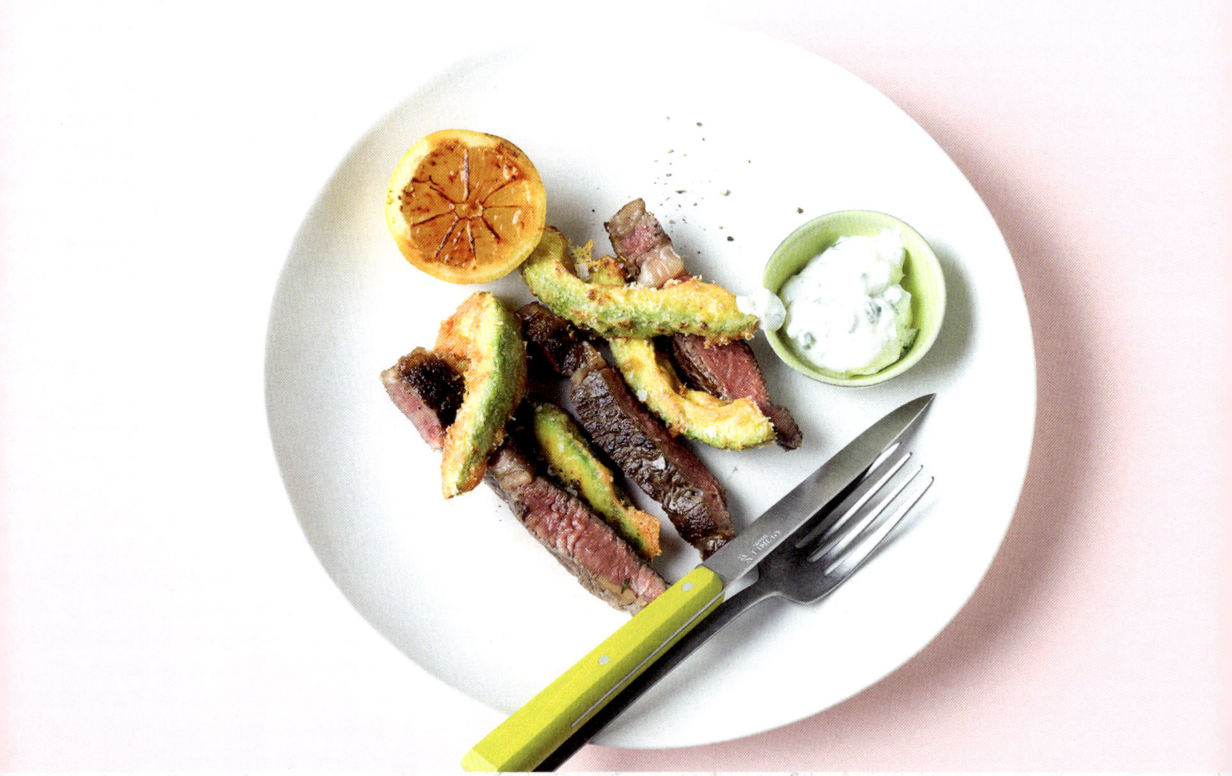

ZUBEREITUNG:

1. Die Steaks mindestens 1 Std. vor der Zubereitung aus dem Kühlschrank nehmen, sodass sie Raumtemperatur annehmen. Eine Wendepinzette (ersatzweise eine Grillzange) und zwei Lagen Alufolie bereitlegen. Den Backofen auf 200° (Umluft) vorheizen. Für die Avocado-Pommes ein Backblech mit dem Kokosöl bestreichen.

2. Die Avocados längs halbieren, den Kern entfernen, das Fruchtfleisch mit einem Löffel möglichst im Ganzen aus der Schale heben und in Spalten schneiden.

3. Das Ei in einen tiefen Teller aufschlagen, mithilfe einer Gabel gut verquirlen und mit dem Paprikapulver, Salz und Pfeffer kräftig würzen. Den Parmesan und den Sesam auf einen weiteren Teller geben und zu einer Panade vermischen.

4. Nun die Avocadospalten mithilfe einer Gabel zunächst im Ei, dann in der Panade wenden. Auf das Backblech setzen und in den vorgeheizten Ofen geben. Nach 5 Min. mit etwas Kokosöl bestreichen, damit die Hülle der Avocado-Pommes schön knusprig wird. Weitere 5 bis 8 Min. backen.

5. Inzwischen für die Steaks das Öl in der Pfanne stark erhitzen und das Fleisch hineingeben. Die Steaks bekommen nun eine wunderbar krosse Kruste verpasst, indem sie mithilfe der Wendepinzette alle 15 bis 20 Sek. gewendet werden. Sobald – je nach Geschmack und der Dicke des Fleisches – nach 3 bis 4 Min. der perfekte Garpunkt erreicht ist, nehmen Sie die Pfanne vom Herd und salzen und pfeffern die Steaks. In Alufolie einwickeln und etwa 4 Min. ruhen lassen.

6. Die Steaks nach Belieben in Streifen schneiden und mit den Avocado-Pommes auf zwei Tellern anrichten. Mit je einem Klecks Crème fraîche servieren.

SCHLANKE SCHLEMMEREI: 1334 Kalorien in einem Rezept zum Abnehmen? Ja, das passt zusammen! Durch den extrem niedrigen Kohlenhydratgehalt pausiert die körpereigene Fettverbrennung nicht und wir bleiben lange satt. Ziemlich wunderbar, oder?

NÄHRWERTE	KALORIEN (KCAL)	KOHLEN-HYDRATE (G)	FETT (G)	EIWEISS (G)
PRO PORTION	1334	9,5	115	65

Tomatenhähnchen mit Zucchini und Feta

ZUTATEN:

150 g Schafskäse (Feta) • 400 g Cherrytomaten • 400 g Hähnchenbrustfilet • Meersalz • Pfeffer aus der Mühle • 1 EL Kokosöl • 2 mittelgroße Zucchini • 2 Knoblauchzehen

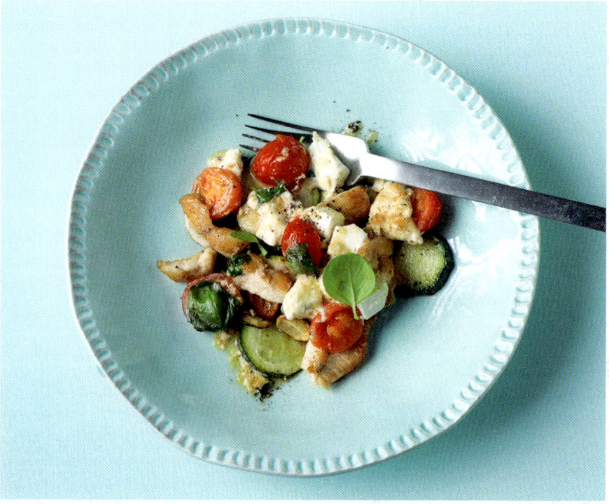

ZUBEREITUNG:

1. Den Feta in Würfel schneiden. Die Tomaten waschen, trocken tupfen und halbieren. Beides zusammen in eine Pfanne geben und bei mittlerer Hitze erwärmen, sodass der Feta ein wenig zerläuft. Bei Bedarf ein wenig Wasser hinzugeben.

2. Inzwischen die Hähnchenbrust waschen, trocken tupfen, in Streifen schneiden, salzen und pfeffern. Das Öl in einer zweiten Pfanne erhitzen und das Fleisch darin unter mehrfachem Wenden scharf anbraten. Aus der Pfanne nehmen und beiseitestellen.

3. Die Zucchini waschen und putzen, in dünne Scheiben schneiden. Den Knoblauch schälen und fein würfeln. Beides zusammen in der bereits für das Fleisch verwendeten Pfanne anbraten. Mit Salz und Pfeffer würzen und auf zwei Tellern zusammen mit der gebratenen Hähnchenbrust und der Tomaten-Feta-Soße anrichten.

NÄHRWERTE	KALORIEN (KCAL)	KOHLENHYDRATE (G)	FETT (G)	EIWEISS (G)
PRO PORTION	547	14	26	65

Buntes Ofengemüse mit Chorizo

ZUTATEN:

75 g Schafskäse (Feta) • 400 g Chorizo (spanische Paprikawurst) • 1 rote Zwiebel • 2 Knoblauchzehen • 300 g Brokkoli • 1 Möhre • 1 mittelgroße Zucchini • 1 gelbe Paprikaschote • 4 Champignons • 2 EL schwarze Oliven, entsteint

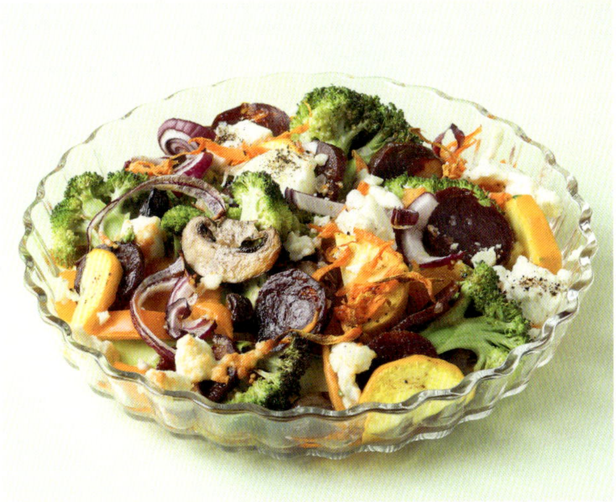

ZUBEREITUNG:

1. Den Backofen auf 180° (Umluft) vorheizen.
2. Den Feta in Würfel, die Chorizo in fingerdicke Scheiben schneiden. Die Zwiebel und die Knoblauchzehen schälen und klein hacken. Das übrige Gemüse waschen (die Pilze nur mit Küchenpapier abreiben) und putzen und in mundgerechte Stücke schneiden. Den Brokkoli und die Möhre kurz in kochendem Wasser blanchieren, mit dem Schaumlöffel herausnehmen. Ein wenig von dem Wasser zusammen mit allen anderen Zutaten in eine Auflaufform geben und gut durchmischen.
3. Die Auflaufform in den vorgeheizten Backofen geben. Den Inhalt gelegentlich durchmischen, bei Bedarf noch etwas Wasser angießen. Die Form nach zirka 20 Min. aus dem Ofen nehmen, sobald die Chorizo knusprig braun wird.

WÜRZWURST: Salz und Co. sind nicht nötig, da die Chorizo sehr würzig und salzhaltig ist.

NÄHRWERTE	KALORIEN (KCAL)	KOHLENHYDRATE (G)	FETT (G)	EIWEISS (G)
PRO PORTION	1058	22	76	60

Käsepizza mit Schinken und Champignons

ZUTATEN:

150 g Speisequark, 40 % Fett • 3 Eier • 120 g geriebener Gouda • Meersalz • Pfeffer aus der Mühle • 1 kleine Zwiebel • 1 Knoblauchzehe • 1 EL Öl • 1 EL Tomatenmark • 100 g stückige Tomaten (Dose) • 1 TL Pizzagewürz • 6 Champignons • 100 g gekochter Schinken • 60 g geriebener Gouda

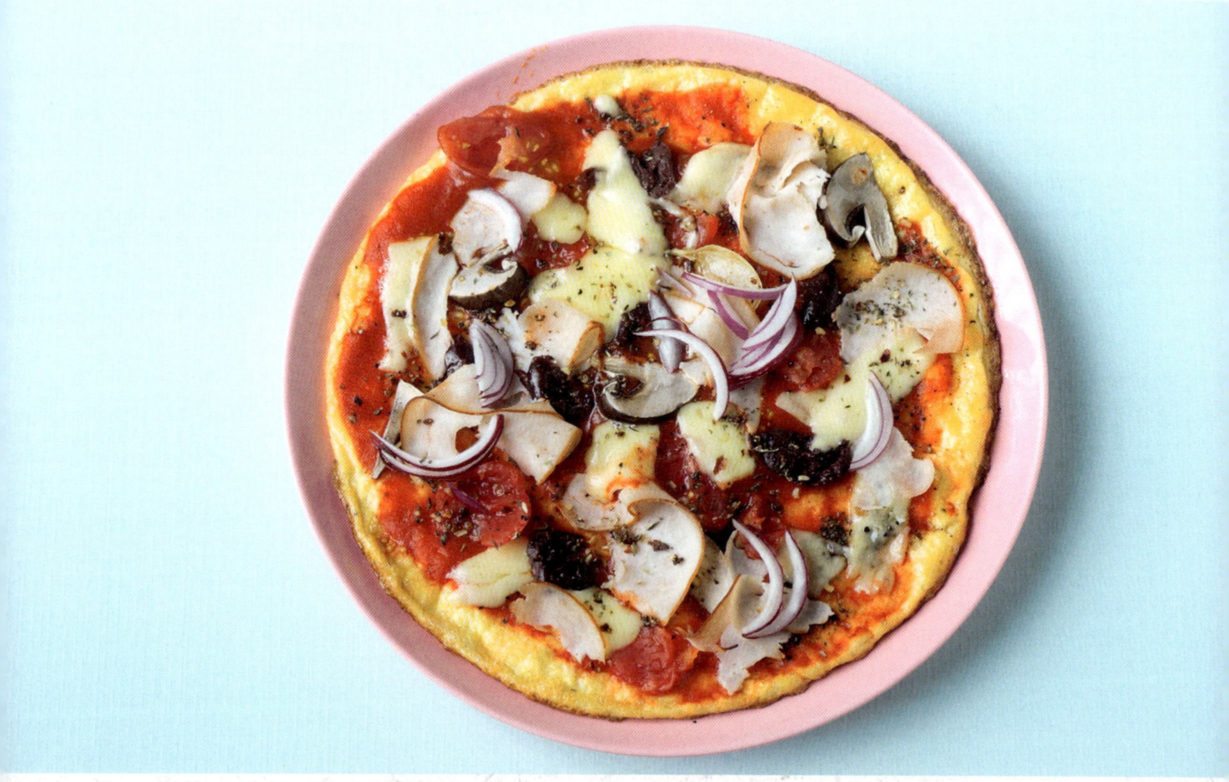

ZUBEREITUNG:

1. Den Backofen auf 170° (Umluft) vorheizen.
2. Für den Pizzaboden den Speisequark zusammen mit den Eiern und dem Gouda in eine Rührschüssel geben, alles gut miteinander vermischen, mit Salz und Pfeffer würzen.
3. Ein Backblech mit Backpapier auslegen und die Quark-Eier-Masse darauf glatt streichen, 15 Min. im vorgeheizten Ofen (mittlere Schiene) backen.
4. Inzwischen die Tomatensoße vorbereiten. Dazu die Zwiebel und den Knoblauch schälen und klein hacken. Das Öl in einer Pfanne erhitzen, Zwiebel und Knoblauch darin andünsten. Das Tomatenmark und die stückigen Tomaten unterrühren und die Mischung mit dem Pizzagewürz, Salz und Pfeffer würzen.
5. Für den Belag die Champignons putzen und in Scheiben schneiden, den gekochten Schinken in mundgerechte Stücke schneiden.
6. Den fertigen Pizzaboden mit den Champignons und dem gekochten Schinken belegen. Mit dem Gouda bestreuen und nochmals für 10 Min. in den Ofen geben.
7. Die Pizza aus dem Ofen nehmen und kurz abkühlen lassen. Dann die Tomatensoße, am besten mithilfe eines Küchenpinsels, gleichmäßig darauf verteilen.

AUF DIE HAND: Die Käsepizza eignet sich perfekt zum Mitnehmen und schmeckt auch kalt hervorragend. Dafür einfach vorsichtig zusammrenrollen und in Alufolie einwickeln – das perfekte Mittagessen fürs Büro.

AL GUSTO: Statt der fertigen Gewürzmischung können Sie natürlich auch eine selbst zusammengestellte verwenden, zum Beispiel mit Paprikapulver, Oregano und frisch gemahlenem schwarzem Pfeffer. Den Belag können Sie zum Beispiel mit einigen blanchierten Brokkoliröschen oder dünnen Zucchinischeiben ergänzen.

NÄHRWERTE	KALORIEN (KCAL)	KOHLEN-HYDRATE (G)	FETT (G)	EIWEISS (G)
PRO PORTION	505	9,7	35	41

Blumenkohl »undercover«

ZUTATEN:

Meersalz • 1 Kopf Blumenkohl • 1 Zwiebel • 2 Knoblauchzehen • 1 EL Olivenöl • 400 g gemischtes Hackfleisch • 25 g Speisequark, 40 % Fett • 1 Ei • 1 TL Senf • 1 TL edelsüßes Paprikapulver • 1 TL Majoran • Pfeffer aus der Mühle • 100 g Frühstücksspeck

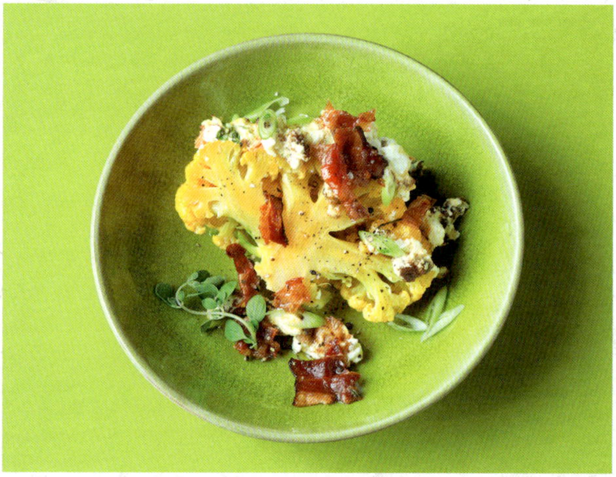

ZUBEREITUNG:

1. Den Backofen auf 180° (Ober-/Unterhitze) vorheizen.

2. In einem Topf Salzwasser zum Kochen bringen.

3. Den Blumenkohl putzen, den Strunk entfernen, ansonsten den Kopf unzerteilt lassen. Nun den Blumenkohl in das kochende Wasser setzen und bei geschlossenem Deckel 10 Min. vorgaren. Dann aus dem Topf nehmen und in eine Auflaufform geben.

4. Die Zwiebel und den Knoblauch schälen, würfeln, in etwas Olivenöl glasig andünsten und in eine Schüssel geben. Das Hackfleisch sowie den Quark dazugeben, das Ei hineinschlagen, mit Senf, Paprika, Majoran, Salz und Pfeffer würzen und alles gut mischen.

5. Den Blumenkohl gleichmäßig mit der Hackfleischmasse überziehen. Mit dem Frühstücksspeck belegen und die Form in den Ofen schieben. 30 Min. backen.

NÄHRWERTE	KALORIEN (KCAL)	KOHLEN-HYDRATE (G)	FETT (G)	EIWEISS (G)
PRO PORTION	710	11	46	59

Zoodles mit Garnelen in Zitronen-Sahne-Soße

ZUTATEN:

2 mittelgroße Zucchini • 1 Zwiebel • 2 Knoblauchzehen • 1 EL Kokosöl • 250 g TK-Garnelen, küchenfertig, bereits aufgetaut • 350 g Sahne, 30 % Fett • 200 g Crème fraîche • Saft und abgeriebene Schale von ½ Zitrone • 100 g Parmesan am Stück • 1 TL gekörnte Gemüsebrühe • 1 TL Chiliflocken • Salz • Pfeffer • 2 EL gehackte Petersilie

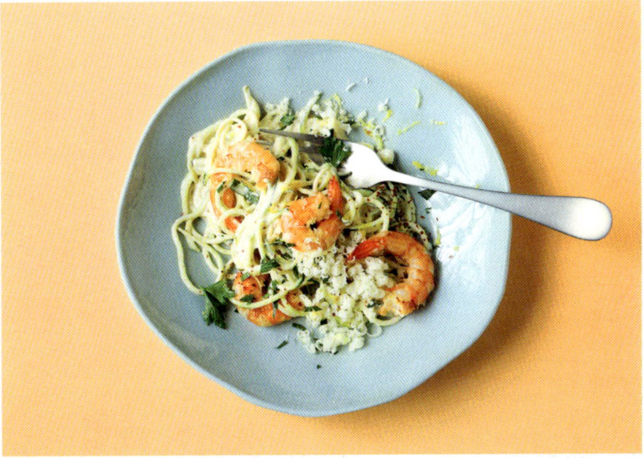

ZUBEREITUNG:

1. Die Zucchini waschen und putzen. Mit dem Spiralschneider der Länge nach in »Spaghetti« schneiden (den inneren, weichen Teil nicht verwenden), beiseitestellen.
2. Zwiebel und Knoblauch schälen, würfeln und im Kokosöl glasig andünsten. Die Garnelen dazugeben und rundum anbraten.
3. Sahne, Crème fraîche, Zitronensaft und Zitronenschale unter Rühren hinzufügen und alles kurz aufkochen.
4. Den Parmesan zur Hälfte in die Pfannne hobeln und den Pfanneninhalt mit Gemüsebrühe, Chiliflocken, Salz und Pfeffer würzen. Alles noch etwas einköcheln, bis die Soße eine schön cremige Konsistenz hat.
5. Die Zoodles in die Soße geben und etwa 1 Min. darin erhitzen. Den Pfanneninhalt dann auf zwei Teller verteilen, den restlichen Parmesan darüberhobeln und die Petersilie darüberstreuen.

NÄHRWERTE	KALORIEN (KCAL)	KOHLENHYDRATE (G)	FETT (G)	EIWEISS (G)
PRO PORTION	1242	19	107	48

Schweinefilet im Speckmantel mit Zoodles und Gorgonzolasoße

ZUTATEN:

400 g Schweinefilet • Pfeffer aus der Mühle • Meersalz • 100 g Frühstücksspeck • 1 EL Öl • 200 g Sahne • 200 g Gorgonzola • 2 mittelgroße Zucchini

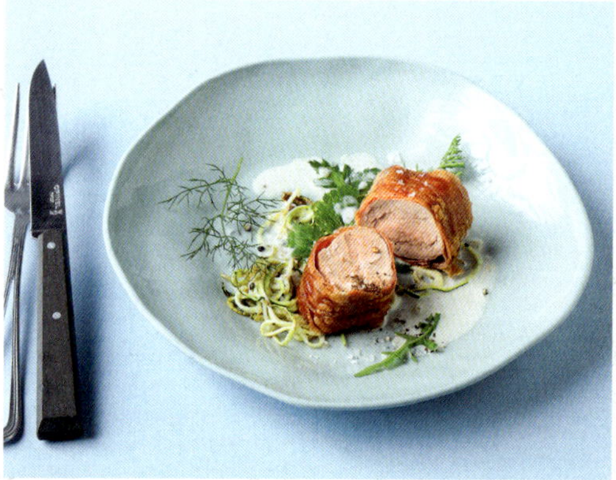

ZUBEREITUNG:

1. Den Backofen auf 180° (Umluft) vorheizen.
2. Falls der Metzger es nicht schon getan hat, das Fleisch parieren (von Sehnen, Häutchen und Fettschichten befreien), pfeffern und ganz leicht salzen.
3. Ein großes Stück Frischhaltefolie auf der Arbeitsfläche ausbreiten und den Frühstücksspeck überlappend darauf auslegen. Das Filet auf den Speck legen und mithilfe der Folie das Filet komplett mit Speck einwickeln.
4. Das Öl in einer Pfanne erhitzen und das Schweinefilet mit der »Specknaht« nach unten scharf darin anbraten, dann in eine kleine ofenfeste Form legen.
5. Die Sahne in einem kleinen Topf erhitzen, den Gorgonzola hineingeben und unter Rühren schmelzen. Mit Salz und Pfeffer abschmecken und zum Schweinefilet in die Auflaufform geben.
6. Die Auflaufform für 18 bis 20 Min. in den vorgeheizten Ofen geben.
7. In der Zwischenzeit die Zucchini waschen, putzen und mit dem Spiralschneider zu »Spaghetti« verarbeiten, den inneren, weichen Teil dabei nicht mitverwenden.
8. Die Zoodles kurz in heißem Salzwasser ziehen lassen.
9. Das Fleisch in Scheiben schneiden und zusammen mit den Zoodles und der Gorgonzolasoße anrichten.

NÄHRWERTE	KALORIEN (KCAL)	KOHLEN-HYDRATE (G)	FETT (G)	EIWEISS (G)
PRO PORTION	1118	11	82	82

Klassische Ratatouille mit Crème fraîche

ZUTATEN:

1 Aubergine • Meersalz • 1 Zucchini • 200 g Fleischtomaten • 1 grüne Paprika • 1 kleine Zwiebel • 2 Knoblauchzehen • 50 ml Öl • 2 EL Tomatenmark • 1 Zweig Rosmarin • 1 TL Thymian • Pfeffer aus der Mühle • 2 TL Crème fraîche

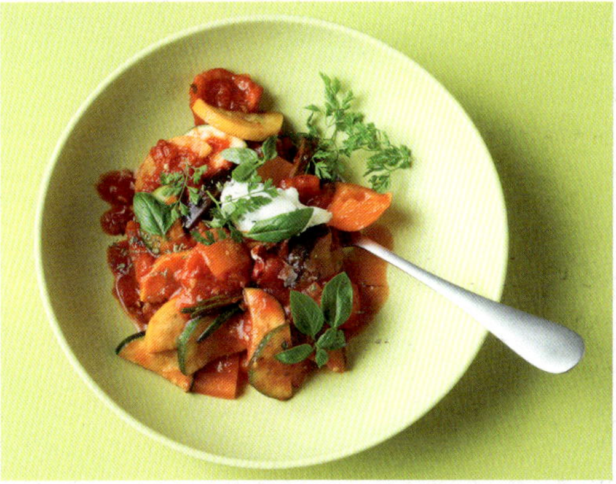

ZUBEREITUNG:

1. Die Aubergine waschen, vom Stielansatz befreien und quer in fingerdicke Scheiben schneiden. Von beiden Seiten mit Salz bestreuen und mindestens 10 Min. Wasser ziehen lassen. Dann mit Küchenpapier gründlich abtupfen und die Scheiben in mundgerechte Stücke schneiden.

2. Die Zucchini und die Tomaten waschen und putzen, beides in mundgerechte Würfel oder halbrunde Scheiben schneiden. Die Paprika außen und innen putzen und waschen, quer in Streifen schneiden.

3. Die Zwiebel und den Knoblauch schälen und in Würfel schneiden.

4. Das Öl in einer Pfanne mit hohem Rand erhitzen. Die Zwiebel darin andünsten. Aubergine, Zucchini und Paprika hinzugeben und unter gelegentlichem Rühren anbraten. Knoblauch, Fleischtomaten, Tomatenmark, Rosmarin und Thymian ebenfalls hinzugeben.

5. Alles zugedeckt bei mittlerer Hitze etwa 15 Min. köcheln, das Gemüse soll noch Biss haben. Sollte etwas Flüssigkeit fehlen, ein wenig Wasser hinzufügen.

6. Die Ratatouille auf zwei Teller verteilen, Pfeffer darübermahlen und mit jeweils einem Klecks Crème fraîche garniert servieren.

WIE GOTT IN SÜDFRANKREICH: Ab beziehungsweise nach der Woche 4 können Sie die Ratatouille mit 70 Gramm Camargue-Reis pro Person genießen – ein rötlicher, rundkorniger, köstlicher Vollkornreis.

NÄHRWERTE	KALORIEN (KCAL)	KOHLENHYDRATE (G)	FETT (G)	EIWEISS (G)
PRO PORTION	701	5	49	17

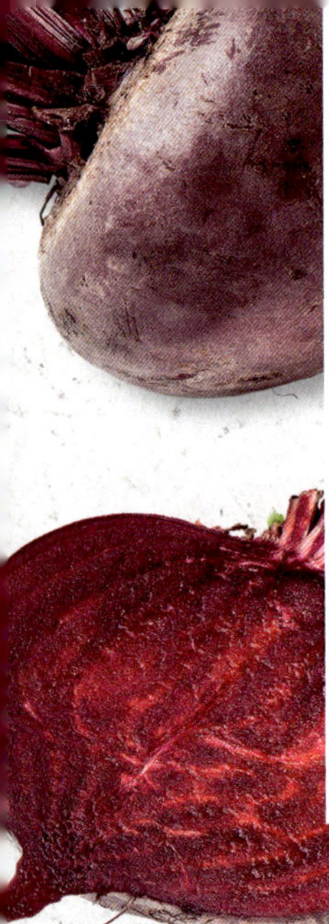

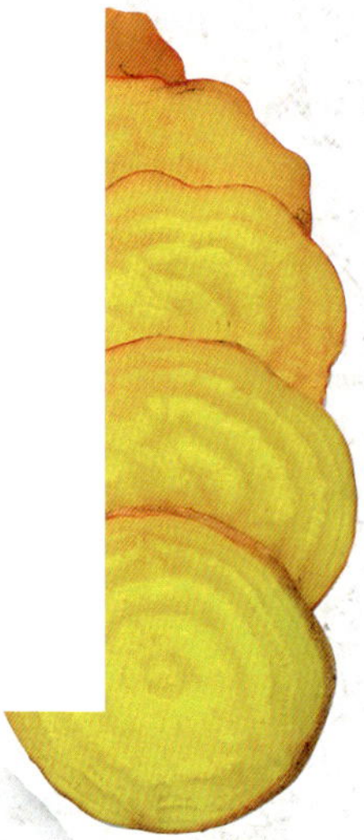

WOCHE 4 – SLOW CARBS

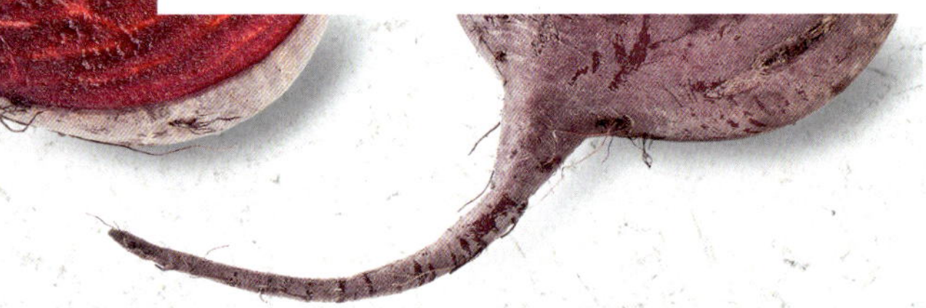

In dieser Woche kochen Sie sich in eine nachhaltig gesunde Ernährungsweise hinein (siehe auch ab Seite 64). Neben den üppigen, fettreichen Lebensmitteln, die Sie vor allem in Woche 3 genossen haben, gibt es jetzt ein Wiedersehen mit alten Bekannten: Sie erhöhen Schritt für Schritt die tägliche Menge an komplexen Kohlenhydraten und erweitern auf diese Weise Ihren Speiseplan. Zum Beispiel um moderate Portionen Reis oder kohlenhydratreichere Gemüsesorten wie Rote Beten, Möhren, Süßkartoffeln und rote Paprika. Gleichzeitig bleiben Sie der nun schon perfekt eingespielten 16/8-Fastenmethode treu.

GESCHICKT MIT KOHLENHYDRATEN ERGÄNZEN

Selbstverständlich können Sie später auch die Gerichte aus Woche 3 mit kleinen Portionen Reis oder Vollkornnudeln ergänzen oder zum Beispiel grüne durch rote Paprika ersetzen. Wichtig ist, dass Sie Ihre Kohlenhydratportionen bewusst genießen und es nicht übertreiben. Portionieren Sie daher die entsprechenden Lebensmittel immer bereits vor dem Kochen, nicht erst danach.

Über den Tag verteilt genug zu trinken, ist Ihnen inzwischen zur Gewohnheit geworden. Bleiben Sie unbedingt langfristig dabei. Sollten Sie irgendwann später wieder einmal etwas unzufrieden mit Ihrem Gewicht sein, etwa weil Sie auf Reisen oder in Stressphasen in alte Gewohnheiten zurückgefallen sind, legen Sie einfach noch einmal eine »No-Carbs-Phase« wie in Woche 3 ein.

Hinweis zu den Rezepten

Alle Rezepte sind für zwei Portionen berechnet. Sie können innerhalb der Woche Rezepte derselben Tageszeit tauschen. Achten Sie dabei darauf, dass Sie eine Alternative mit einem ähnlichen Nährwertprofil wählen, damit die Tagesbilanz stimmt.

Sie finden die Mahlzeiten für die vierte Woche auf den folgenden Seiten:

- Seite 163 bis 171: Mittagessen.
- Seite 172 bis 179: Abendessen.

Nun wünschen wir Ihnen guten Appetit für Woche 4. Genießen Sie in der darauffolgenden Zeit das Gefühl, als Keto-Power-Profi Ihre Mahlzeiten auch selbst zusammenzustellen und gekonnt eigene Rezepte zu kreieren!

Waldorfsalat nach Keto-Power-Art

ZUTATEN:
250 g Hähnchenbrustfilet • Meersalz • Pfeffer aus der Mühle • 1 EL Öl • ½ Kopf Eisbergsalat • 5 Stangen Staudensellerie • 2 säuerliche Äpfel (Sorte Braeburn) • 2 EL Zitronensaft • 100 g Walnusskerne • 1 kleine Zwiebel • 100 g Crème fraîche • Erythrit

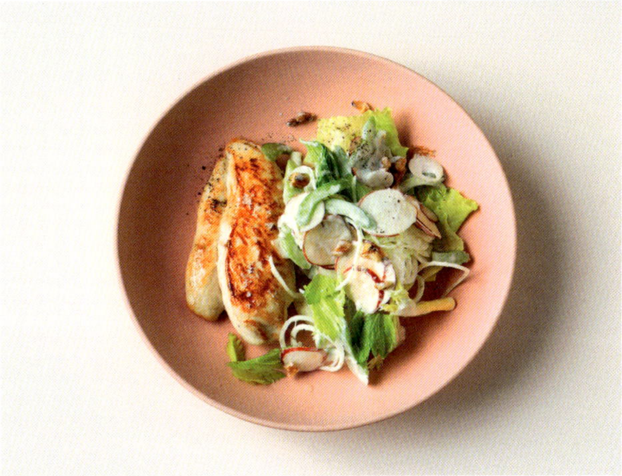

ZUBEREITUNG:
1. Die Hähnchenbrust in Streifen schneiden, salzen und pfeffern. In dem Öl unter Wenden knusprig anbraten. Beiseitestellen.
2. Den Salat waschen, trocken schleudern und in mundgerechte Stücke zupfen. Die Selleriestangen waschen, putzen und in Scheibchen schneiden. Die Äpfel waschen, vierteln, vom Kerngehäuse befreien, grob raspeln und sofort mit etwas Zitronensaft beträufeln. Die Walnüsse grob hacken.
3. Die Zwiebel schälen und in sehr feine Ringe schneiden. Die Crème fraîche in einer Salatschüssel mit dem restlichen Zitronensaft, 3 EL Wasser, Erythrit, Salz und Pfeffer zu einem cremigen Dressing rühren. Die Zwiebel unterrühren, nochmals abschmecken.
4. Eisbergsalat, Sellerie, Apfel und Walnüsse in die Salatschüssel geben und mit dem Dressing verrühren. Auf zwei Teller verteilen und mit dem gebratenen Fleisch toppen.

NÄHRWERTE	KALORIEN (KCAL)	KOHLEN-HYDRATE (G)	FETT (G)	EIWEISS (G)
PRO PORTION	751	23	55	40

Hüttenkäse mit Räucherlachs und Dill

ZUTATEN:

1 Schlangengurke • 1 kleines Bund Dill • 400 g Hüttenkäse • 1 TL Olivenöl • 1 TL Zitronensaft • Meersalz • Pfeffer aus der Mühle • 200 g geräucherter Lachs

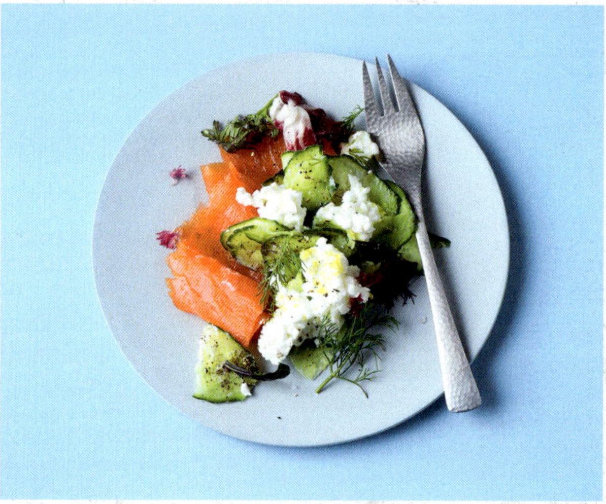

ZUBEREITUNG:

1. Die Schlangengurke waschen, von den Enden befreien, längs vierteln und in dünne Scheibchen schneiden.

2. Den Dill abbrausen, trocken schütteln, die Blättchen von den Stielen zupfen und fein hacken. Gurke und Dill mit dem Hüttenkäse, dem Olivenöl, dem Zitronensaft, Salz und Pfeffer vermischen und nochmals abschmecken. Zusammen mit dem Lachs anrichten.

GUTER FANG: Am hochwertigsten und schonend für die Umwelt ist mit der Angel gefangener Wildlachs. Auch Lachs aus Bio-Aquakultur ist okay, aber nicht so reich an den wertvollen Omega-3-Fettsäuren.

NÄHRWERTE	KALORIEN (KCAL)	KOHLEN-HYDRATE (G)	FETT (G)	EIWEISS (G)
PRO PORTION	408	6,5	22	46

Käsepizza mit Oliven, Tomaten und Rucola

ZUTATEN:

150 g Speisequark, 40 % Fett • 3 Eier • 180 g geriebener Gouda • Meersalz • Pfeffer aus der Mühle • 1 kleine Zwiebel • 1 Knoblauchzehe • 1 EL Öl • 1 EL Tomatenmark • 100 ml stückige Tomaten (Dose) • Pizzagewürz • 6 Champignons • 20 g schwarze Oliven, entsteint • 100 g Salami, dünn aufgeschnitten • 1 Handvoll Rucola

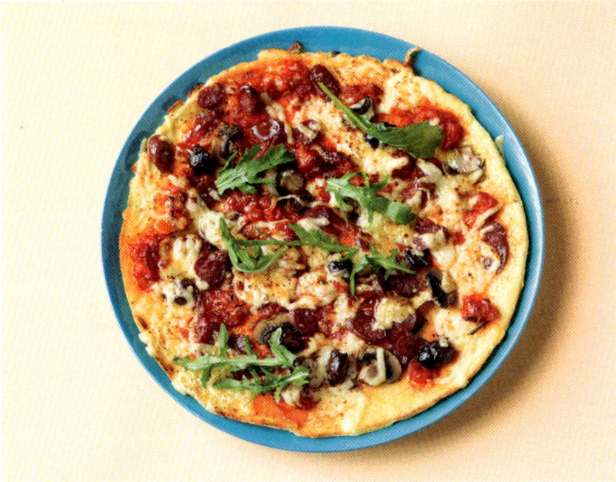

ZUBEREITUNG:

1. Den Backofen auf 170° (Umluft) vorheizen.

2. Für den Pizzaboden den Speisequark zusammen mit den Eiern und 120 g Gouda in eine Rührschüssel geben, alles gut miteinander vermischen, mit Salz und Pfeffer würzen.

3. Ein Backblech mit Backpapier auslegen und die Quark-Eier-Masse darauf glatt streichen. Den Pizzaboden in 15 Min. im vorgeheizten Ofen (mittlere Schiene) goldgelb und knusprig backen.

4. Inzwischen die Tomatensoße vorbereiten. Dafür die Zwiebel und den Knoblauch schälen und klein hacken. Das Öl in einer Pfanne erhitzen, Zwiebel und Knoblauch darin andünsten. Das Tomatenmark und die stückigen Tomaten unterrühren und die Mischung mit dem Pizzagewürz, Salz und Pfeffer würzen.

5. Die Champignons putzen und in Scheiben schneiden, die Oliven in Ringe schneiden.

6. Nach Ablauf der Backzeit das Backblech aus dem Ofen nehmen und den Pizzaboden kurz abkühlen lassen. Die Tomatensoße, am besten mithilfe eines Küchenpinsels, gleichmäßig darauf verteilen und den Boden mit Salami, Oliven und Champignons belegen, den restlichen Gouda daraufstreuen. Nochmals für 10 Min. in den Ofen geben.

7. In der Zwischenzeit den Rucola waschen, trocken schütteln und in mundgerechte Stücke schneiden.

8. Das Blech aus dem Ofen nehmen, die Pizza kurz abkühlen lassen. Dann den Rucola darauf verteilen.

NÄHRWERTE	KALORIEN (KCAL)	KOHLENHYDRATE (G)	FETT (G)	EIWEISS (G)
PRO PORTION	731	9,2	58	47

Bunter Salat mit gebackenem Camembert

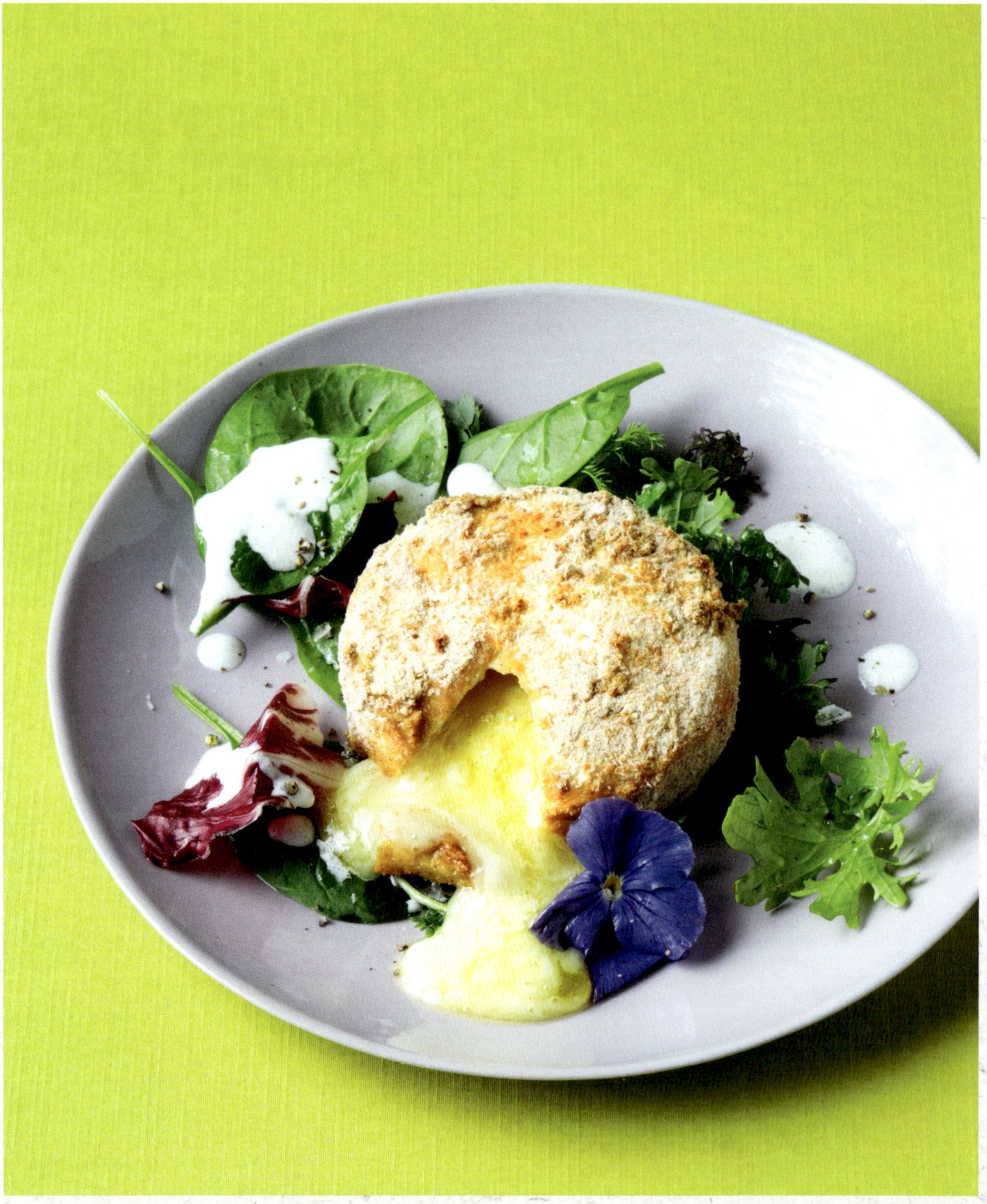

FÜR DEN SALAT:

50 g Feldsalat • 50 g Radicchio • 2 Radieschen • 1/2 Schlangengurke • 1 kleine rote Zwiebel • 70 g Joghurt • 1 EL Schmand • 1 EL Zitronensaft • 1 TL Öl • Meersalz • Pfeffer aus der Mühle

FÜR DEN CAMEMBERT:

2 EL Dinkelmehl • 1 Ei • 50 g Vollkornsemmelbrösel • 2 Laibe Camembert à 125 g • 1 EL Öl

ZUBEREITUNG:

1. Den Feldsalat gründlich waschen, bei Bedarf die Wurzelenden abschneiden. Den Radicchio ebenfalls waschen und in mundgerechte Stücke zupfen. Beides zusammen trocken schleudern.

2. Die Radieschen und die Gurke waschen, putzen und in feine Scheiben hobeln. Die Zwiebel schälen, in feine Ringe schneiden.

3. Drei Teller zum Panieren vorbereiten: einen mit dem Dinkelmehl, einen mit dem aufgeschlagenen, verquirlten Ei und einen mit den Semmelbröseln. Die Camemberts im Mehl wenden, durch das Ei ziehen und anschließend in den Semmelbröseln wenden. Die Panade gut andrücken. Das Öl in einer Pfanne erhitzen und die Camemberts darin von jeder Seite goldbraun herausbacken. Aus der Pfanne nehmen und auf einer Lage Küchenpapier etwas vom Frittierfett befreien.

4. Die übrigen Salatzutaten zu einem Dressing verrühren, nochmals mit Salz und Pfeffer abschmecken.

5. Den Salat auf zwei Tellern anrichten und mit dem Dressing beträufeln. Die Camemberts daraufsetzen und sofort servieren.

GRÜNES GLÜCK: Für das Salatbett können Sie auch Babyspinat und Wildkräuter wie Sauerampfer oder Löwenzahn verwenden.

NÄHRWERTE	KALORIEN (KCAL)	KOHLENHYDRATE (G)	FETT (G)	EIWEISS (G)
PRO PORTION	555	22	36	35

Mozzarellasalat mit Garnelen auf Olivenpesto

FÜR DEN SALAT:

2 Eier • 125 g Garnelen, küchenfertig • 1 Knoblauchzehe • 1 EL Öl • Meersalz • Pfeffer aus der Mühle • 1 Kopf Römersalat • 125 g Mozzarella

FÜR DAS PESTO:

2 Knoblauchzehen • ½ Bund Petersilie • 150 g schwarze Oliven, entsteint • 4 EL Olivenöl • ½ TL Kapern • 1 EL Butter • 125 ml Gemüsebrühe • 125 ml trockener Weißwein • Meersalz • Pfeffer

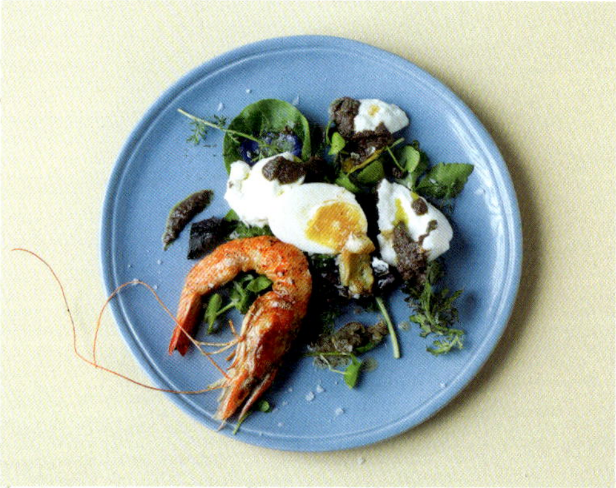

ZUBEREITUNG:

1. Für das Pesto die Knoblauchzehen schälen. Die Petersilie abbrausen, trocken schütteln und die Blättchen abzupfen. Den Knoblauch, die Petersilie, die Oliven, das Olivenöl und die Kapern in den Mixer geben und zu einer homogenen Paste pürieren. Die Butter in einer Pfanne zerlassen und den Inhalt des Mixbehälters hineingeben, etwa 5 Min. unter Rühren erwärmen. Anschließend bei mittlerer Hitze die Gemüsebrühe und den Wein angießen und alles schön sämig einköcheln. Mit Salz und Pfeffer abschmecken (Vorsicht mit dem Salz, da die Kapern oft schon recht viel Salz mitbringen).

2. Inzwischen für den Salat die Eier in etwa 8 Min. hart kochen, gründlich abschrecken und etwas abkühlen lassen, anschließend pellen und vierteln.

3. Die Garnelen kalt abbrausen und trocken tupfen. Die Knoblauchzehe schälen und mit der Klinge eines Messers etwas flach drücken. Das Öl in einer Pfanne erhitzen und die Garnelen darin mit dem Knoblauch unter Wenden 6 bis 10 Min. braten. Mit Salz und Pfeffer würzen.

4. Den Römersalat waschen, trocken schleudern und etwas klein zupfen. Den Mozzarella abtropfen lassen und in Scheiben schneiden.

5. Alle vorbereiteten Salatzutaten dekorativ auf zwei Tellern zusammen mit dem Olivenpesto anrichten.

NÄHRWERTE	KALORIEN (KCAL)	KOHLENHYDRATE (G)	FETT (G)	EIWEISS (G)
PRO PORTION	771	9	72	32

Hähnchenbrust mit Wildreis auf Gorgonzola-Spinatbett

ZUTATEN:

400 g Hähnchenbrustfilet • 100 g Frühstücksspeck • 750 g TK-Blattspinat, aufgetaut • 200 g Gorgonzola • 3 EL Sahne • Knoblauchgranulat • Muskatnuss • Meersalz • Pfeffer aus der Mühle • 30 g Pinienkerne • 1 Handvoll geriebener Parmesan • 120 g Wildreis

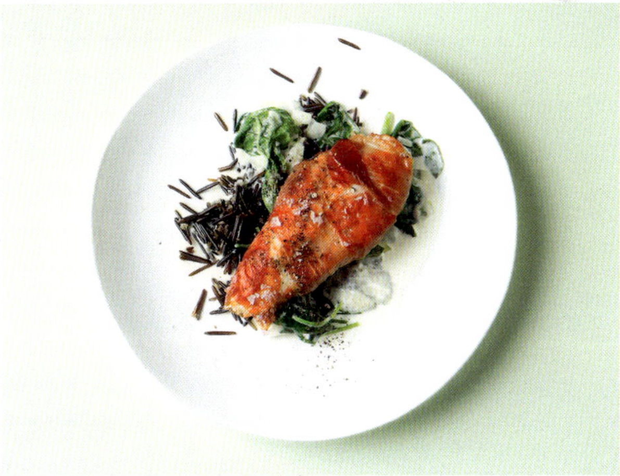

ZUBEREITUNG:

1. Den Backofen auf 175° (Umluft) vorheizen.

2. Die Hähnchenbrustfilets waschen und trocken tupfen. Leicht salzen und pfeffern, mit dem Frühstücksspeck umwickeln. In einer Pfanne ohne weitere Fettzugabe scharf anbraten. Herausnehmen und beiseitestellen.

3. In derselben Pfanne den Blattspinat nach Packungsangabe garen. Kurz vor dem Ende der Garzeit den Gorgonzola und die Sahne unter Rühren dazugeben, sodass der Käse schmilzt. Die Mischung mit Knoblauchgranulat, Muskatnuss, Salz und Pfeffer würzen.

4. Den Spinat in eine Auflaufform füllen und das Fleisch obenauf geben.

5. Die Pinienkerne und den Parmesan über Fleisch und Spinat streuen und alles 35 Min. im Ofen backen.

6. In der Zwischenzeit den Wildreis nach Packungsangabe garen. Mit Spinat und Filets auf zwei Tellern anrichten.

NÄHRWERTE	KALORIEN (KCAL)	KOHLENHYDRATE (G)	FETT (G)	EIWEISS (G)
PRO PORTION	1286	48	73	100

Würzig gefüllte Paprika

ZUTATEN:

1 Zwiebel • 100 g Möhren • ½ Stange Lauch • ½ Stange Staudensellerie • 20 g Butter • 125 ml Gemüsebrühe • Meersalz • Pfeffer aus der Mühle • 2 grüne Paprikaschoten (siehe Tipp) • 1 EL Öl • 250 g gemischtes Hackfleisch • ½ TL Paprikapulver • 75 g geriebener Gouda • 120 g Wildreis

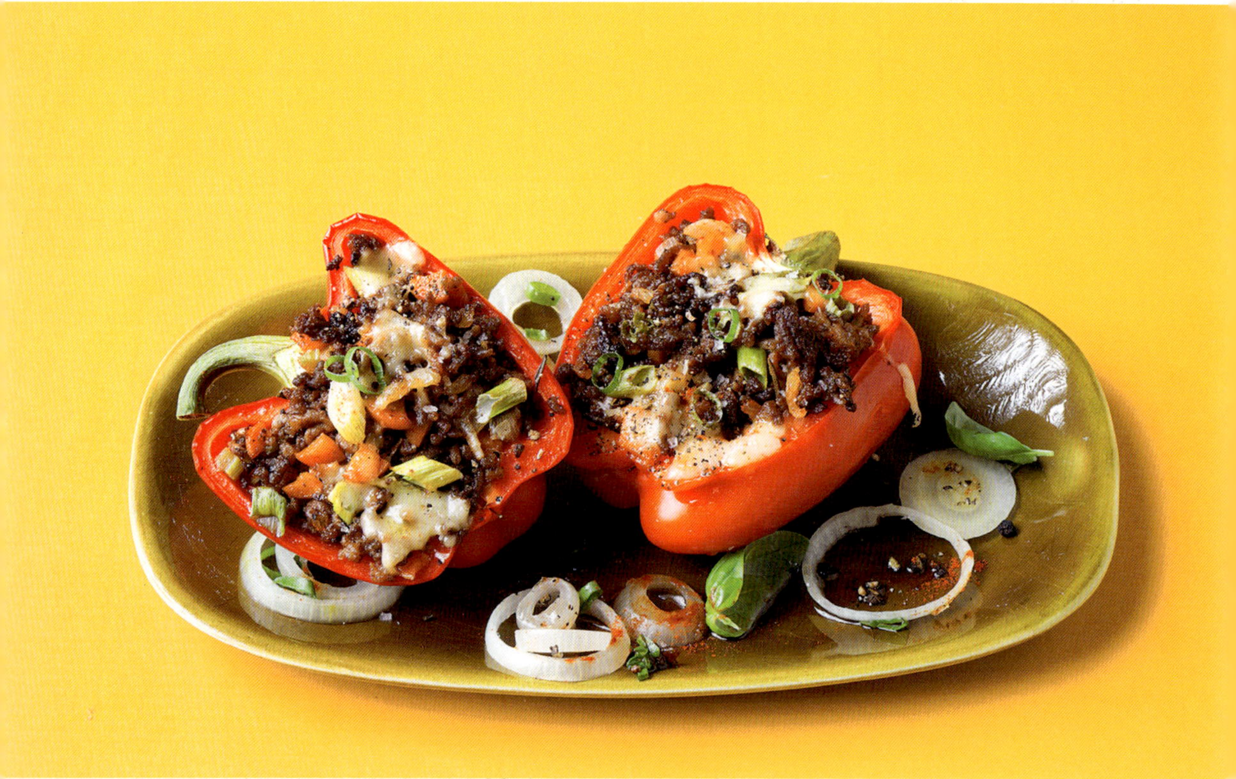

ZUBEREITUNG:

1. Den Ofen auf 175° vorheizen.

2. Die Zwiebel schälen und halbieren. Die eine Hälfte in kleine Würfel, die andere in nicht zu dünne Ringe schneiden.

3. Die Möhren waschen und putzen, bei Bedarf auch schälen. Den Lauch und den Sellerie in dünne Ringe beziehungsweise Scheibchen schneiden.

4. Die Butter in einem Topf erhitzen und die Zwiebelwürfel darin andünsten.

5. Möhren, Lauch und Sellerie dazugeben, 3 Min. mitdünsten, dann 75 ml Brühe angießen und weitere 3 Min. ziehen lassen. Mit Salz und Pfeffer abschmecken, vom Herd nehmen.

6. Die Paprikaschoten entweder längs halbieren oder einen »Deckel« abschneiden. Außen und innen putzen, gut waschen, trocken tupfen, salzen und pfeffern.

7. Das Öl in einer Pfanne erhitzen und das Hackfleisch darin krümelig braten. Mit Salz, Pfeffer und dem Paprikapulver würzen. Das Hackfleisch zusammen mit dem geriebenen Gouda unter das Gemüse mischen und in die Paprika füllen.

8. Eine Auflaufform mit den Zwiebelringen auslegen, die gefüllten Paprika daraufsetzen. Die restliche Brühe in die Form gießen und die Paprika 25 bis 30 Min. im vorgeheizten Ofen backen. Inzwischen den Wildreis nach Packungsangabe garen. Paprika und Wildreis zusammen anrichten.

FARBWECHSEL: Verwenden Sie im Rahmen des 4-Wochen-Plans grüne Paprikaschoten, da sie weniger Zucker, sprich Kohlenhydrate, enthalten. Später können Sie auch rote bis gelbe verwenden! Nicht nur optisch, sondern auch geschmacklich unterscheiden sie sich deutlich: Grüne Paprika sind würziger, rote, gelbe und orangefarbene schmecken süßlich-fruchtig – und alle Farbvarianten sind bekanntermaßen köstlich.

NÄHRWERTE	KALORIEN (KCAL)	KOHLEN-HYDRATE (G)	FETT (G)	EIWEISS (G)
PRO PORTION	587	11	41	38

Tsatsiki-Blumenkohlauflauf mit Hackfleisch und Feta

ZUTATEN:
1 Blumenkohl • Meersalz • 1 EL Öl • 500 g gemischtes Hackfleisch • 500 g Tsatsiki • 1 TL edelsüßes Paprikapulver • Pfeffer aus der Mühle • 150 g Schafskäse (Feta)

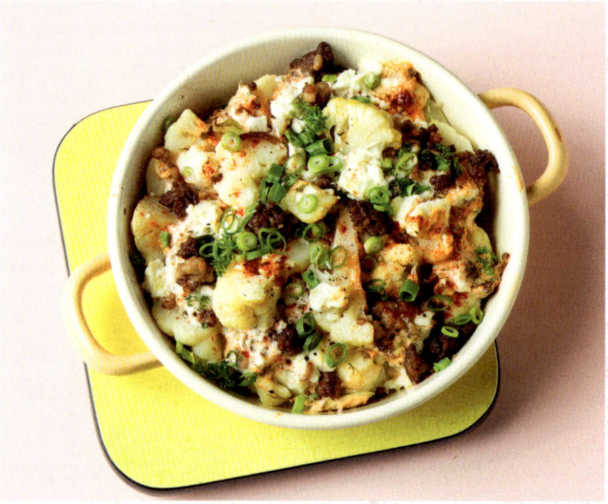

ZUBEREITUNG:

1. Den Backofen auf 180° (Umluft) vorheizen.

2. Den Blumenkohl gut waschen, in Röschen teilen und in Salzwasser blanchieren.

3. Das Öl in einer Pfanne erhitzen und das Hackfleisch darin scharf anbraten. Das Tsatsiki hinzugeben, untermischen und alles mit dem Paprikapulver, Salz und Pfeffer würzen. Die Pfanne vom Herd nehmen.

4. Nun die Hälfte der Blumenkohlröschen in eine Auflaufform geben und die Hackfleischmasse darauf verteilen. Den restlichen Blumenkohl obenauf geben und schließlich den Feta klein darüberbröckeln.

5. Den Auflauf 30 Min. auf der mittleren Schiene im vorgeheizten Ofen backen.

DUFT DES ORIENTS: Ein wenig gemahlener oder im Mörser zerstoßener Kreuzkümmel, den Sie zusätzlich ins Hackfleisch geben, unterstreicht die pikante Note dieses Gerichts und fördert zudem die Verdauung.

NÄHRWERTE	KALORIEN (KCAL)	KOHLEN-HYDRATE (G)	FETT (G)	EIWEISS (G)
PRO PORTION	805	12,9	61	49

Gelbes Hähnchencurry mit Erdnüssen

ZUTATEN:

200 g Blattspinat, frisch oder TK • 30 g gehackte Erdnusskerne • 2 Knoblauchzehen • 5 Frühlingszwiebeln • 500 g Hähnchenbrustfilet • Meersalz • 2 TL gelbe Bio-Currypaste • 2 EL Kokos- oder Erdnussöl • 1 EL Currypulver (nach Belieben mild oder scharf) • 400 ml Kokosmilch • Pfeffer aus der Mühle • 120 g Wildreis

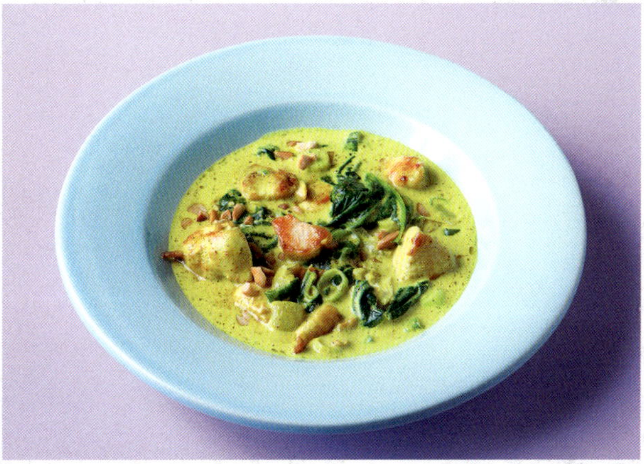

ZUBEREITUNG:

1. Den Blattspinat waschen und verlesen beziehungsweise auftauen. Den Wildreis nach Packungsangabe zubereiten.
2. Inzwischen die Erdnüsse ohne Fettzugabe goldbraun anrösten, beiseitestellen.
3. Den Knoblauch schälen und fein würfeln, die Frühlingszwiebeln waschen, putzen und in dünne Ringe schneiden.
4. Die Hähnchenbrust abbrausen, trocken tupfen, mundgerecht schneiden, salzen und im Öl anbraten. Nach etwa 1 Min. den Knoblauch, die Frühlingszwiebeln und die Currypaste hinzugeben, kurz mit anbraten.
5. Die Kokosmilch angießen und bei mittlerer Hitze dickflüssig einköcheln.
6. Spinat und Currypulver unterrühren.
7. Weitere 10 Min. leicht köcheln, dann vom Herd nehmen und mit Salz und Pfeffer abschmecken. Mit dem Wildreis anrichten und mit den Erdnüssen bestreuen.

NÄHRWERTE	KALORIEN (KCAL)	KOHLEN-HYDRATE (G)	FETT (G)	EIWEISS (G)
PRO PORTION	1083	54	60	74

Bunte Gemüsepfanne mit Putenbruststreifen

ZUTATEN:

400 g Putenbrustfilet • Meersalz • Pfeffer aus der Mühle • 250 g Brokkoli, frisch oder TK • 250 g weiße Champignons • 1 rote Paprika • 1 gelbe Paprika • 1 Zwiebel • 2 Knoblauchzehen • 2 Gewürzgurken • 1 EL Öl • 125 g Schinkenwürfel • 200 ml Gemüsebrühe • 200 g Schmand • 2 EL Tomatenmark • 1 TL italienische Kräuter • ½ TL rosenscharfes Paprikapulver • 100 g geriebener Gouda

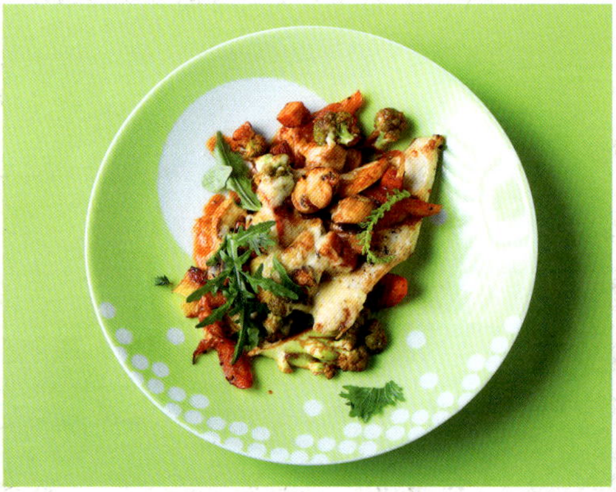

ZUBEREITUNG:

1. Die Putenbrust waschen, trocken tupfen und in mundgerechte Stücke schneiden. Mit Salz und Pfeffer würzen und in eine Auflaufform geben, beiseitestellen. Den Backofen auf 180° (Ober-/Unterhitze) vorheizen.

2. Den Brokkoli kurz antauen beziehungsweise waschen und in Röschen teilen. Die Champignons bei Bedarf mit Küchenpapier abreiben, unschöne Stielenden abschneiden. Die Paprikaschoten längs halbieren, außen und innen putzen und waschen und das Fruchtfleisch in Würfel schneiden.

3. Die Zwiebel und die Knoblauchzehen schälen und würfeln, die Gewürzgurken ebenfalls würfeln. Das Öl in einer Pfanne erhitzen. Zunächst die Zwiebel darin andünsten. Nach und nach Schinkenwürfel, Knoblauch, Paprika, Champignons, Brokkoli und Gewürzgurken hinzugeben und anbraten. Schließlich die Gemüsebrühe angießen. Schmand und Tomatenmark unterrühren. Kurz aufkochen, dann die Temperatur reduzieren und die Flüssigkeit etwas einköcheln. Mit der italienischen Kräutermischung, dem Paprikapulver, Salz und Pfeffer würzen.

4. Die Gemüsemischung in die Auflaufform über die Putenbrust geben, mit dem geriebenen Käse bestreuen und alles für etwa 30 Min. im vorgeheizten Ofen backen.

NÄHRWERTE	KALORIEN (KCAL)	KOHLENHYDRATE (G)	FETT (G)	EIWEISS (G)
PRO PORTION	860	23	90	43

Lachsfilet auf Rote-Bete-Carpaccio und Avocadocreme

ZUTATEN:
2 reife Avocados • 1 TL Zitronensaft • Meersalz • Pfeffer aus der Mühle • 200 g vorgegarte Rote Beten • 5 EL Sesam • 250 g Lachsfilets • 1 EL Kokosöl

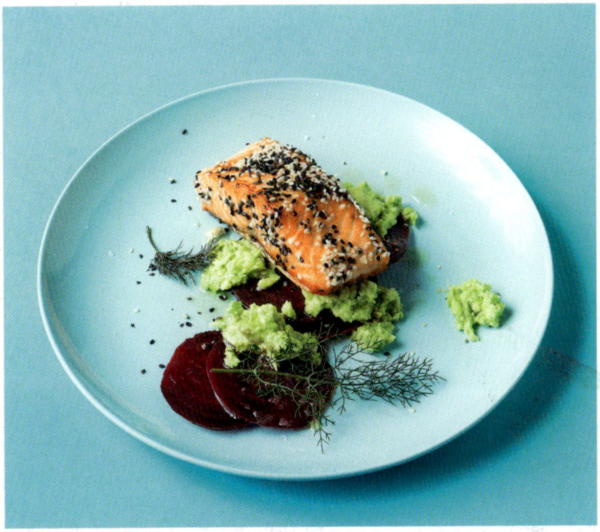

ZUBEREITUNG:

1. Die Avocados halbieren, den Kern entfernen, das Fruchtfleisch aus der Schale heben und mit einer Gabel zerdrücken. Den Zitronensaft, Salz und Pfeffer untermischen und beiseitestellen.

2. Die Roten Beten in hauchdünne Scheiben hobeln und kreisförmig auf zwei Tellern anordnen. Salzen, pfeffern, beiseitestellen.

3. Den Sesam auf einen flachen Teller geben und ebenfalls beiseitestellen.

4. Die Lachsfilets waschen, trocken tupfen, rundum salzen und pfeffern. Das Öl in einer Pfanne erhitzen und den Lachs unter Wenden etwa 5 Min. darin anbraten (gegebenenfalls auf der Hautseite zuerst).

5. Inzwischen auf die vorbereiteten Teller je einen Klecks Avocadocreme geben.

6. Die Lachsfilets aus der Pfanne nehmen, im Sesam wälzen, auf die Avocadocreme legen und sofort servieren.

NÄHRWERTE	KALORIEN (KCAL)	KOHLEN-HYDRATE (G)	FETT (G)	EIWEISS (G)
PRO PORTION	900	6,4	82	34

Express-Hackfleischpfanne mit buntem Gemüse

ZUTATEN:
1 Zwiebel • 2 Knoblauchzehen • 1 grüne Paprika • 1 gelbe Paprika • 1 mittelgroße Zucchini • 1 EL Butter • 500 gemischtes Hackfleisch • Meersalz • Pfeffer aus der Mühle • 500 g passierte Tomaten (Dose) • 150 g Frischkäse • Thymian • Oregano • Paprikapulver • 200 g Schafskäse (Feta)

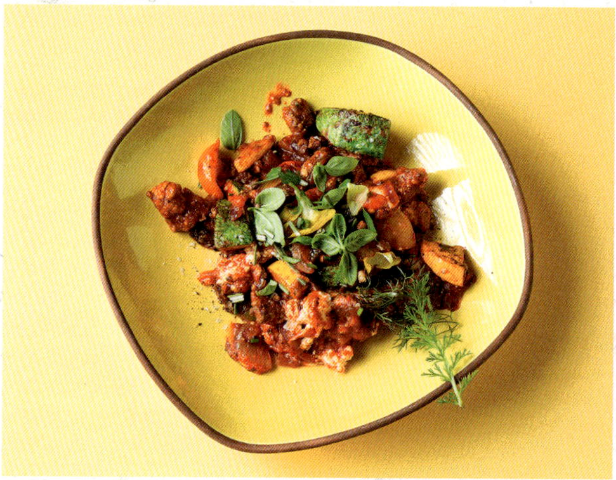

ZUBEREITUNG:

1. Die Zwiebel und die Knoblauchzehen schälen und fein würfeln.

2. Die Paprikaschoten und die Zucchini waschen, putzen und in mundgerechte Stücke schneiden.

3. Die Butter in einer Pfanne erhitzen und das Hackfleisch darin zusammen mit der Zwiebel scharf anbraten, mit Salz und Pfeffer würzen.

4. Paprika, Zucchini und Knoblauch hinzugeben und kurz mitbraten.

5. Die passierten Tomaten und den Frischkäse unter die Mischung rühren. Nach Geschmack mit Thymian, Oregano, Paprikapulver, Salz und Pfeffer würzen.

6. Den Feta über den Pfanneninhalt bröckeln und kurz anschmelzen lassen. Auf zwei Teller verteilen und genießen.

URLAUBSGEFÜHLE: Einen Hauch Griechenland bekommt die schnelle Pfanne, wenn Sie eine Prise Zimt unters Hackfleisch mischen.

NÄHRWERTE	KALORIEN (KCAL)	KOHLEN-HYDRATE (G)	FETT (G)	EIWEISS (G)
PRO PORTION	1140	22	80	77

Fruchtige Süßkartoffelsuppe mit Garnelen

ZUTATEN:

1 Zwiebel • 2 cm frische Ingwerwurzel • 400 g Süßkartoffeln • 1 EL Kokosöl • 1 TL gemahlener Kreuzkümmel • 1 TL gemahlener Kurkuma • Meersalz • 1 TL Cayennepfeffer • 6 EL Orangensaft • 500 ml Gemüsebrühe • 4 EL cremige Kokosmilch • 1 EL Butter • 8 kleine Garnelen, küchenfertig • 1 Knoblauchzehe

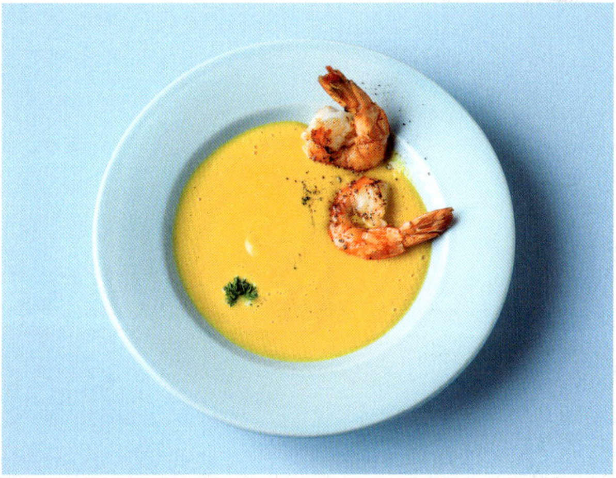

ZUBEREITUNG:

1. Die Zwiebel schälen und klein schneiden, den Ingwer fein hacken. Die Süßkartoffeln schälen und in große Würfel schneiden.

2. Das Kokosöl in einem Topf erhitzen, Zwiebel und Ingwer darin andünsten. Kreuzkümmel, Kurkuma, Salz und Cayennepfeffer hinzufügen und den Orangensaft angießen, dann die Gemüsebrühe. Die Süßkartoffeln ebenfalls in den Topf geben und alles etwa 25 Min. köcheln. Anschließend die Kokosmilch unterrühren und die Suppe mit dem Stabmixer pürieren. Mit Salz und Pfeffer würzig abschmecken.

3. Inzwischen die Butter in einer Pfanne erhitzen und die Garnelen darin zusammen mit der geschälten, halbierten Knoblauchzehe von jeder Seite etwa 2 Min. anbraten. Mit Salz und Cayennepfeffer würzen. Je 4 Garnelen nach Belieben auf einen Holzspieß stecken und mit der Suppe servieren.

NÄHRWERTE	KALORIEN (KCAL)	KOHLENHYDRATE (G)	FETT (G)	EIWEISS (G)
PRO PORTION	357	49	14	7

Rindersteaks mit Rahmchampignons

FÜR DIE STEAKS:

2 gut durchwachsene Rindersteaks à ca. 200 g • 2 EL Öl • Meersalz • Pfeffer aus der Mühle

FÜR DIE RAHMCHAMPIGNONS:

1 Zwiebel • 2 Knoblauchzehen • 200 g weiße Champignons • 3 EL Öl • 100 g Schinkenwürfel • 220 g Sahne, 30 % Fett • 1 EL Tomatenmark • 2 EL Sojasoße • 1 EL Senf • 1 TL gekörnte Gemüsebrühe • 1 TL Majoran

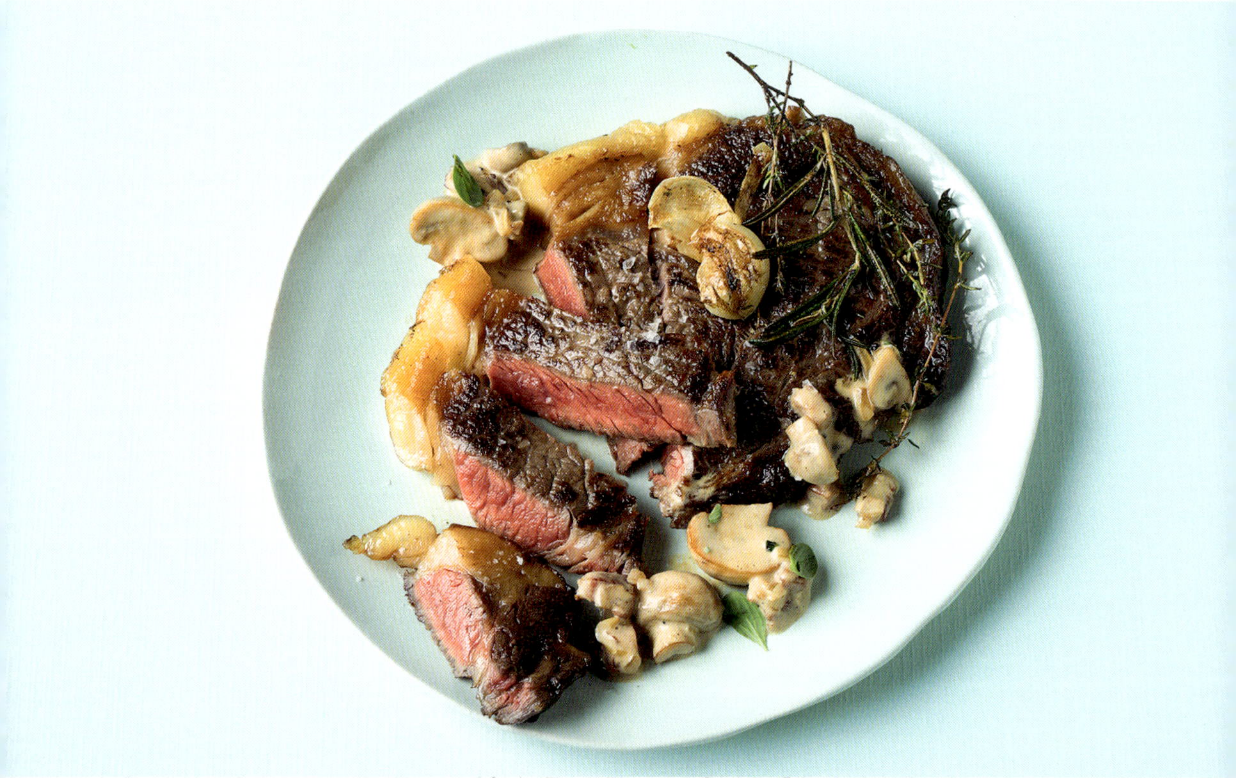

ZUBEREITUNG:

1. Die Steaks frühzeitig aus dem Kühlschrank holen, sodass sie Raumtemperatur annehmen. Zwei Lagen Alufolie bereitlegen. Inzwischen die Zwiebel und die Knoblauchzehen schälen und fein würfeln. Die Champignons mit Küchenpapier abreiben, unschöne Stielenden abschneiden. Die Pilze in dicke Scheiben schneiden.

2. Das Öl in einer Pfanne stark erhitzen und die Steaks hineingeben. Die folgende Prozedur kennen Sie bereits: Sie verleihen den Steaks nun eine wunderbar krosse Kruste, indem Sie sie mithilfe einer Wendepinzette (ersatzweise einer kleineren Grillzange) alle 15 bis 20 Sek. in der Pfanne wenden. Sobald die Steaks den gewünschten Gargrad (von blutig bis durchgebraten) erreicht haben, nehmen Sie die Pfanne vom Herd und salzen und pfeffern die Steaks. Anschließend das Fleisch in Alufolie wickeln und etwa 4 Min. ruhen lassen.

3. Inzwischen für die Rahmchampignons das Öl in derselben Pfanne erhitzen und die Schinkenwürfel darin knusprig braun anbraten. Zwiebel und Knoblauch hinzugeben und unter Rühren andünsten. Die Champignonscheiben in die Pfanne geben und scharf anbraten. Dann die Hitze reduzieren und die Sahne, das Tomatenmark, die Sojasoße, den Senf, die Gemüsebrühe und den Majoran verrühren und angießen. Je nach gewünschter Konsistenz der Soße noch etwas einköcheln. Die Steaks nach Belieben in Streifen schneiden und mit den Rahmchampignons auf zwei Tellern anrichten.

FETT SCHMECKT! Kaufen Sie stets gut durchwachsene Steaks. Lange ging der Trend zum mageren Fleisch, doch Feinschmecker wissen, dass Fettschichten das wertvolle Fleisch bei der Zubereitung vor dem Austrocknen schützen und ihm einfach mehr Aroma geben. Durchwachsenes Fleisch eignet sich daher auch ideal zum Grillen.

NÄHRWERTE	KALORIEN (KCAL)	KOHLENHYDRATE (G)	FETT (G)	EIWEISS (G)
PRO PORTION	990	11,2	77	62

QUELLEN

1
Antonio Paoli: Ketogenic Diet for Obesity: Friend or Foe? Department of Biomedical Sciences, University of Padova (http://www.mdpi.com/1660-4601/11/2/2092)

2
Bonnie Brehm, Randy Seeley, Stephen Daniels, David D'Alessio: A randomized trial comparing a very low carbohydrate diet and a calorie-restricted low fat diet on body weight and cardiovascular risk factors in healthy women. University of Cincinnati and Children's Hospital Medical Center (https://www.ncbi.nlm.nih.gov/pubmed/12679447)

3
Eric C Westman, William Yancy, John Mavropoulos, Megan Marquart, Jennifer McDuffie: The effect of a low-carbohydrate, ketogenic diet versus a low-glycemic index diet on glycemic control in type 2 diabetes mellitus; Duke University Medical Center (https://www.ncbi.nlm.nih.gov/pmc/articles/PMC2633336/)

4
Prof. Dr. med. Markus Schwaninger: Wie Ernährung das Gehirn schützen kann; Universitätsklinikum Schleswig-Holstein, Campus Lübeck, Institut für Experimentelle und klinische Pharmakologie und Toxikologie (https://www.uksh.de/Presse/Pressemitteilungen/2014/Wie+Ernährung+das+Gehirn+-schützen+kann.html; http://archiv.ub.uni-heidelberg.de/volltextserver/15516/1/PhD%20thesis_27.06.13%20for%20submission.pdf)

5
Jennifer Burris, William Rietkerk, Kathleen Woolf: Acne: The Role of Medical Nutrition Therapy; Department of Nutrition, Food Studies and Public Health, New York University („Journal of the Academy of Nutrition and Dietetics", 113/3, März 2013, 416–430)

6
Deutsche Herzstiftung: Wie lässt sich mit der Ernährung das Risiko für Herzkrankheiten verringern? (https://www.herzstiftung.de/kochbuch-mediterrane-kueche.html)

7
Ute Rumpf, Gesa Maschkowski, Heike Krull: Eier: Gesund essen; Bundeszentrum für Ernährung, (https://www.bzfe.de/inhalt/eier-gesund-essen-4168.html)

8
Satchidananda Panda et al.: Time-restricted feeding is a preventative and therapeutic intervention against diverse nutritional challenges; Salk Institute for Biological Studies (https://www.ncbi.nlm.nih.gov/pmc/articles/PMC4255155/)

9
Dan Longo et al.: A controlled trial of reduced meal frequency without caloric restriction in healthy, normal-weight, middle-aged adults; Beltsville Human Nutrition Research Center, US Department of Agriculture, Agriculture Research Service, Beltsville, and the Clinical Research Branch and the Laboratories of Cardiovascular Science, Experimental

Gerontology, Immunology and Neurosciences, National Institute on Aging Intramural Research Program, Baltimore (https://www.ncbi.nlm.nih.gov/pmc/articles/PMC2645638/)

10
Christina Hohmann: Essen und Emotionen; Pharmazeutische Zeitung, Ausgabe 42/2006, auch online einsehbar unter: https://www.pharmazeutische-zeitung.de/index.php?id=2101

11
Kiyah J. Duffey, Barry M. Popkin: Energy Density, Portion Size, and Eating Occasions: Contributions to Increased Energy Intake in the United States, 1977–2006; Department of Nutrition, Gillings School of Global Public Health, University of North Carolina (https://journals.plos.org/plosmedicine/article?id=10.1371/journal.pmed.1001050)

12
Ruth Patterson et al.: Intermittent fasting and human metabolic health; University of California (https://www.ncbi.nlm.nih.gov/pmc/articles/PMC4516560/)

13
Yoshinori Ohsumi et al.: Autophagy in yeast demonstrated with proteinase-deficient mutants and conditions for its induction; Kogakuin University, Journal of Cell Biology, 1992;119(2):301–311

14
Dr. Benjamin Horne: New Research Finds Routine Periodic Fasting is Good for Your Health, and Your Heart; Intermountain Medical Center (https://intermountainhealthcare.org/news/2011/04/new-research-finds-routine-periodic-fasting-is-good-for-your-health-and-your-heart/)

15
Valter Longo et al.: A Periodic Diet that Mimics Fasting Promotes Multi-System Regeneration, Enhanced Cognitive Performance, and Healthspan; Longevity Institute, School of Gerontology, and Department of Biological Sciences, University of Southern California (https://www.ncbi.nlm.nih.gov/pubmed/26094889)

16
Dr. Michael Boschmann et al.: Water-induced Thermogenesis; Charité – Universitätsmedizin Berlin, Berliner Ärzteblatt 17.03.2011

17
Erin C. Hanlon: Sleep Restriction Enhances the Daily Rhythm of Circulating Levels of Endocannabinoid 2-Arachidonoylglycerol, University of Chicago (https://www.ncbi.nlm.nih.gov/pmc/articles/PMC4763355/)

18
Stephen Holden et al.: Small Plates Can Help Us Lose Weight When We Self-Serve; Cornell University (https://foodpsychology.cornell.edu/JACR/Small_Plates_Lose_Weight)

19
Chen, H. et al.: Konjac supplement alleviated hypercholesterolemia and hyperglycemia in type 2 diabetic subjects – a randomized double-blind trial; Institute of Nutritional Science, School of Nutrition, Taichung, Taiwan (https://www.ncbi.nlm.nih.gov/pubmed/12569112)

20
S. Cheraskul et al.: Glycemic and lipid responses to glucomannan in Thais with type 2 diabetes mellitus; Department of Physiology, Faculty of Medicine, Siriraj Hospital, Mahidol University, Bangkok (https://www.ncbi.nlm.nih.gov/pubmed/18041436)

21
N. Sood et al.: Effect of glucomannan on plasma lipid and glucose concentrations, body weight, and blood pressure: systematic review and meta-analysis; University of Connecticut Schools of Medicine and Drug Information, Hartford Hospital (https://www.ncbi.nlm.nih.gov/pubmed/18842808)

22
M. Yoshida et al.: Effect of plant sterols and glucomannan on lipids in individuals with and without type II diabetes; School of Dietetics and Human Nutrition, McGill University, Montreal (https://www.ncbi.nlm.nih.gov/pubmed/16391591)

23
Guardamagna, O. et al.: Could dyslipidemic children benefit from glucomannan intake? Nutrition; Department of Health Science and Pediatrics, University of Turin (https://www.ncbi.nlm.nih.gov/pubmed/23759268)

BÜCHER

Bader, Susanne:
Paleo-Guide. Fakten und Tabellen zur Steinzeit-Diät. Systemed

Das große Buch vom Fleisch. Teubner

Detting, Daniela:
Die Wildkräuter der vier Jahreszeiten. Freya

Grillparzer, Marion:
Fit & schlank mit dem Mini-Trampolin. Südwest

Suchter, Vlado:
Balancetraining. Riva

BÜCHER AUS DEM GRÄFE UND UNZER VERLAG

Bracht, Petra:
Intervallfasten

Dahlke, Rüdiger:
Die Peace Food Keto-Kur

Elmadfa, Ibrahim; Fritzsche, Doris u. a.:
Die große GU Nährwert-Kalorien-Tabelle

Froböse, Prof. Dr. Ingo:
Das Turbo-Stoffwechsel-Prinzip

Guth, Christian; Hickisch, Burkhard:
Grüne Smoothies

Kirschner-Brouns, Dr. med. Suzann u. a.:
Abnehmen mit dem Darm: Die sensationelle Mikrobiom-Diät

Lange, Elisabeth: Die 5:2 Diät

Lange, Elisabeth: Paleo-Diät für Einsteiger

Lützner, Dr. med. Hellmut:
Wie neugeboren durch Fasten

Lützner, Dr. med. Hellmut:
Richtig essen nach dem Fasten

Mosetter, Kurt; Simon, Wolfgang A.:
Zucker. Der heimliche Killer

Purviance, Jamie:
Weber's Mediterranes Grillen

Riedl, Matthias: Artgerechte Ernährung

Stanitzok, Nico; Vormann, Jürgen:
Low Carb High Fat

Tschirner, Thorsten: Theraband. Das 8-Minuten-Workout (Buch mit DVD)

Vormann, Jürgen: Low Carb High Fat. Der Nährwert-Kompass

Vormann, Jürgen; Stenger, Malika:
Low Carb High Fat vegetarisch

Wacker, Sabine: Basenfasten

Zylla, Amiena:
Yoga mit der Faszienrolle (Buch mit DVD)

ADRESSEN

www.lowcarb-ernaehrung.info
Die bekannte und bewährte Website der Autoren. Hier finden Sie eine Vielzahl an Informationen und Tipps zum Thema Low Carb und natürlich auch viele leckere Rezeptideen.

www.intervallfasten-rezepte.de
Auch diese Website wird von den Autoren betrieben, in diesem Fall mit dem Fokus auf das Intervallfasten. Hier finden Sie neben alltagstauglichen Rezepten sowie wertvollen Tipps und Tricks zum Thema Intervallfasten die gewohnte Möglichkeit, Fragen zum Intervallfasten an die Autoren zu stellen und offene Punkte anzusprechen.

www.ernaehrung-ohne-zucker.de
Unser Blog rund um das Thema Zucker und Zuckeralternativen, mit Rezepten für alle Altersgruppen und Gelegenheiten sowie vielen weiteren praktischen Tipps für den Alltag ohne Zucker.

www.bzfe.de
Das Bundeszentrum für Ernährung bietet auf seiner schön und übersichtlich aufgemachten Website viele stets aktualisierte Informationen zu Lebensmitteln und Inhaltsstoffen, gesunder Ernährung, Küchentrends, nachhaltigem Konsum und vielem mehr.

www.fischratgeber.wwf.de
Fisch ist ein wichtiger Bestandteil der Keto-Ernährung – Umweltbewusstsein auch. Auf dieser Webseite des World Wide Fund For Nature können Sie die Wasserbewohner einzeln anklicken und erhalten Infos über Bestand, Fangmethoden und mehr.

www.regional-saisonal.de
Saisonkalender für Gemüse, Salat und Obst. Zusätzlich viele Rezepte, die Keto-tauglich sind oder sich entsprechend abwandeln lassen.

www.togu.de
Anbieter von bewährtem Trainingsmaterial – für das Training zu Hause, für den Sport, für besonders belastete Körperbereiche und für Ergonomie am Arbeitsplatz. Kleine Tools, die Lust auf mehr Bewegung machen!

www.nebenan.de
Onlinenetzwerk, über das Sie Kontakte in Ihrer Nachbarschaft knüpfen können, zum Beispiel zum gemeinsamen Joggen, Fußballspielen, Radfahren, Plaudern, Gärtnern, Kochen und Genießen.

SACHREGISTER

G

H

I

J/K

L

M

N

O

P

R

S

T

U

V

W/X

Z

REZEPTREGISTER

MEHR ENERGIE, MEHR WOHLBEFINDEN!

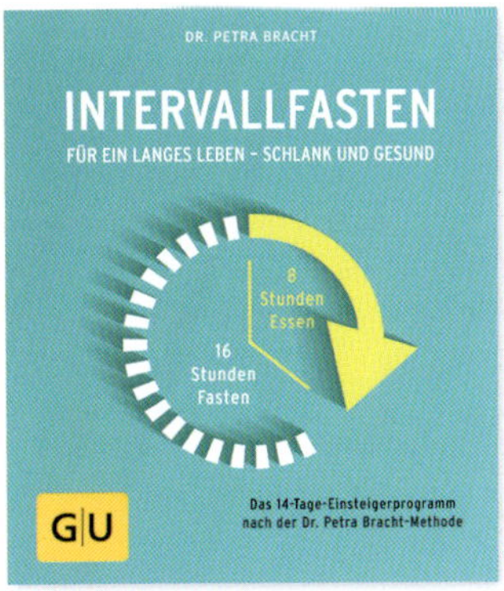

ISBN 978-3-8338-6540-4

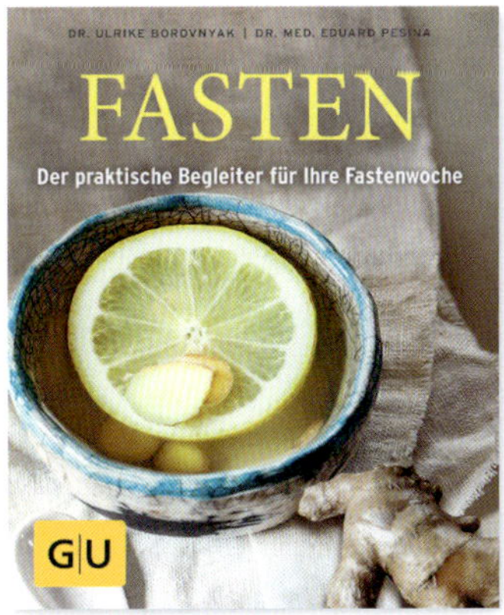

ISBN 978-3-8338-6077-5

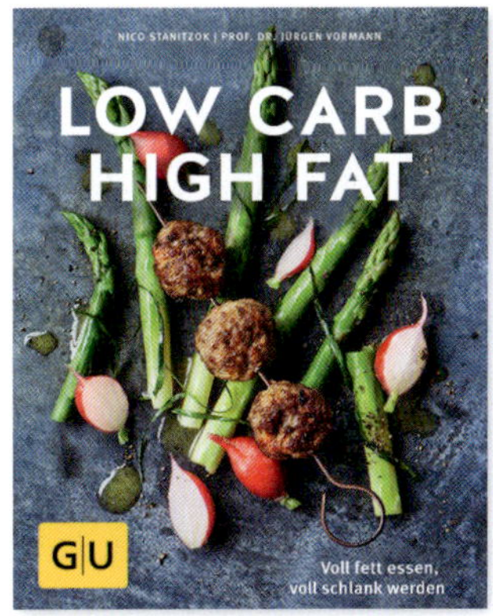

ISBN 978-3-8338-5825-3

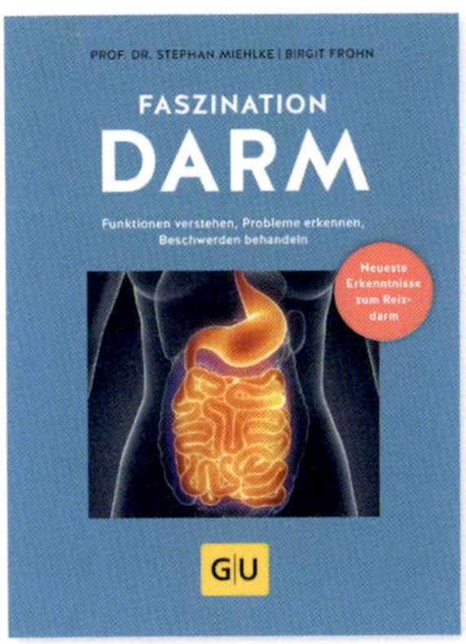

ISBN 978-3-8338-6208-3

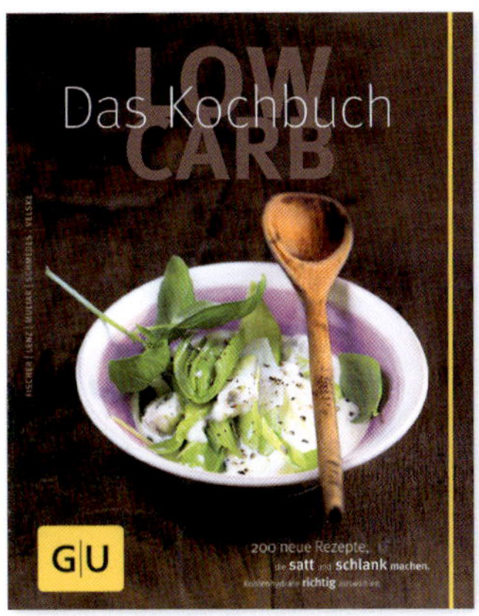

ISBN 978-3-8338-3999-3

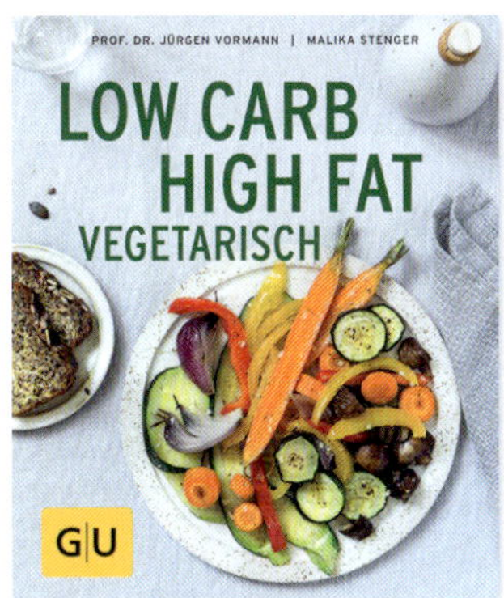

ISBN 978-3-8338-6437-7

Alle hier vorgestellten Bücher sind auch als eBook erhältlich.

G|U

Mehr von GU auf **www.gu.de** und **facebook.com/gu.verlag**

IMPRESSUM

Projektleitung: Reinhard Brendli
Lektorat: Barbara Kohl
Bildredaktion: Simone Hoffmann
Umschlaggestaltung und Layout: independent Medien-Design, Horst Moser, München
Herstellung: Susanne Fuhrmann
Satz: L42, Berlin
Lithos: Longo AG, Bozen
Druck und Bindung: F&W Druck- und Medienzentrum, Kienberg
ISBN 978-3-8338-6837-5
1. Auflage 2019
Die GU-Homepage finden Sie unter www.gu.de

BILDNACHWEIS

Fotoproduktion: Joerg Lehmann
Weitere Fotos: Dörre Fotodesign: Umschlag (Freisteller); Fotolia: S. 2, 3 (u.), 4, 12, 22, 26 (li.), 60, 80; Getty Images: S. 120; GU Archiv: Klaus Maria Einwanger (S. 11), Jörn Rynio (93 u.); iStock: S. 3 (o.), 26 (re.), 31, 40, 43 (o.), 44, 52 (re.), 56, 64, 70, 78, 82, 84, 92, 93 (o.); istockphoto: S. 6 (Holzuntergrund), 8; Mauritius: S. 21; Plainpicture: S. 10 (o.); Shutterstock: S. 6 (Avocados), 52 (li.), 82 (m. u. re.); Stockfood: S. 10 (u.), 43 (u.), 73, 76, 96; Stocksy: S. 74
Syndication: www.seasons.agency

UMWELTHINWEIS

Dieses Buch ist auf PEFC-zertifiziertem Papier aus nachhaltiger Waldwirtschaft gedruckt.

WICHTIGER HINWEIS

Alle Ratschläge und Anwendungen in diesem Buch wurden von den Autoren sorgfältig recherchiert und in der Praxis erprobt. Dennoch können nur Sie selbst entscheiden, ob und inwieweit Sie diese Vorschläge umsetzen können und möchten. Lassen Sie sich in allen Zweifelsfällen zuvor durch einen Arzt oder Therapeuten beraten. Weder Autoren noch Verlag können für eventuelle Nachteile oder Schäden, die aus den im Buch gegebenen praktischen Hinweisen resultieren, eine Haftung übernehmen.

QUALITÄTS G|U GARANTIE

LIEBE LESERINNEN UND LESER,

wir wollen Ihnen mit diesem Buch Informationen und Anregungen geben, um Ihnen das Leben zu erleichtern oder Sie zu inspirieren, Neues auszuprobieren. Wir achten bei der Erstellung unserer Bücher auf Aktualität und stellen höchste Ansprüche an Inhalt und Gestaltung. Alle Anleitungen und Rezepte werden von unseren Autoren, jeweils Experten auf ihren Gebieten, gewissenhaft erstellt und von unseren Redakteuren/innen mit größter Sorgfalt ausgewählt und geprüft.

Haben wir Ihre Erwartungen erfüllt? Sind Sie mit diesem Buch und seinen Inhalten zufrieden? Haben Sie weitere Fragen zu diesem Thema? Wir freuen uns auf Ihre Rückmeldung, auf Lob, Kritik und Anregungen, damit wir für Sie immer besser werden können. Und wir freuen uns, wenn Sie diesen Titel weiterempfehlen, in Ihrem Freundeskreis oder bei Ihrem online-Kauf.

Sollten wir Ihre Erwartungen so gar nicht erfüllt haben, tauschen wir Ihnen Ihr Buch jederzeit gegen ein gleichwertiges zum gleichen oder ähnlichen Thema um.

KONTAKT

GRÄFE UND UNZER VERLAG
Leserservice
Postfach 86 03 13
81630 München
E-Mail: leserservice@graefe-und-unzer.de

Telefon: 00800 / 72 37 33 33*
Telefax: 00800 / 50 12 05 44*
Mo-Do: 9.00-17.00 Uhr
Fr: 9.00-16.00 Uhr (*gebührenfrei in D,A,CH)

www.facebook.com/gu.verlag

GRÄFE UND UNZER

Ein Unternehmen der
GANSKE VERLAGSGRUPPE